a dor da ausência

chloe
paidoussis-mitchell

a dor da ausência

um guia para abraçar o luto
e se recuperar de uma perda

Tradução

Cristina Yamagami

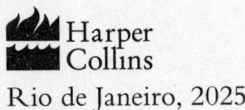

Rio de Janeiro, 2025

Copyright © 2024 por Dra. Chloe Paidoussis-Mitchell.
Todos os direitos reservados.
Copyright da tradução © 2025 por Casa dos Livros Editora LTDA.
Todos os direitos reservados.

Título original: *The Loss Prescription: A Practical Roadmap to Grief Recovery*

Todos os direitos desta publicação são reservados à Casa dos Livros Editora LTDA. Nenhuma parte desta obra pode ser apropriada e estocada em sistema de banco de dados ou processo similar, em qualquer forma ou meio, seja eletrônico, de fotocópia, gravação etc., sem a permissão dos detentores do copyright.

COPIDESQUE	Marina Saraiva
REVISÃO	Thaís Carvas e Aline Graça
DESIGN DE CAPA	Cristina Gu
ARTE DE CAPA	Brisa Noronha: Sombra para ninguém, série Praia Vermelha, 2021 (óleo sobre linho)
DIAGRAMAÇÃO	Abreu's System

Dados Internacionais de Catalogação na Publicação (CIP)
(Câmara Brasileira do Livro, SP, Brasil)

Paidoussis-Mitchell, Chloe
  A dor da ausência: um guia para abraçar o luto e se recuperar de uma perda / Chloe Paidoussis-Mitchell; tradução Cristina Yamagami. – Rio de Janeiro: HarperCollins Brasil, 2025.

  Título original: *The loss prescription: a practical roadmap to grief recovery*
  ISBN 978-65-5511-736-3

  1. Luto – Aspectos psicológicos 2. Perda (Psicologia) I. Título.

25-271778   CDD-155.937

Índices para catálogo sistemático:
1. Luto: Aspectos psicológicos   155.937

Cibele Maria Dias – Bibliotecária – CRB-8/9427

HarperCollins Brasil é uma marca licenciada à Casa dos Livros Editora LTDA.
Todos os direitos reservados à Casa dos Livros Editora LTDA.

Rua da Quitanda, 86, sala 601A – Centro
Rio de Janeiro/RJ – CEP 20091-005
Tel.: (21) 3175-1030
www.harpercollins.com.br

As narrativas aqui contidas foram escritas para refletir padrões e temas que tenho visto com frequência em meus workshops e atendimentos com milhares de pacientes ao longo dos anos. Nenhuma pessoa real foi representada por nome ou pelas condições clínicas utilizadas. Qualquer semelhança com uma pessoa real ou uma conversa com uma pessoa real é reflexo das experiências frequentes dos pacientes. As citações são parafraseadas de modo a transmitir a experiência como um todo.

A Oliver e Athena,
por imbuírem minha vida de esperança e propósito.

A Jod, minha mãe, meu pai e Louisa,
por sempre me apoiarem.

Aos meus pacientes,
por me inspirarem com sua sinceridade
e sua coragem incomensurável.

SUMÁRIO

Introdução   11

PARTE 1
Entendendo a perda — a psicologia do luto

1   A psicologia do luto: todas as perdas são iguais?   29

2   Perda e saúde mental: o luto é um problema de saúde mental?   57

PARTE 2
Lidando com a perda — a abordagem holística

3   Adoecimento pelo luto: acalmando o corpo   97

4   Desorientação pelo luto: ajudando o cérebro a assimilar a perda   139

5   Fragmentação pelo luto: curando o coração   159

PARTE 3
Navegando pela perda e pela recuperação — a redescoberta do bem-estar

6   Medo no luto: reduzindo o temor   191

7   Desnorteamento no luto: reconstruindo sua identidade   219

8	Solidão no luto: construindo conexões	241
9	À deriva no luto: recuperando o sentido da vida	283
10	Crescendo no luto: abraçando a vida enquanto se convive com a perda	303

Conclusão   321

Agradecimentos   323

Notas   325

INTRODUÇÃO

Nós, enlutados, não estamos sozinhos. Pertencemos à maior comunidade do mundo — a comunidade dos que conheceram o sofrimento.

HELEN KELLER

— Meu coração está partido. Sem ela, meu mundo não faz sentido.

Foi o que disse Rachel, uma paciente de 44 anos que havia perdido sua filha de 19 anos para a leucemia e me procurou para fazer terapia oito meses depois. Ela foi muito forte, determinada a apoiar sua filha fragilizada até o fim. E foi o que fez, mas seu coração estava aos pedaços e ela estava deprimida, exausta e fragmentada demais para encontrar algo positivo que a motivasse a seguir em frente.

Rachel desabou na poltrona do meu consultório, buscando algum reconhecimento de seu desespero. Chorou de indignação, confusão e aflição. Queria sua filha de volta e estava com muita raiva.

— Como algo tão cruel pôde acontecer com uma jovem tão maravilhosa?

Aprendi e me comovi muito trabalhando com Rachel. Se você escolheu ler este livro, é provável que veja uma versão da sua própria história na dela.

Minhas primeiras palavras para ela foram:
— Sinto muito pela sua perda.
Te ofereço essas mesmas palavras, para reconhecer o momento pelo qual você está passando. Sinto muito, em um nível muito humano. Sei, como todos nós sabemos, que nem tudo é para sempre. Sei que nenhum de nós pode viver a vida intocado pela perda e pelo sofrimento. Mas também entendo a dor de um vínculo rompido. Estou do seu lado na sua tristeza e tenho uma profunda empatia pela dor que você está sentindo.

Se você está lendo isto, imagino que esteja lidando com uma perda ou ajudando alguém que está experienciando isso. Pode ser a perda pelo falecimento de um ente querido, a perda por mudanças na vida (como divórcio, aborto espontâneo ou aposentadoria) ou a perda de natureza "histórica" (como abuso ou negligência na infância, ou perdas culturais, étnicas ou geracionais). Pode ser que você esteja nas fases iniciais da perda. Pode ter acontecido há apenas alguns dias. Ou você pode estar muito mais adiante no processo, perguntando-se, à medida que a tristeza tece sua intrincada tapeçaria, se algum dia voltará a ter a sensação de completude. Seja qual for seu caso nessa jornada, a perda tem o poder de te levar ao seu limite.

Mas você não está só. Neste livro, ofereço um roteiro para recuperar o equilíbrio psicológico e físico, o bem-estar e a saúde mental.

Recuperação não significa ausência de tristeza. Significa aceitar a tristeza e ter uma vida plena mesmo com ela. Dizem que é impossível superar a dor da perda, e é verdade. É algo pelo qual você passa e com o qual aprende a conviver. Mas é possível voltar a abraçar a vida, viver plenamente e sentir alegria e felicidade. É importante. É importante porque você importa. Neste livro, prometo te ajudar a encontrar sua paz interior, encontrar um lugar de aceitação, redescobrir a esperança e reconstruir a vida significativa que você deseja.

Existem muitas teorias sobre o luto* e várias abordagens diferentes. Diversas obras maravilhosas foram escritas sobre a dor da perda. Mas decidi escrever este livro porque não encontrei nada que oferecesse um roteiro terapêutico para a perda de qualquer natureza; que apresentasse uma abordagem holística para abordar o que esse tipo de dor faz com as pessoas, olhando para o indivíduo como um todo e oferecendo os tipos de ferramentas e soluções que você encontraria no consultório de um terapeuta.

Como psicóloga, atendendo em uma clínica particular em Londres, sei que os custos de terapia são altos e que o tempo de espera é demorado. Eu queria que mais pessoas tivessem acesso ao tipo de experiência e conhecimento profissional que poderia ajudá-las a se recuperar e, neste livro, apresento as ferramentas que uso há muitos anos com meus pacientes, sendo que várias delas você conhecerá ao longo do caminho, além de informações acessíveis sobre o que esperar do processo de luto.

Este livro tem a intenção de conduzir você a um mergulho profundo em sua alma, o que nunca é uma jornada fácil. Uma das razões para isso pode ser que, no Ocidente, não lidamos muito bem com a perda e o sofrimento.

---

* Cabe ressaltar neste ponto que, a menos que especificado de outra forma, a autora usa a palavra "luto" em seu sentido mais amplo, como uma tristeza profunda provocada por alguma perda, não necessariamente pelo falecimento de alguém. [N. T.]

Por que não sabemos lidar com a perda?

Você já deve ter descoberto por experiência própria que qualquer tipo de perda que nos priva de um futuro esperado é incrivelmente difícil. Nada prepara uma pessoa para isso. Mesmo quando se sabe que vai acontecer, as primeiras semanas são cruéis. Se a sua mente parecer confusa e sobrecarregada, se o seu coração doer, se o seu corpo estiver tenso, e se você tiver perdido o senso de identidade, tudo isso é totalmente compreensível. O luto tem altos e baixos; às vezes é possível controlar a dor, outras vezes, nem tanto.

Funerais e rituais memoriais nos dão estrutura nos estágios iniciais do luto, e na maioria das vezes presumimos que a vida voltará ao normal depois de alguns meses, acreditando que grande parte das pessoas percorre o processo do luto e sai incólume do outro lado. Mas, pela minha experiência, muitos, especialmente após a fase inicial da perda, sentem-se sozinhos, sem apoio e, com frequência, à deriva.

Durante a minha residência no Serviço Nacional de Saúde britânico (National Health Service — NHS),* na virada do milênio, quase todos os casos de depressão, ansiedade, vício ou transtorno mental grave que me foram encaminhados para terapia incluíam o trauma de uma perda mal processada, acompanhada de desconexão social e negligência, muitas vezes começando na infância ou adolescência e se repetindo na idade adulta.

A pandemia de covid-19 mostrou o quanto a perda está sempre ao nosso redor, mas a nossa atitude pós-pandêmica ainda evita o luto. De alguma forma, em algum momento, caímos em um

---

* Equivalente ao Sistema Único de Saúde (SUS). [N. T.]

padrão de alta produtividade, de mascarar nossas perdas e de fingir que estamos bem, apesar das dificuldades internas.

As estruturas nas quais vivemos confirmam essa ideia. A legislação do Reino Unido não estabelece um período fixo para licença por motivo de falecimento, e cabe ao seu chefe decidir por quantos dias você pode se afastar.* Mas o que acontece se for a perda de um grande amigo? Ou se um colega cometer suicídio? Ou se você estiver passando por um divórcio? O que acontece se você for diagnosticado com câncer ou se sofrer um aborto espontâneo? São tantas perdas e de tantos tipos e, em vez de termos discussões e políticas para ajudar as pessoas nesses momentos de crise, fazemos comentários opressivamente otimistas, como "Você não acha que já passou da hora de superar?".

Essa mentalidade coletiva não reconhece que a única maneira de superar o luto é enfrentar o medo que ele evoca, percorrer o processo até o fim e encontrar maneiras de crescer.

Ouço repetidamente como as pessoas enlutadas resistem em pedir ajuda por medo de serem julgadas ou rejeitadas. Elas internalizam a dor de sua perda ou a enfrentam sozinhas, em busca de soluções que não envolvam uma reflexão interna. "Quando eu conseguir isso, quando eu der esse passo, vou ficar bem." Ou: "Se eu encher a minha vida de atividades, vou me distrair e isso vai me ajudar". No curto prazo, ocupar a cabeça pode até aliviar a brutalidade de uma perda devastadora. Confesso que eu mesma usei esse recurso como um exercício de sobrevivência para

---

* No Brasil, a Consolidação das Leis do Trabalho (CLT) prevê licença remunerada de até dois dias consecutivos em caso de falecimento de cônjuge, ascendentes, descendentes, irmãos ou dependentes. [N. T.]

ter um alívio temporário da intensidade do luto. No entanto, se você dedicar toda a sua energia a evitar a realidade e a se distrair, acabará arriscando sua saúde mental e sua recuperação. A repressão causa depressão e, quanto mais prolongada for, mais difícil será sair dela.

Não tenho a ilusão de conseguir mudar, com um livro, as atitudes da sociedade em relação ao luto, mas espero contribuir para um sentimento de acolhimento e amparo em um nível pessoal. Este livro vai ajudar você a aprender como se restaurar mental, física, social, emocional e espiritualmente. A empreender uma jornada de cura.

A jornada de cura

A perda é sempre complexa. Às vezes, perdemos relacionamentos maravilhosamente gratificantes e descomplicados. Outras, perdemos pessoas com quem não tivemos um relacionamento fácil. Porém, se amamos, sofremos. Lamentamos por tudo o que amamos e que bordamos no tecido da nossa vida, inclusive pessoas difíceis, complexas e imperfeitas, seres humanos reais que podem ter dito palavras que nos magoaram, ou que tinham perspectivas diferentes sobre a vida e os relacionamentos. O buraco deixado pode ser enorme, até mesmo nos surpreendendo com sua imensidão.

Não importa qual seja o motivo do seu luto — uma pessoa, um evento ou uma coisa —, para se curar é preciso encarar a perda, honrar sua realidade. Pode ser que tudo o que você queira fazer seja resistir a ela, mas a recuperação envolve abandonar a necessidade de controlar ou mudar a realidade. A única coisa que se pode controlar é a sua reação. Depois de aceitar esse fato, você poderá começar a processar sua perda.

Você fará isso do seu jeito. Pode ser que esteja esperando que eu lhe diga o que pensar e fazer, mas a minha função não é essa, e sim ouvir e criar um espaço seguro para que você possa se ajudar e se curar.

Como terapeuta, descobri o valor de enxergar a grande dádiva que é a vida, mesmo em meio ao sofrimento. Não quero usar aqui uma positividade tóxica, impondo o fardo de uma alegria opressiva. Só estou dizendo que observei que quando honramos a realidade do luto, somos capazes de aproveitar a vida ao máximo, mesmo nas piores circunstâncias, criando um senso de propósito, retribuindo, ajudando, construindo conexões significativas e autênticas e, ao mesmo tempo, honrando nosso amor por quem e pelo que perdemos. Tenho visto como o crescimento surge da perda. Como as pessoas em luto sofrem e voltam a encontrar o amor e a felicidade. Como elas criam novas conexões. Como se curam. Como ajudam os outros.

Essa será a sua jornada de agora em diante. Pode ser que você ache impossível superar o que aconteceu, que não há como recuperar sua vida. De fato, você não vai recuperá-la. A sua vida de antes acabou. Você nunca mais será o mesmo.

No entanto, o que se pode fazer é evoluir. Reconstruir a sua vida e se ancorar na esperança e em um senso de propósito. Escrever a sua história. Você pode e vai se curar.

O luto pode ser uma parte importante da sua história, mas não precisa definir sua vida. O que acontece a seguir depende de você.

Mas como eu sei disso tudo?

Minha história

Trabalho na área de trauma e perda desde o final da década de 1990 e dediquei toda a minha vida profissional à pesquisa sobre o luto, à conscientização sobre o luto no local de trabalho, ao atendimento na minha clínica particular, The Grief Clinic, em Londres, e à escrita de artigos e atuação na mídia sobre como recuperar nossa saúde mental diante do luto.

Esse trabalho é importante para mim porque sei como é difícil conviver com o luto e como essa jornada pode ser solitária. Eu, como todo mundo, vivenciei a perda e descobri que a parte mais difícil é encontrar uma maneira de expressá-la de um lugar de aceitação e amor.

As duas perdas que me acompanharam por muito tempo aconteceram comigo quando eu estava na casa dos 30 anos. Uma delas foi um aborto espontâneo, poucas horas antes de eu embarcar em um avião, e a outra foi o diagnóstico de uma doença autoimune grave e crônica da qual eu nunca tinha ouvido falar — febre familiar do Mediterrâneo (FFM) com amiloidose. Eu não estava preparada para nenhuma dessas perdas, e o impacto delas na minha vida foi grande.

No dia do meu aborto espontâneo, enquanto lutava para me manter calma e funcional, senti um vazio profundo, uma sensação avassaladora de desamparo. Eu estava fazendo as malas, ansiosa para voltar a Londres com meu filho de 1 ano e me perguntando como lidar com a realidade do que estava acontecendo com o meu corpo. Sentia um estresse absurdo, e meu corpo parecia profundamente desregulado. Enjoada, com as mãos e corpo trêmulos, minha mente estava confusa, e eu não conseguia pensar direito. Fiquei com medo e chocada diante do fato de não poder fazer nada para evitar os acontecimentos. Foi um dia sombrio, e passei anos sob seus efeitos. Perdi aquele bebê e me dediquei aos estudos, concentrando-me em aprender tudo o que pudesse sobre todos os tipos de perda. Aproveitei a oportunidade de ajudar os outros e me curei, mas demorou. No começo, compartimentalizei a perda. Não contei para ninguém, me distraí e me concentrei no que podia fazer. Agir me ajudou a lidar com a dor. Mas, sendo uma terapeuta, eu sabia que estava fazendo tudo errado. Enterrar meu medo e a dor da perda só fez com que ela ressurgisse quando engravidei de novo. Foi quando eu a processei. A terapia ajudou. Encontrar maneiras de observar a minha dor me ajudou a crescer.

A perda da minha saúde ocorreu após um período de cerca de oito anos de problemas de saúde crônicos, com febres e fadiga constantes. Incontáveis médicos me dispensaram dizendo que era só estresse. Eu sabia que não era. Quando finalmente fui diagnosticada com FFM, embora já estivesse convivendo com a doença havia quase uma década, a notícia caiu como uma bomba na minha cabeça. Era isso. Eu nunca mais acordaria me sentindo bem. Não tenho palavras para descrever o choque e a tristeza que me dominaram. Uma boa saúde é um grande privilégio, e perdê-la é doloroso, assustador e solitário.

A fase mais difícil durou uns seis meses, que passei fazendo uma bateria de exames, sem saber o que o futuro reservava para mim. A incerteza era desorientadora e assustadora. A amiloidose é uma doença rara que leva uma proteína chamada amiloide a se acumular ao redor de órgãos vitais. É uma doença fatal. Eu não conseguia conversar sobre isso, então me fechei. Senti uma profunda desconexão e isolamento. Por um lado, eu sabia que era privilegiada — eu podia contar com o melhor tratamento especializado do mundo gratuitamente em Londres. Por outro lado, me perguntava o que seria de mim se o tratamento não impedisse o avanço da doença.

Mergulhei no trabalho — algo que costumo fazer quando as coisas ficam difíceis — e compartilhei muito pouco até ter informações mais concretas sobre a situação. Passei esse tempo refletindo e aceitando que a vida é ao mesmo tempo preciosa e efêmera, e que o amor me sustentaria ao longo do caminho — amor por mim mesma, amor pelos meus filhos, amor pelo meu marido e pela minha família.

Nos cinco anos transcorridos desde o meu diagnóstico, passei por muitas formas de luto. Dúvidas sobre prognósticos, questões relacionadas à medicação diária, que me dá náuseas e ameaça a saúde dos meus órgãos, exames de sangue mensais, restrições de estilo de vida e solidão exigiram muito enfrentamento e processamento. Meus relacionamentos mudaram. Minha saúde debilitada é um lembrete constante da minha mortalidade.

Mas as minhas perdas me ajudaram a dar mais valor à dádiva da vida. Hoje, eu valorizo cada dia — bom ou ruim. Eu me dou um tempo quando preciso e me dou ao luxo de cuidar de mim mesma. Tenho grandes chances de não viver até a velhice, mas estou em paz com isso. Tenho esperança e aprendi muito com essa situação. Meu aprendizado mais importante sobre a perda foi enfrentá-la. E fazer isso em um estado de aceitação, tranquilidade e abertura.

Encontro ancoragem no meu trabalho. Felizmente, tenho a sorte de poder atuar nele na maior parte do tempo, e sou grata por isso. Minha profissão me dá um enorme senso de propósito e, nos últimos anos, treinei muitos colegas sobre o luto, dei inúmeras palestras e conduzi muitos workshops sobre o tema. Isso tem sido ao mesmo tempo edificante e uma enorme lição de humildade. Eu amo o que faço. Meu trabalho significa muito para mim. Afinal, espalhar esperança é, acima de tudo, um privilégio.

Agora me sinto confortável com minha condição de saúde. Fiz muitas mudanças no meu estilo de vida — nada de álcool, nada de açúcar, nada de ultrapassar os limites do meu corpo. Cada dia é diferente. Em alguns dias, me sinto bem e mais resiliente. Em outros, me sinto sozinha e esgotada, cansada dos sintomas diários. É estranho estar resfriada o tempo todo. Essa é a minha vida, viver com uma doença autoimune que me exaure e que poderia me levar a um estado de depressão, mas me recuso a permitir que isso aconteça. Coloco em prática toda a minha experiência profissional e aplico todas as orientações que compartilharei com você nestas páginas. Elas me ajudam imensamente e me permitem manter minha saúde mental, não importa o que aconteça. É por isso que sei que podem ajudar você também, não importa a natureza da sua perda e do seu luto.

A ajuda está aqui

Neste livro, compartilho exercícios terapêuticos que aprendi e desenvolvi com base em anos como psicóloga especializada em luto, a fim de ajudar você a observar os diferentes fatores que impactam seu luto e a desenvolver habilidades e técnicas terapêuticas para se curar. Cada exercício incentiva o trabalho interno para estabilizar seu estado interior, processar sua dor e acolher a sua recuperação.

Ao longo do livro, também conto histórias de pessoas reais, casos reais com os quais trabalhei. Preservei a identidade dessas pessoas para proteger a confidencialidade, mas suas histórias lhe mostrarão que o que você está passando é humano, e que nenhuma experiência é individual, e, portanto, que *existe* ajuda. Muita ajuda.

Não posso estar fisicamente ao seu lado em sua jornada de cura, mas já abri espaço para milhares de pessoas e aprendi as técnicas mais — e menos — eficazes para lidar com a perda. Desse modo, acredito que minhas palavras e os exercícios que apresento aqui poderão te orientar e reconfortar.

Você pode estar sofrendo pelo fim de um relacionamento com uma pessoa difícil de conviver. Pode estar sofrendo por um pai que o decepcionou, por um parceiro que o traiu ou por um amigo que nem sempre foi gentil com você. As pessoas são complexas, e o processo de luto é uma história que se revela aos poucos. E agora? Como viver com essa realidade? O que essa mudança significa para mim? Como faço para deixar no passado o que já passou? Como vai ser a minha vida depois de aceitar a perda?

Cada um tem seu próprio encontro com a perda e seu próprio caminho para superá-la. Se você for uma pessoa lógica e literal, pode não se identificar com algumas das sugestões que dou neste livro, como escrever cartas para entes que se foram. Mas você encontrará muitos tipos de exercício. Escolha o que for melhor para você.

Por enquanto, eu gostaria de ajudar você a aceitar que o luto não é um processo linear, não se desenrola em estágios administráveis e previsíveis, e não tem um prazo para acabar.

Como já vimos, culturalmente, em especial no Ocidente, não há muitas evidências de que sabemos lidar bem com a dor da perda. Então, começaremos com a definição de luto e a inter-relação entre luto e saúde mental. Depois, passaremos à fisiologia do luto e como ele afeta o corpo. A regulação física é importante se você quiser processar o sofrimento psicológico causado pela perda, que é o que veremos em seguida. Analisaremos o cenário emocional do luto, como ele afeta a nossa identidade, nossa vida social e nosso senso de propósito.

Em resumo, a recuperação envolve:

- Regular as respostas do corpo à perda.
- Cultivar uma perspectiva de esperança.
- Promover o bem-estar emocional.
- Reconstruir sua identidade com base na autoaceitação e autoestima.
- Reconstruir sua vida social.
- Abraçar a vida com um senso de propósito e significado.

A ideia é abordar todos esses aspectos, um de cada vez, com uma postura aberta e franca. No decorrer da leitura, mantenha uma atitude compassiva e gentil consigo. Leia cada capítulo no seu ritmo. Não tenha pressa. Se você se sentir frágil, não entre em pânico. É completamente normal. Caso experimente uma sobrecarga emocional, faça uma pausa e realize alguma atividade voltada ao autocuidado — como um exercício para se conectar com o momento presente, uma caminhada, uma conversa com um amigo, um tempo ao ar livre, algo restaurador. O que for melhor para você.

À medida que avançar neste livro, também sugiro que você:

- Dedique-se à leitura em um momento e local que lhe permitam refletir sobre as orientações, praticar os exercícios, fazer anotações e criar um estado mental consciente e compassivo.
- Mantenha um diário de luto. Isso é indispensável e o mencionarei ao longo de vários capítulos.
- Observe o que funciona e o que não funciona para você, e confie em si mesmo para superar a situação.
- Realize ações diárias para aumentar seu bem-estar.
- Busque ajuda profissional caso tenha a sensação de estar com a mente sobrecarregada ou se tiver preocupações em relação à sua saúde mental.
- Entre em contato com seus entes queridos para obter apoio emocional.

Lembre-se de que a cura não é uma solução rápida, mas você já deu o passo mais importante: estar aqui, cuidando de si mesmo. Isso é maravilhoso.

Tome a decisão de se cuidar todos os dias, sem falta. Cada pequeno passo dado em direção à recuperação faz parte de uma jornada para a cura, a felicidade, o amor e o crescimento.

Pense neste livro como o seu kit de ferramentas. Serei a sua guia ao longo desta jornada, e gostaria de agradecer desde já pelo trabalho que faremos em conjunto.

Vamos começar analisando uma decisão muito importante que você já tomou:

EXERCÍCIO: DECIDINDO SE RECUPERAR

O que te levou a abrir e ler este livro hoje?
O que espera deste livro?
Como acha que vai ser o seu processo de recuperação?
Você está comprometido com a sua recuperação?

Se a resposta à última pergunta foi indiferente ou um categórico "não", reflita sobre o que isso diz sobre o seu relacionamento consigo mesmo. Você diria isso a um amigo que está enfrentando uma perda?
 Pense em três coisas pelas quais vale a pena viver. Use-as como sua estrela-guia. Você precisa ter uma referência e um objetivo para navegar. Por exemplo, minha estrela-guia sempre foi:

- Estar ao lado dos meus filhos por toda a vida deles, ou enquanto eu puder, para testemunhar as pessoas que eles se tornarão e tudo o que criarão.
- Fazer uma contribuição profissional significativa, ajudando as pessoas a curarem a saúde mental e a aumentar a conscientização sobre recuperar-se do luto.
- Manter um relacionamento bom e amoroso com meu parceiro, meus amigos e meus familiares.

 Quais são os três itens que constituem a sua estrela-guia? Anote-os no seu diário de luto e abra as portas para a recuperação.

parte 1

entendendo a perda
a psicologia do luto

CAPÍTULO 1

A PSICOLOGIA DO LUTO
Todas as perdas são iguais?

A dor é o preço que pagamos pelo amor.

RAINHA ELIZABETH II

O luto é uma resposta universal à perda. Os seres humanos não têm o monopólio dessa dor. Outros animais — como cachorros, macacos, gorilas, golfinhos, baleias, gatos, cavalos, elefantes e girafas — também a sofrem. E, embora associemos o luto ao falecimento de alguém, também podemos sentir essa dor diante de outras perdas: aborto espontâneo, divórcio, separação, migração, doença crônica ou terminal, lesões e deficiências que impactam o dia a dia, desemprego, aposentadoria, falência, prisão, isolamento, solidão, velhice. É impossível passar a vida sem ser afetado pela perda. Todos nós passamos por isso.

É natural querermos nos afastar dessa realidade. Podemos ficar com raiva e resistir a aceitá-la. Podemos fantasiar com uma vida diferente. Não é fácil viver o luto. É normal sentir-se machucado, quebrado, exausto e sozinho.

Quando conheci Harry, seis meses depois de perder a esposa, ele estava dominado pela dor. Sua esposa havia morrido de ataque cardíaco enquanto dirigia para o trabalho. Harry estava entorpecido e enfrentava os dias no piloto automático. Era comum ele se perder em devaneios, pensando em como havia se esforçado para ser o porto seguro dela — especialmente enquanto ela se tratava do câncer de mama apenas dois anos antes —, e estava completamente arrasado por ela ter morrido tão repentinamente e sozinha. Ele tinha sido a rocha dela, mas priorizou a ajuda prática e nunca teve a chance de realmente expressar suas emoções. Agora estava no meio de um turbilhão de sentimentos e não sabia o que fazer com eles. Sentia que não havia ninguém para compartilhá-los. Seus amigos estavam sendo maravilhosamente gentis, mas ele não queria ficar triste o tempo todo e deixar todo mundo para baixo.

Acima de tudo, ele se sentia terrivelmente culpado por não estar lá para salvar sua esposa. Fantasiava que, se tivesse estado lá, a teria salvado. Ele ansiava por essa realidade paralela.

Harry estava fazendo de tudo para cuidar das filhas, mas por dentro se sentia vazio, sozinho, emocionalmente isolado dos outros e desesperadamente triste. Procurou a terapia porque estava se sentindo à deriva, perdido. Ele não estava, nem de longe, preparado para essa perda e não sabia como seria aceitá-la.

A maneira como estava vivenciando sua perda era completamente compreensível. Ele estava sofrendo muito, e eu queria ajudá-lo a se recuperar, mas Harry só conseguiu começar a superar sua dor depois de trabalharmos em duas frentes. Começamos ajudando seu corpo a se recuperar do impacto físico do luto (trabalharemos nisso nos Capítulos 3 a 5), e depois o ajudei a regular seu estado emocional para que ele pudesse lidar e processar suas emoções em um estado de amor, autocompaixão e autocuidado.

Ele passou um ano em terapia. Conversávamos toda semana sobre como Harry estava processando seu estado emocional

— quaisquer que fossem as emoções presentes, nós as aceitávamos, ele as expressava e, como resultado, se expandia. Harry descobriu que aprender a expressar sua dor lhe dava coragem, ímpeto, percepção e crescimento. Seu roteiro era bastante claro: ele precisava ter compaixão por si mesmo para poder lidar com o medo, o arrependimento, a culpa e todas as outras emoções difíceis que surgiam em seu processo de luto. Com incentivo, ele conseguiu fazer isso e descobriu que aceitação não se tratava de esquecer ou evitar, mas de honrar a realidade da morte de sua esposa e a dor de sua perda de um lugar de abertura e respeito próprio.

Apesar de não ter como mudar os acontecimentos, nada o impedia de honrar e homenagear o legado deixado por sua esposa, certificando-se de alinhar seus próprios valores, especialmente seus valores como pai, aos que ela teria defendido. Harry não poderia tê-la fisicamente em sua vida, mas poderia criar as filhas de modo que ela se orgulhasse dele. O amor dos dois jamais morreria, e ele percebeu que honrar sua dor era honrar esse amor. É uma história que ouço com frequência e é sempre uma lição de humildade para mim.

Uma das primeiras coisas que as pessoas geralmente querem saber é se o que elas estão passando é normal. Perguntam se eu já vi algo assim ou já cuidei de um caso parecido. Mas, mesmo que eu tenha encontrado esse tipo de perda ou circunstâncias similares, cada perda é única e todo sofrimento é pessoal.

Desse modo, reconhecer sua história particular é um passo indispensável para a recuperação. Seu luto tomará forma. Seu dever agora é cuidar de si mesmo. Muitos fatores diferentes moldarão o luto, e saber o que influencia o seu é o próximo passo. Talvez o maior fator que determinará como será sua dor seja o tipo de luto que você está vivenciando.

Diferentes tipos de luto

Tendemos a usar a palavra "perda" como um termo genérico, porém, a dor da perda de um filho é diferente da dor de enfrentar um divórcio. Embora alguns digam que toda perda é traumática, uma perda que acontece de forma repentina, fora da ordem natural da vida e de modo que nada pode ser feito para ser evitada pode ser particularmente difícil de processar.

Para que você possa se munir de mais clareza e conhecimento sobre o que esperar, gostaria de compartilhar os princípios básicos dos diferentes tipos de luto. O intuito não é transformar seu luto em uma patologia, e sim lhe dar uma maneira de nomeá-lo e, assim, entendê-lo. As classificações a seguir são baseadas nas pesquisas mais recentes sobre o luto e a psicologia da perda, e podem ajudá-lo a entender o tipo de luto pelo qual você está passando.

LUTO "NORMAL"

O luto "normal" é caracterizado por ondas intensas de tristeza e angústia que você aceita como uma resposta humana à devastação de sua perda. Nesse tipo de luto, você continua se envolvendo com a vida e participando plenamente de suas responsabilidades e funções. Esse luto é doloroso, mas você é capaz de aceitá-lo e de se dedicar plenamente à sua vida.

Não posso dizer que gosto do termo "normal", pois acredito que todas as respostas ao luto são normais, mas é assim que a medicina categorizou esse tipo de luto e é importante que você conheça os termos corretos. Em minha opinião, contudo, "luto típico" poderia ser um termo mais apropriado.

Todos os sintomas físicos e emocionais incluídos a seguir na seção sobre luto traumático também podem ocorrer no luto normal. A principal característica é que, com o passar do tempo, sua intensidade se dissipa.

LUTO TRAUMÁTICO

Essa é uma resposta a uma perda repentina, quando nada pode ser feito para evitar que aconteça. Uma perda traumática pode incluir o falecimento de um ente querido ou uma mudança súbita, inesperada e significativa em sua vida.[1]

A maioria dos casos de perda súbita e traumática é caracterizada por:

- Sensação de choque, entorpecimento, atordoamento e desorientação.
- Tendência a evitar funções, rotinas, tarefas e lembranças da perda.
- Depressão e sensação de incompletude sem a pessoa.
- Dificuldade de acreditar que a perda aconteceu.
- Pensamentos intrusivos e angustiantes, focados principalmente na pessoa perdida.
- Sentimentos intensos de saudade, nostalgia e anseio pela pessoa.
- Tendência a ruminar sobre as razões da perda e procurar explicações.
- Revisão dos acontecimentos que levaram à perda, em busca de sinais e oportunidades perdidas ou alternativas fantasiosas para evitar o evento.
- Sensação de sobrecarga e extrema solidão.

- Percepção de que o futuro não faz sentido.
- Sensação de que uma parte de si morreu.
- Sensação de entorpecimento, desconexão e isolamento profundo.
- Sensação de vazio e amargura.
- Percepção de que o mundo deixou de ser confiável, seguro ou previsível.
- Sintomas de luta ou fuga e dificuldades de concentração.
- Desorientação e alienação.
- Sentimentos de pânico, angústia, pavor e ansiedade em relação à possibilidade de eventos catastróficos.
- Sintomas físicos regulares, como náusea e vômito, especialmente nas primeiras horas do dia ou tarde da noite.
- Irritabilidade.
- Incapacidade de processar informações.
- Desejo de se isolar do mundo.
- Tomada de decisões impulsivas e imprevisíveis.
- Imprudência financeira.
- Promiscuidade.
- Excessos com bebida ou automedicação.
- Envolvimento em comportamentos temerários.

Depois de um evento traumático, é normal apresentar ou sentir respostas como essas durante várias semanas, mas qualquer sintoma que se torne crônico além dos primeiros meses está exaurindo a sua saúde mental e prejudicando o seu bem-estar. Os exercícios deste livro provavelmente te ajudarão, mas talvez você precise de apoio mais significativo, especialmente caso sinta que suas reações estão fora de controle ou temerárias. Lembrando que não há problema em buscar ajuda profissional além deste livro para lidar com essa experiência psicológica extrema e intensa.

Se estiver no meio de um processo de luto traumático, pode ser útil lembrar que você é humano. Outras pessoas passaram por traumas como o seu e os superaram, e você também será capaz de fazer isso. É importantíssimo tratar a si mesmo com cuidado e compaixão, respeitar seus próprios limites, recorrer à ajuda de pessoas que o entendem e o apoiam com amizade e amor incondicional, e cuidar do seu corpo. Todos os exercícios recomendados neste livro são relevantes para perdas traumáticas, então escolha aqueles que achar necessários. Você vai conseguir passar por essa fase, um passo de cada vez. Um dia de cada vez.

A dor traumática de perder um filho

A perda de um filho é uma experiência profundamente traumática que pode ter efeitos psicológicos complexos e duradouros. Embora se enquadre no luto traumático, essa dor tem suas particularidades e, caso esteja passando por isso, gostaria de oferecer algumas palavras especiais. Todos os pacientes que me procuraram em busca de terapia após perderem um filho descreveram seu luto como uma "dor inimaginável". Portanto, saiba que sentir uma tristeza e um desespero avassaladores é completamente normal, assim como uma profunda saudade do seu filho, que você vai sentir por muito tempo, provavelmente pela vida toda. Eu jamais esperaria que essa saudade fosse abandonada. Você tem todo o direito de se apegar a ela pelo tempo que precisar.

A recuperação, nesse caso, implica oferecer a si mesmo um amor profundo e uma aceitação incondicional de sua resiliência e capacidade de suportar a dor, a fim de alimentar ainda mais o amor que você tem dentro de si. É uma jornada para descobrir o que significa amar diante da perda.

Muitos pais enlutados são acometidos da chamada "síndrome do sobrevivente", desejando trocar de lugar com os filhos e sentindo um choque e uma descrença profundos e duradouros pelo fato de a vida ter se desenrolado em uma "ordem não natural". Muitos são esmagados pelo peso de uma perda tão grande e complexa e sofrem de depressão e ansiedade severas.

Sentir raiva de si mesmo ou de quem não foi afetado por uma perda como essa é uma resposta muito humana. A perda de um filho tem o poder de desgastar um relacionamento e até de separar famílias.

A preocupação constante com o futuro também é uma resposta natural. Surgem enormes questões existenciais sobre o sentido da vida, a justiça e o senso de propósito pessoal. O trauma de perder um filho é único e devastador, e não existe uma solução única para todos.

Luto traumático após um suicídio

A perda por suicídio é um tipo muito específico e significativo. Uma pessoa morre por suicídio a cada quarenta segundos, o que equivale a cerca de 800 mil pessoas por ano ao redor do mundo.[2] O suicídio é a maior causa de morte de homens com menos de 45 anos no Reino Unido.[3] Em 2021, ocorreram mais de 5 mil suicídios na Inglaterra; desse número, três quartos foram de homens.[4] Os Samaritans* atendem uma ligação a cada dez

---

* Os Samaritans são uma organização não governamental do Reino Unido que fornece apoio emocional a pessoas em crise ou que estão em risco de suicídio, equivalente ao Centro de Valorização da Vida (CVV) no Brasil. O atendimento do CVV é realizado pelo telefone 188, disponível 24 horas. A ligação é gratuita. [N. T.]

segundos, e alguém morre por suicídio no Reino Unido a cada noventa minutos.[5]

Lidar com o suicídio de um ente querido é um tipo de luto excepcionalmente desafiador e complexo. Também é um luto traumático, mas com características específicas. Não quero comparar o sofrimento das pessoas nem criar uma hierarquia do luto, mas é importante reconhecer que é angustiante e devastador quando alguém decide pôr fim à vida, e encontrar uma maneira de lidar com isso requer profunda resiliência e amor.

Com frequência, pessoas próximas de quem cometeu suicídio se culpam, perguntando-se se deixaram de ver sinais ou pedidos de ajuda. Quando um amigo meu tirou a própria vida poucos dias antes de seu aniversário, eu me critiquei por não ter percebido os sinais de que ele não estava bem. Havíamos conversado sobre seu pavor de envelhecer, e ele me mandou um e-mail me dizendo "Obrigado por tudo o que você me ensinou", mas eu não vi isso como sinais de alto risco, apenas aspectos normais da nossa amizade. Depois que ele morreu, é claro que tudo ganhou uma nova perspectiva. Fiquei arrasada. Eu gostaria muito de poder voltar no tempo e dizer a meu amigo o quanto ele era importante para mim e que poderia contar comigo, independentemente do que acontecesse. Vasculhei minha memória em busca de outros sinais. Eu não conseguia entender por que meu amigo teria feito isso com sua família e consigo mesmo, mas eu claramente desconhecia a extensão do seu desespero ou sua história completa. Nunca sabemos as profundezas da escuridão que podem envolver o mundo interior de uma pessoa, especialmente se ela conseguir mascará-las. Agora, muitos anos depois, ainda sinto uma profunda tristeza. Ele permanece vivo na minha memória e espero que esteja em paz.

Quando um forte vínculo é rompido pelo suicídio, as repercussões duram a vida toda. Mas é possível aprender a acolher a tristeza no seu coração e a honrar seu ente querido como e quando achar apropriado.

No entanto, pode ser necessário ter muita coragem para se libertar e desejar paz e amor ao seu ente querido. É muito normal ficar com raiva da pessoa, ou de si mesmo, e/ou sentir-se confuso. As razões por trás de cada morte por suicídio podem ser desconcertantes e injustas. Pela minha experiência, as almas mais amáveis, gentis e delicadas podem se encontrar tão catastroficamente sobrecarregadas e exaustas pelo fardo do medo que as envolveu na escuridão psicológica que a vida lhes parece simplesmente impossível e aterrorizante. Mas ainda há um grande estigma associado ao suicídio, especialmente na família. Os pais muitas vezes sentem culpa e vergonha desesperadoras e interpretam a ação do filho como uma prova de seu fracasso parental. Muitas vezes se preocupam com o julgamento da sociedade e se sentem isolados por não terem um espaço seguro para expressar e compartilhar sua dor. É preciso ter profunda empatia e compaixão pelas pessoas que estão passando por esse tipo de luto. Ninguém jamais é responsável pelas ações de outra pessoa, porém é muito mais comum que os pais tenham dificuldade de aceitar o suicídio de um filho. A recuperação envolve encontrar uma maneira de superar essa perda.

Se você está passando por isso, seja gentil consigo mesmo e aceite a intensidade do que está sentindo. É completamente humano e uma resposta absolutamente normal a uma situação anormal.

Talvez você queira se isolar, em especial se não quiser explicar para os outros o que aconteceu. No entanto, o isolamento pode prolongar seu luto e torná-lo ainda mais difícil. Lidar com o suicídio geralmente envolve aprender a gerenciar o estresse traumático resultante do evento, principalmente se foi você quem encontrou o corpo da pessoa, ou se tiver memórias ou imagens vívidas dela se autoagredindo antes do suicídio, ou se teve que acompanhar o trabalho do legista e da polícia. É muito comum ter flashbacks, pesadelos e pensamentos intrusivos, mesmo se não tiver presenciado o ato. Algumas perdas são inaceitáveis para a nossa mente, e o suicídio é uma delas. Leva um tempo considerável para costurar essa perda ao tecido da sua vida.

Podem surgir questões existenciais sobre a natureza do sofrimento e a imprevisibilidade do comportamento humano, desestabilizando a maneira como você normalmente vive sua vida. É bem provável que você se beneficie de participar de um grupo de apoio para se conectar com pessoas que passaram pelo mesmo tipo de perda. Mas mantenha em mente que não existe uma maneira "normal" de viver o luto por um suicídio. É algo profundamente pessoal. Vai levar tempo, mas você encontrará um senso de crescimento após o trauma. Pode ser que sua resiliência aumente, que você dê mais valor à vida e que canalize suas energias para defender a saúde mental e a prevenção do suicídio.

Ao longo do processo, é imprescindível tratar a si mesmo com gentileza e compaixão.

LUTO ADIADO

Trata-se de um luto que é postergado, adiado[6] ou compartimentalizado de tal forma que nunca emerge por completo. É algo que tenho visto muito ultimamente: pessoas adiando lidar com o luto porque precisam enfrentar as pressões do dia a dia.

Mary perdeu a mãe oito meses antes de procurar terapia. Ela cuidou da mãe durante os estágios finais de sua doença terminal, e foi doloroso vê-la sofrer tanto. Para proteger a mãe de seu sofrimento, como já vi outras pessoas fazerem com tanta coragem, Mary reprimiu sua dor e disse a si mesma que só a enfrentaria quando chegasse a hora. Quando a mãe faleceu, Mary ficou um pouco aliviada. Na ocasião, estava se candidatando a uma vaga de emprego, porque a empresa anterior estava se reestruturando, e um de seus filhos estava se preparando para o vestibular. Mais uma vez, ela sentiu que precisava deixar sua dor de lado e se concentrar em outras prioridades da vida.

Quando a conheci, Mary estava muito estressada, ansiosa e dominada por sintomas de depressão, como desamparo, desesperança e ânimo reduzido e apático. A terapia se concentrou em ajudá-la a expressar sua dor, em vez de adiá-la. Como estava em constante modo de sobrevivência, nosso foco foi reduzir o estresse fisiológico, explorando suas emoções para que ela as expressasse da maneira que lhe fizesse mais sentido, o que muitas vezes envolvia uma "caminhada de luto", na qual ela podia chorar até se sentir um pouco mais leve e encontrar uma maneira de permanecer conectada às preciosas lembranças de sua mãe.

Muitas pessoas não têm sentimentos intensos logo depois da perda, mas entram em modo de sobrevivência. Quando você tem uma vida estressante e está sempre distraído e sobrecarregado com prioridades conflitantes, tem grandes chances de adiar ou postergar o luto.

O que tenho visto é que muitas pessoas não sentem que têm os recursos psicológicos necessários para permitir que sua dor venha à tona. O estresse de manter o equilíbrio entre a vida familiar e a vida profissional, assim como lidar com questões mais amplas, como o impacto de uma economia instável e os receios sobre as mudanças climáticas, por exemplo, aumentou a frequência e a intensidade do *burnout*, e muitas pessoas sentem que não podem se dar ao luxo de fazer uma pausa para viver o luto.

No entanto, se você evitar sentir a dor, o processo permanecerá inacabado, e o que tende a acontecer é que o seu luto não processado vem à tona quando você faz uma pausa — como ao sair de férias — ou quando sofre outra perda.

Com frequência, a natureza cumulativa do luto é ignorada. E, à medida que outras perdas ocorrem — filhos que saíram de casa para estudar ou trabalhar, amigos que mudaram de cidade, ou uma mudança de residência, ficar sem emprego ou terminar um relacionamento —, a dor armazenada vem à tona. É comum pacientes procurarem terapia porque o peso de todas as perdas anteriores parece estar grande demais; eles precisam de orientação e apoio para lidar com isso.

É importante saber se você está passando por um luto adiado para proteger sua saúde mental.

A seguir, listo alguns sinais a serem observados:

- Ausência de qualquer dor pela perda.
- Sensação de entorpecimento.
- Sensação de estar distante.
- Busca por distrações contínuas, sem fazer pausas para descansar, para cuidar de si ou para ter um tempo de paz e sossego.
- Fingir que está tudo bem.
- Omissão da perda, escondendo-a de todos.

Se você se identificou com essa descrição, lembre-se de que adiar o luto pode lhe causar problemas de saúde mental no futuro, porque, mais cedo ou mais tarde, quando ocorrerem outros fatores estressantes da vida, a ferida da sua perda será reaberta, pois você não teve a chance de curá-la completamente.

É importante aceitar o luto e não temê-lo. Se estiver com medo, provavelmente é porque passou muito tempo reprimindo a dor da perda e não sabe o que vai acontecer quando a liberar. É normal se preocupar com isso. Pode parecer que sua dor reprimida ou adiada tem vida própria, mas estou aqui para lhe dizer que quem está no comando é *você*. Você tem o poder psicológico para navegá-la de maneira segura e racional. Uma vez que criar uma abertura para lidar com seu luto, você o enfrentará, ouvirá sua mensagem e se curará.

Quero encorajá-lo a acolher sua dor com todo o amor que tem em seu coração. Ao fazer isso, você se sentirá no controle do processo.

LUTO ANTECIPATÓRIO

Esse é um tipo de luto devastador. Começa antes de a perda acontecer e muitas vezes é desencadeado quando um ente querido tem uma doença terminal ou se aproxima do fim da vida, ou quando um relacionamento está em seus estágios finais antes do divórcio ou separação.

É difícil lidar com a natureza do luto antecipatório porque a pessoa não apenas está vivenciando a plenitude de sua perda, como também quer proteger o(s) ente(s) querido(s) de ter que lidar com o luto que a pessoa está sentindo. Embora haja a tendência de presumir que o luto começa depois da perda, isso não é verdade. O luto antecipatório começa assim que se percebe a aproximação da perda, e é tão intenso e desafiador quanto o luto por falecimento. Muitas famílias que atendi com o luto antecipatório descreveram como é passar por isso. É difícil para quem ajuda e difícil para o ente querido que também está sofrendo pela perda da própria vida.[7]

O luto antecipatório é caracterizado por:

- Ondas intensas de desespero.
- Tristeza.
- Raiva.
- Descontentamento.
- Depressão.
- Desejo de mudar o rumo dos acontecimentos.
- Ruminação.
- Fantasias sobre um resultado diferente.
- Questionamentos como "Por que eu?".
- Recordações de tudo o que se esperava para o futuro.
- Pensamentos sobre o tempo passado com o ente querido.
- Retenção da dor, que pode ser física ou emocional.
- Sensações de apatia, sobrecarga e solidão.
- Sentimento profundo de isolamento.
- Conscientização contínua de sua perda e dificuldade de concentração ou engajamento pleno em funções, responsabilidades e eventos sociais não relacionados à perda.
- Percepção da enorme coragem necessária para enfrentar a perda enquanto se oferece apoio ao ente querido que está no fim da vida.

Depois que a perda ocorre, a pessoa vivencia um luto avassalador que se manifesta com:

- Exaustão física, mental e emocional.
- Náusea.
- Tontura, vertigem, intolerância a ruídos.
- Dor física, dores musculares, baixa imunidade.
- Esgotamento e baixa disposição para viver.
- Dificuldade de se lembrar de qualquer coisa que não seja relacionada à sua perda.
- Dificuldade de se concentrar no trabalho e em outras tarefas cotidianas.
- Necessidade de reduzir seu círculo social ao mínimo, evitando eventos sociais.
- Sensação de sobrecarregamento mental e emocional.
- Falta de apetite.
- Dificuldade para descansar.
- Dificuldade para dormir.
- Sensação de profunda falta de contentamento e desconexão das coisas que antes eram prazerosas.

Após superar a fase inicial da perda, é possível entrar em um período de luto normal, que será prolongado e provavelmente terá características de luto traumático.

LUTO DESAUTORIZADO

Esse é um tipo de luto que não recebe muito reconhecimento porque está impregnado de estigma e vergonha em relação à forma como a perda aconteceu; por exemplo, perder um ente querido devido a uma imprudência, ao abuso de drogas ou a um suicídio.

Como já vimos, perder um ente querido por suicídio ou algum evento estigmatizado é profundamente traumático e muitas vezes desencadeia uma resposta complexa de luto traumático. A natureza tabu dessa perda complica o processo de luto, porque um dos fatores mais cruciais para encontrar a cura e voltar a abraçar a vida é ter acesso à ajuda sincera e autêntica de uma rede de apoio. Somos todos seres sociais, e o amor, a aceitação e a ajuda da nossa "tribo" nos auxiliam a superar a crise causada por uma perda. Mas muitos preferem não compartilhar a realidade da sua perda com amigos e familiares por medo de não receber aceitação incondicional das razões e fatores que contribuíram para a morte de seu ente querido.

O medo de esse ente ser julgado ou rejeitado por pessoas que não conseguem sentir empatia pela maneira como a perda aconteceu leva ao isolamento e é muito difícil de suportar. Isso pode, muitas vezes, desencadear uma profunda necessidade de editar a história para que os outros não tenham a oportunidade de fazer comentários insensíveis ou tirar conclusões inadequadas.

Recentemente, ajudei Calum, um paciente de 30 anos cujo irmão caçula morreu devido a uma overdose acidental de drogas. Calum estava lutando para lidar com isso, não apenas pela enorme tristeza que sentia pelo fato de seu irmão ter perdido a vida dessa maneira, mas também porque havia pouca compaixão por seu irmão em seus círculos sociais mais amplos. Todas as tentativas de reabilitação que o irmão havia tentado fracassaram, e algumas pessoas da família e da comunidade se ressentiam dele e o chamavam de "egoísta". Com os anos, seu irmão foi chamado de muitas coisas, incluindo "vagabundo", "drogado", "perdedor", "alguém que fez por merecer" e "uma causa perdida". Essas palavras devastadoras agora ecoavam na mente de Calum e o feriam profundamente. As pessoas não reconheciam as dificuldades de seu irmão com o vício em drogas.

Tudo o que Calum queria era honrar o que seu irmão tinha de bom. Ele o considerava uma das pessoas mais gentis e amáveis que já havia conhecido, mesmo sem conseguir controlar seu vício. Na terapia, Calum reconheceu que, para processar o luto, precisava encontrar uma maneira significativa de compartilhar sua história e a de seu irmão, e dedicou um tempo para escrever sobre isso em um diário. Dessa forma, encontrou uma perspectiva que poderia compartilhar com as pessoas em respeito e homenagem ao irmão. Ele reconheceu que, nesse caso, estabelecer limites saudáveis implicava aceitar e alinhar o que ele contava e a quem, e não assumir a responsabilidade pelos limites e suposições das pessoas, bem como a potencial rejeição de sua experiência.

A cura vem em todas as formas e tamanhos, assim como a dor. É indispensável se abrir à sua vivência do luto em um estado de apreciação e compaixão.

Também é possível experenciar um luto desautorizado em resposta a perdas difíceis que não envolvem a morte de um ente querido.[8] Muitos pacientes ficam arrasados com as atitudes antiquadas da sociedade em relação à automutilação, ao vício e à ideação suicida. No Reino Unido, há um esforço para desestigmatizar problemas de saúde mental, como vícios e a automutilação, mas, infelizmente, os fatores que contribuem para esses problemas são alvos de muitos mal-entendidos.

No centro de todo comportamento autodestrutivo e de todo vício está um ser humano traumatizado, dominado pela intensidade do medo catastrófico e da desesperança. Viver com medo destrói qualquer potencial de esperança. Falaremos sobre isso mais adiante. Por enquanto, é importante reconhecer que você não está sozinho se estiver passando por um luto desautorizado.

Também é importante lembrar que, mesmo que você não tenha sofrido um luto traumático, antecipatório ou desautorizado, muitas pessoas na sua vida, no trabalho e em suas comunidades estão lidando (ou vão lidar) com uma perda desse tipo. Atente-se a isso. Quanto mais todos nós nos conscientizarmos, mais fácil será a cura coletiva de todos.

Entendendo seu luto

Você identificou o tipo de luto que está enfrentando?

Pode ser que sinta que está lidando com vários tipos, por exemplo, luto traumático e desautorizado. Tipos diferentes de luto se sobrepõem e mudam com o tempo. É completamente normal.

Não importa qual seja a sua dor, dedique alguns minutos agora para reconhecer que seus sentimentos são legítimos, que outras pessoas passaram por isso antes e que é possível encontrar ajuda.

Neste momento, não se deixe dominar pelas emoções; apenas as observe. Aceite que, ao observar todos os diferentes sintomas do seu luto, você está acumulando conhecimento e se preparando para a jornada de cura.

Por enquanto, reserve alguns minutos para reconhecer que tudo o que está enfrentando não é um sinal de fraqueza e não foi causado por você. É simplesmente um fato da vida.

Fatores adicionais que moldam o luto

Seja qual for o tipo de perda que você está enfrentando, uma série de outros fatores influenciará seus sentimentos. Mesmo que duas pessoas estejam sofrendo pela mesma perda, cada uma terá a própria experiência.

Os fatores podem influenciar a dor de forma positiva ou negativa. Sabemos que uma boa rede de apoio e um desfecho que siga a ordem natural das coisas, que foi possível prever ou para o qual foi possível se preparar, com todas as pendências resolvidas, são fatores positivos. Boa saúde, pouco estresse, apoio da comunidade, rituais de luto e boas conexões também ajudam.

Os fatores que afetam negativamente a perda incluem saúde física e mental precária, estresse crônico, estresse financeiro, condições de vida inadequadas, apoio emocional e prático insuficiente, múltiplas perdas, ou perdas secundárias adicionais — como divórcio, separação ou mudança —, e adversidades na infância.

Nesse contexto, é útil pensar no conceito de "pequenos" traumas da dra. Meg Arroll. Em seu livro *Pequenos traumas: superando as barreiras emocionais que afetam a nossa saúde mental*,[9] ela explica que, apesar de alguns traumas não serem tão catastróficos quanto as grandes perdas, os "pequenos" traumas — causados por bullying, assédio e lesões sem risco de vida — afetam nossa saúde mental e bem-estar quando presentes no nosso dia a dia. Esses tipos de trauma também podem aumentar a dificuldade de lidar com a perda.

Vamos examinar mais de perto alguns dos fatores que podem agravar seu luto. Enquanto lê, lembre-se de que essa é uma experiência "holística", de modo que, se você estiver enfrentando outros problemas em sua vida, grandes ou pequenos, é natural ter dificuldade em lidar com a situação. Independentemente da sua perda, seja gentil e amável consigo mesmo. Você vai superar isso.

POR QUE O ESTRESSE FINANCEIRO AFETA O LUTO?

Muitas preocupações diferentes podem surgir no caso de uma perda, e as dificuldades econômicas são associadas com frequência a problemas de saúde mental. Problemas financeiros representam um dos principais fatores preditivos da deterioração da saúde mental.

É muito comum sentir-se financeiramente inseguro logo após a perda de alguém, especialmente se essa pessoa era a provedora da família ou se as circunstâncias de sua perda levarem a dificuldades nesse campo. Por exemplo, um divórcio pode levar à necessidade de vender a sua casa, dividir seu patrimônio e pagar uma pensão.

Mesmo sabendo que vai receber uma pensão e seguro de vida, você ainda assim pode sentir ansiedade e até medo, por não saber exatamente quanto vai receber ou quanto tempo vai demorar. A ansiedade em relação a questões financeiras pode chegar ao pico se houver burocracia para navegar pelas profundezas do luto. Um estudo sobre como o estresse financeiro afeta o luto relatou que:

> *Lidar com vários órgãos públicos e, ao mesmo tempo, com empresas de serviços públicos, advogados, bancos, financiadoras e seguradoras parecia um enorme fardo para algumas pessoas, mesmo quando as coisas corriam bem. Foram descritos sentimentos de desespero sobre a percepção de inadequação ao tentar entender programas de assistência financeira desconhecidos, e algumas pessoas falaram da raiva que sentiram por terem sido deixadas sozinhas pelo ente para lidar com a papelada e os telefonemas aparentemente intermináveis e com o fardo da responsabilidade administrativa e econômica.*[10]

Essa é uma história que ouço repetidamente na minha clínica, a The Grief Clinic, quando os pacientes compartilham suas preocupações sobre como sustentar a família e, em alguns casos, ter de abandonar o trabalho ou depender de benefícios financeiros que são inferiores à sua renda habitual. É exaustivo administrar o estresse financeiro enquanto lidamos com a perda.

POR QUE PROBLEMAS DE SAÚDE FÍSICA AFETAM O LUTO?

Lidar com problemas de saúde física e, ao mesmo tempo, suportar grandes perdas na vida, como um divórcio ou a perda de um ente ou um filho, será especialmente desgastante, pois o luto em si tem um impacto físico na saúde. Estudos recentes mostraram que a saúde física debilitada pode, às vezes, ser um fator preditivo de problemas complexos de luto e transtornos mentais.[11] Um estudo em larga escala envolvendo 9.123 pessoas que perderam entes queridos para o câncer descobriu que sofrer com problemas de saúde física antes do luto estava associado ao chamado "luto prolongado",[12] um problema de saúde mental específico do luto que discutiremos no próximo capítulo.

Se a sua saúde física estava debilitada antes da perda, lembre-se desse estudo e tome a importante decisão de cuidar muito bem de si mesmo durante essa crise.

Se estiver enfrentando problemas de saúde física, espero que possa contar com ajuda médica profissional.

POR QUE A FALTA DE APOIO É UM FATOR IMPORTANTE NO LUTO?

A ausência de apoio emocional ou prático pode exacerbar e/ou prolongar o luto, intensificar o estresse e exaurir o senso de valor e pertencimento. Precisamos da ajuda de outras pessoas para nutrir sentimentos positivos em relação a nós mesmos, especialmente em momentos de crise e perda. A empatia e o reconhecimento por parte dos outros são uma grande fonte de conforto, demonstrando que você não está sozinho. Na ausência de apoio social, o estresse resultante pode comprometer o processo de luto. No Capítulo 8, veremos como o luto se desenvolve na esfera social e como é importante ter boas conexões e apoio emocional.

EXERCÍCIO: ENTENDENDO OS FATORES QUE MOLDAM A SUA PERDA

Para obter uma imagem mais clara e uma perspectiva mais ampla dos fatores que estão impactando o seu luto, tente este exercício. O objetivo é *observar* os fatores que estão contribuindo para o seu luto, e não se engajar emocionalmente neles ou se sobrecarregar com eles.

Caso a sensação seja de sobrecarga, faça uma pausa e volte a este exercício quando se sentir mais calmo e pronto para simplesmente observar.

- Há quanto tempo a sua perda aconteceu?
- Como foi a sua perda? Foi repentina? Você teve a oportunidade de se preparar?
- Você descreveria as circunstâncias de sua perda como traumáticas?
- Quando a sua perda aconteceu, você já estava lidando com algum estresse?
- Você está lidando com estresse financeiro ou no trabalho? Com que tipo de ajuda você pode contar para lidar com esse estresse?
- Você está lidando com perdas secundárias? Isso pode incluir a necessidade de mudar de casa ou de emprego.
- Você está passando por múltiplas perdas? Por exemplo, perder os pais um após o outro ou passar por um divórcio e perder um ente querido em pouco tempo.
- Como seus amigos e familiares demonstraram apoio?
- Como está a sua saúde física? Como era antes da sua perda e no momento da sua perda?

- Como está a sua saúde mental?
- Quais são as suas condições de vida?
- Você mora com alguém?
- Você tem filhos? Tem parceria na criação ou é pai/mãe solo?
- Como é o seu trabalho?
- Com quais tipos de ajuda prática você pode contar para lidar com a situação?

Reconheça que vários fatores moldam o seu luto e confie na sua capacidade de sobreviver a ele e de se recuperar.

Dedique um tempo para refletir que é inerente ao ser humano sentir as emoções que você tem tido e reconhecer que, se um amigo estivesse enfrentando a mesma situação, você confiaria na capacidade dele de superar e manteria expectativas realistas sobre seu processo. Dedique a si mesmo o mesmo otimismo e amor.

QUAL É O SEU HISTÓRICO DE PERDAS?

Outro fator importante que afeta o luto é o seu histórico pessoal de perdas. Se você sofreu muitas perdas na infância e adolescência, é importante reconhecer que algumas de suas reações, especialmente raiva, medo, pânico, frustração ou desespero, podem estar vindo de sua versão mais jovem ou te lembrando daquela época. Na psicologia, isso é chamado de ressurgimento da "criança interior". Você pode não estar ciente disso e talvez tenha enterrado esses anos no fundo de sua mente, mas quando uma criança enfrenta uma perda, são os cuidadores e adultos que ensinam a lidar com o estado interior, as emoções e as reações físicas à perda, orientando-a de acordo com as expectativas deles.

Por exemplo, você pode ter perdido um ente querido na infância, mas suas emoções nunca foram percebidas por nenhum de seus cuidadores, que lhe disseram: "Meninos não choram" ou "Nossa família não faz escândalo" ou "Engula o choro", e você aprendeu a engolir suas emoções, a escondê-las e reprimi-las. No exercício a seguir, você responderá a um breve questionário sobre seu histórico de perdas para ver até que ponto a maneira como está lidando com sua perda atual se deve às suas experiências na infância e na adolescência.

EXERCÍCIO: ENTENDENDO O SEU HISTÓRICO DE PERDAS

Em seu diário de luto, escreva algumas respostas curtas para as perguntas a seguir:

- Qual é o seu histórico de perdas?
- Que tipo de perdas você vivenciou durante a infância e a adolescência?
- Como você lidou com as perdas na sua infância e na adolescência?
- Como seus cuidadores lidaram com a perda?
- Você reconhece algumas reações de luto atuais como respostas aprendidas durante a infância e a adolescência? Por exemplo, não se permitir sofrer porque sua família não lida com a dor dessa forma.

No próximo capítulo, nos concentraremos na autocompaixão, mas, por enquanto, note se você consegue observar seu luto com abertura e sem julgamento. Manifeste sua vontade de se recuperar e encontrar uma maneira de superar isso.

A técnica de respiração meditativa a seguir pode ajudá-lo a aceitar sua dor.

> ### EXERCÍCIO: RESPIRANDO EM MEIO À DOR
> ### (UMA MEDITAÇÃO PARA ABRAÇAR A RECUPERAÇÃO)
>
> Usar o poder da respiração é crucial para acalmar o seu estado interior e abraçar a recuperação do luto.
>
> Encontre um local, "um santuário de silêncio", onde você possa passar um tempo sem perturbações. Avise as pessoas com quem mora que precisará de cinco a quinze minutos de tranquilidade.
>
> Sente-se confortavelmente ou deite-se. Se preferir sentar-se, tire os sapatos e sinta as solas dos pés no chão. Observe esse movimento. Ancore-se no chão. Diga a si mesmo: "A terra está aqui para mim e estou em segurança". Direcione todo o seu foco a essa sensação.
>
> Quando estiver confortável, concentre-se em desacelerar a respiração.
>
> Respire fundo, como se respirasse pelo umbigo. Respire profunda e lentamente... Faça isso cinco vezes e perceba seus pulmões se enchendo. Sinta a força vital em você. Não é preciso fazer mais nada. Se a sua mente divagar, deixe-a.
>
> Continue respirando até sentir esse "senso de espaço" restaurador se abrindo internamente. Deixe a sua respiração te ancorar. A força vital, que alimenta o seu processo respiratório, é mais forte que você, e seu fluxo de ar vai persistir naturalmente.
>
> #### Acolha a sua respiração
>
> Imagine a sua respiração como uma energia suave e reconfortante que flui para dentro e para fora de você. A cada respiração, deixe que a força vital interior te acalme, eliminando qualquer resistência. ▼

Reconhecendo a sua dor

Ao respirar com calma, permita-se sentir sua dor. Tudo bem senti-la. Reconheça que é uma parte natural do ser humano.

Respirando em meio à dor

A cada respiração, imagine-se inspirando a essência da aceitação da sua dor e expirando sua resistência à dor.

Acolhendo a impermanência

Como todas as experiências, o luto vai e vem em ondas. Permita-se sofrer sem julgamento ou resistência. Lembre-se de que tudo passa e você será forte o suficiente para suportar o que vier.

Cultivando a compaixão

Ao manter um espaço meditativo, estenda a compaixão para si. Imagine-se em um abraço reconfortante, gerando um estado interior de paz e serenidade. Renda-se à sua dor e dê amor a si mesmo. Diga: "Eu me dou permissão para me curar".

Conecte-se à humanidade compartilhada da perda

Reconheça que não é só você que está sentindo essa dor. Inspire profundamente e visualize-se inspirando essa experiência compartilhada. Exale empatia e compreensão por todos que sofreram perdas.

Encerramento

Reserve alguns minutos para expressar sua gratidão pelo poder da sua respiração, sua força vital, e pela sua vida. Você vai superar. Diga isso mentalmente.

Devagar, traga sua consciência de volta para o espaço em que está, sabendo que você pode retornar a essa prática sempre que precisar se reconfortar.

Quando estiver pronto, abra os olhos. Lembre-se de que sua respiração pode ser tranquilizadora e servir como um ponto de ancoragem, ajudando-o a se acalmar e a ter mais compaixão consigo.

Você vai conseguir passar por isso, uma respiração de cada vez.

Complemento

Se você gostou dessa meditação, considere usá-la como uma oportunidade para fazer um "escaneamento corporal":

- À medida que você se acomoda na sua respiração, observe suas inspirações e expirações.
- Feche os olhos, visualize seus pés e direcione a respiração para eles.
- Em seguida, suba lentamente a sua atenção para os tornozelos, depois as panturrilhas, os joelhos e assim por diante, até o topo da cabeça. Observe a sensação de cada parte do seu corpo.
- Não tenha pressa. Conscientize-se de qualquer tensão retida em qualquer parte específica do seu corpo e, ao notar a tensão, libere-a. Relaxe os músculos e visualize a tensão evaporando.

CAPÍTULO 2

PERDA E SAÚDE MENTAL
O luto é um problema de saúde mental?

> *O sofrimento pela perda acaba por se revelar um lugar que nenhum de nós conhece até chegar lá. [...] Não esperamos que esse choque seja destruidor, que desestabilize o corpo e a mente.*
>
> JOAN DIDION, O ANO DO PENSAMENTO MÁGICO

Essas palavras de Joan Didion sempre repercutem profundamente em qualquer pessoa que esteja passando por uma perda. O choque do luto nos afeta intensamente, abalando o nosso psicológico, partindo o nosso coração, colocando nosso corpo em modo de sobrevivência e destruindo nossa percepção do mundo como um lugar justo, previsível e seguro. Não é de surpreender que, se ignorada, a perda possa prejudicar nossa saúde mental.

O que é saúde mental?

Saúde mental é a sua medida subjetiva de bem-estar e felicidade. A Organização Mundial da Saúde a define como "um estado de bem-estar vivido pelo indivíduo, que possibilita o desenvolvimento de suas habilidades pessoais para responder aos desafios da vida e contribuir com a comunidade".

Vários fatores influenciam a saúde mental, como os eventos que aconteceram na sua vida, os níveis de estresse traumático que você teve de tolerar, sua atitude em relação à sua saúde física e mental, as redes de apoio com as quais você pode contar e as suas crenças pessoais sobre si e sobre a vida.

Quando se está com a saúde mental positiva, os seguintes sentimentos são experienciados:

- Otimismo e resiliência.
- Positividade em relação à forma como você tem lidado com a vida, incluindo adversidades e desafios angustiantes.
- Satisfação com os relacionamentos.
- Orgulho de si, felicidade por ser a pessoa que deseja ser, com valores e propósito alinhados.

Ninguém tem uma boa saúde mental o tempo todo. Isso é tão impossível quanto alguém passar a vida toda sem sofrer algum problema de saúde física. Também não podemos separar a nossa saúde física da mental, pois ambas estão sujeitas a altos e baixos e são reguladas por muitos sistemas interconectados, que são complexos demais para serem explicados aqui. Basta dizer que a saúde mental, tal como a saúde física, varia e é diretamente afetada por eventos como perdas e traumas e pelo estresse contínuo do luto.

Meus pacientes costumam perguntar se o luto é um problema de saúde mental. Não é, mas a saúde mental pode se deteriorar com o luto. Se não for bem processado, essas questões podem se desenvolver (e há alguns problemas de saúde mental específicos do luto). Isso pode acontecer quando há muita resistência à realidade da perda ou quando os sentimentos negativos desse período não se dissipam, e os sintomas difíceis, como uma tristeza inabalável ou um medo paralisante, persistem.

Neste capítulo, vamos nos aprofundar na relação entre a saúde mental e a perda e exploraremos essa intrincada interação. Os exercícios vão ajudar você a avaliar a sua saúde mental em meio ao luto, e trabalharemos para acolher o otimismo e a autocompaixão, que são os maiores antídotos para a deterioração e o esgotamento da saúde mental. Quando estamos em um estado de apreciação e autocompaixão, podemos acalmar o corpo e a mente e nos concentrar em encontrar um sentido para a nossa vida em meio à devastação da perda. Isso é o mais importante.

É muito natural sentir que a sua saúde mental está se deteriorando durante o luto, mas há uma grande diferença entre casos que se tornam um problema clínico que requer tratamento psiquiátrico e o luto intenso que requer tempo e atenção para ser bem processado. Explicarei como identificar sinais graves de deterioração da saúde mental e quando procurar ajuda profissional.

Um dos aspectos mais importantes a reconhecer, da maneira mais franca e rápida possível, é a sua atitude em relação à sua saúde mental. Muitos de nós julgamos os sintomas em vez de vê-los como sinais para tomarmos medidas preventivas. Dito isso, somos muito bons em respeitar os sinais de doenças físicas e agir com rapidez, mas temos menos consciência de como fazer isso quando se trata da nossa saúde mental. No entanto, é possível aprender, e exploraremos algumas técnicas neste capítulo. Enfrentar dificuldades de caráter psicológico durante o luto não significa que você terá problemas de saúde mental para o resto da vida.

OS NOVE PILARES DA SAÚDE MENTAL

Em minha prática clínica, utilizo um modelo chamado "Os nove pilares da saúde mental". Não sou a única pessoa a falar sobre isso; os pilares são princípios orientadores com base em incontáveis horas de terapia, princípios-chave da terapia existencial[1] e princípios aceitos de saúde mental.[2] Acredito que pensar em pilares nos oferece uma boa estrutura para compreender os fatores que a influenciam.

1. *Bem-estar emocional:* reconhecer, entender e gerenciar suas emoções de maneira segura e adequada. Ou seja, estar em contato com *todos* os seus sentimentos, não apenas os positivos, mas também os negativos, e expressá-los com segurança, permitindo-se vivenciá-los, expressando-os e liberando-os.

2. *Bem-estar psicológico:* ter uma atitude autêntica e positiva consigo, com forte autovalorização, autoaceitação, autoestima e um propósito significativo para sua vida, em busca de estado mental equilibrado como um todo. Sentir-se alinhado com seus valores, ser o tipo de pessoa que deseja ser e valorizar sua contribuição para suas comunidades — familiar, social e profissional. Também se trata de vivenciar momentos de paz, alegria, amor, realização e contentamento, e navegar pela perda ancorado em otimismo e esperança.

3. *Conexões sociais:* relacionamentos sólidos, acolhedores e autênticos fortalecem sua saúde mental e são fundamentais para sua felicidade. Pertencer à sua "tribo" e ser capaz de manter amizades que ofereçam um apoio emocional significativo são vitais para sua saúde mental e bem-estar.

4. *Saúde física:* valorizar o seu corpo e cuidar da sua saúde física, exercitar-se, seguir uma dieta saudável e equilibrada, garantir o descanso, ter rotinas de sono saudáveis e evitar o uso indevido de substâncias contribuem para uma mente estável e para a saúde mental como um todo.

5. *Fatores ambientais*: viver em um ambiente seguro e acolhedor é essencial para a saúde mental. Isso envolve ter acesso a locais limpos, com saneamento básico adequado, além de desfrutar de estabilidade econômica, de baixo índice de criminalidade e de uma infraestrutura que promova o bem-estar geral, como espaços públicos seguros e bem conservados.

6. *Bem-estar mental:* ser capaz de gerenciar o estresse com autoconfiança e resiliência para lidar com as adversidades. É indispensável cultivar uma forte crença na sua capacidade de controlar suas respostas às adversidades, resolver problemas e adaptar-se aos desafios diários.

7. *Autocuidado:* tomar medidas intencionais para priorizar sua saúde mental pode incluir exercícios de respiração, técnicas de relaxamento, meditação *mindfulness* (atenção plena), estabelecimento de limites saudáveis e envolvimento em atividades que tragam alegria e realização. Priorizar o autocuidado diariamente é indispensável para uma boa saúde mental.

8. *Educação e conscientização sobre a saúde mental:* reconhecer sinais de sofrimento e adotar medidas preventivas para ter acesso a suporte antecipado e proteger sua saúde mental ajuda a cultivar o seu bem-estar.

9. *Acesso a cuidados de saúde:* o acesso a cuidados de saúde desempenha um papel importante na saúde mental. Receber ajuda de um profissional em momento oportuno pode fazer grande diferença na prevenção de outros problemas.

Um descuido em qualquer um desses pilares pode levar à deterioração da sua saúde mental e, embora seja normal que isso aconteça em momentos de crise e mudança na vida, é muito importante tomar medidas preventivas, do mesmo modo como você faria com a sua saúde física. No exercício a seguir, você vai analisar mais profundamente o que está acontecendo com sua saúde mental agora.

EXERCÍCIO: ENTENDENDO A SUA SAÚDE MENTAL

Este exercício lhe dará a chance de refletir sobre os fatores que afetam a sua saúde mental e de identificar em que você pode precisar concentrar sua atenção para se estabilizar. Não espere resolver tudo de uma vez. O objetivo é lhe dar uma visão geral da sua saúde mental.

Some os pontos atribuídos a cada item, variando de 0 a 75, e multiplique a soma por 4 para obter a pontuação final, sendo que 0 representa as áreas que estão esgotando sua saúde mental e 300 representa uma saúde mental muito forte. Lembrando que os resultados refletem apenas o que você vê e acredita agora. Eles têm grandes chances de variar dependendo do seu humor e de como foi seu dia. Se achar melhor refazer a avaliação em um dia que tiver uma perspectiva mais objetiva, volte a esta página e compare os resultados. Seja qual for a sua pontuação, é importante ser gentil consigo mesmo e usar o resultado apenas como um indicativo do que você precisa fazer para melhorar seu bem-estar psicológico.

Se a pontuação obtida foi entre 60 e 120, é possível que fatores importantes estejam contribuindo para o esgotamento da sua saúde mental. Quanto mais tempo isso durar, maior será o risco para o seu bem-estar. Observe as questões que você respondeu com 2 ou menos e pergunte-se quais dos nove pilares estão esgotados.

As questões 1, 6, 11 e 12 são sobre o bem-estar psicológico; as questões 2, 11 e 14 referem-se ao bem-estar mental; as questões 3 e 13 referem-se ao autocuidado; as questões 4, 8 e 14 referem-se ao bem-estar emocional; a questão 5 refere-se às conexões sociais; a questão 7 refere-se aos fatores ambientais; a questão 9 refere-se à saúde física e ao autocuidado; e as questões 10, 13 e 15 referem-se à educação e aos cuidados de saúde mental.

Aceite os seus resultados e reconheça que você pode tomar importantes medidas para se estabilizar. Os exercícios apresentados no decorrer deste livro estão aqui para auxiliar nesse processo.

Se você marcou 0 para todas as questões ou pontuou entre 0 e 60, significa que sua saúde mental está gravemente debilitada e que você precisa procurar um profissional o mais rápido possível. Não tente resolver tudo hoje, por conta própria. Este livro está aqui para ajudar, mas às vezes, por conta dos muitos aspectos da vida, conversar com outro ser humano e com um profissional que possa orientá-lo e lhe dar apoio se torna essencial.

Se você pontuou entre 120 e 300, muito bem. Essa pontuação significa que você passa a maior parte do tempo em um estado de autocompaixão e consciência, fazendo o que pode para se estabilizar e se cuidar. Ninguém desfruta de 100% de saúde mental todos os dias. Use este exercício para observar em quais áreas, se for o caso, a sua saúde mental está esgotada, e mantenha essa informação em mente à medida que avança neste livro, pois esse conhecimento lhe permitirá adaptar sua recuperação às suas necessidades específicas.

1	Eu me valorizo e consigo ser a pessoa que desejo ser, alinhado a meus valores e crenças.	
2	Acredito muito na minha própria resiliência para lidar com os desafios da vida.	
3	Reconheço minhas necessidades de saúde mental e, mesmo em dias difíceis, procuro me cuidar com práticas de autocuidado e estabelecendo limites.	
4	Estou em um estado de autocompaixão e autocuidado, especialmente quando se trata da minha dor.	
5	Tenho bons relacionamentos e, quando preciso, recorro a ajuda emocional ou prática de pessoas em quem confio.	
6	Tenho um claro senso de propósito e sinto que minha vida tem uma direção significativa.	
7	Tenho estabilidade financeira e minhas condições de vida são boas.	
8	Consigo me expressar sem julgar e aceito minhas emoções como uma resposta normal a uma situação anormal à qual ainda não me adaptei.	
9	Tenho boa saúde física e cuido bem do meu corpo com exercícios, alimentação saudável e boas horas de sono.	
10	Aceito ajuda positiva e significativa para quaisquer problemas de saúde mental que eu tenha.	
11	Acredito que não há problema em abraçar a vida novamente.	
12	Reconheço que a vida é uma dádiva e quero acolher plenamente o meu bem-estar.	
13	Reconheço quando a minha saúde mental se esgota e sou gentil comigo mesmo, cuidando de mim com, por exemplo, técnicas de respiração, meditação, descanso e contato com a natureza.	
14	Tenho esperança na minha recuperação e acredito que, com a ajuda e a atitude certas em relação às minhas necessidades de saúde mental, encontrarei uma maneira positiva de superar meu luto.	
15	Sei como obter ajuda em relação a minha saúde mental se precisar.	
	Total	

Nunca	Algumas vezes	Menos da metade do tempo	Mais da metade do tempo	Na maioria das vezes	O tempo todo
0	1	2	3	4	5
0	1	2	3	4	5
0	1	2	3	4	5
0	1	2	3	4	5
0	1	2	3	4	5
0	1	2	3	4	5
0	1	2	3	4	5
0	1	2	3	4	5
0	1	2	3	4	5
0	1	2	3	4	5
0	1	2	3	4	5
0	1	2	3	4	5
0	1	2	3	4	5
0	1	2	3	4	5
0	1	2	3	4	5

O próximo passo é tomar uma medida positiva para melhorar a sua saúde mental hoje, como dar a si mesmo um tempo para se cuidar. Pode ser interessante se concentrar na área na qual você obteve a pontuação mais baixa. Por exemplo, se você marcou 0 ou 1 na afirmação sobre a saúde física, tente fazer uma refeição saudável ou descansar um pouco.

Por que a saúde mental se deteriora com a perda?

> Suni sentiu uma forte ansiedade alguns meses depois de perder sua mãe. Ela havia morrido subitamente aos 68 anos, com suspeita de um aneurisma, e ele sentia que não era capaz de aceitar esse acontecimento injusto; era uma realidade à qual Suni resistia profundamente. Ele reprimiu suas emoções e ficou extremamente preocupado com a possibilidade de seu pai também morrer de repente, de seus filhos sofrerem algum acidente e de sua esposa o deixar. Sua mente não parava de projetar cenários catastróficos e ele vivia em um estado de pânico e pavor. Só conseguia dormir três horas por noite e descobriu que sua ansiedade atingia o pico com frequência e interrompia sua capacidade de trabalhar e viver. Resistir à realidade da morte da mãe o impedia de processar sua dor e agora estava se manifestando como ansiedade.

Os profissionais da psicologia e da psiquiatria têm debatido há décadas sobre os motivos pelos quais os transtornos mentais ocorrem, e ainda assim não há uma resposta clara. Ninguém sabe dizer com certeza o que causa a depressão ou por que uma condição se desenvolve em vez de outra. Mas sabemos que o esgotamento da saúde mental é evidenciado por desequilíbrios do sistema nervoso.

Mais de cem neurotransmissores — as substâncias químicas que transportam mensagens pelo corpo através do sistema nervoso — nos mantêm vivos, mas os dois que nos interessam aqui são a dopamina e a serotonina. Essas substâncias são fundamentais para a nossa saúde mental e especialmente para a recuperação do luto.

A dopamina, um neurotransmissor do bem-estar, é produzida no cérebro e afeta muitos aspectos da vida, como o humor, a atenção, a aprendizagem, a motivação, a frequência cardíaca, a pressão arterial, o sono, o processamento da dor e os movimentos do corpo. Ela é naturalmente esgotada no luto. Se os níveis caírem muito, pode causar sintomas de depressão.[3]

A serotonina é outro neurotransmissor importante, pois regula o humor, a digestão, náuseas, a cicatrização de feridas, a saúde óssea e muitas outras funções corporais. Acredita-se que a falta de serotonina pode ter um papel fundamental na depressão, ansiedade, mania, transtorno de estresse pós-traumático, transtorno do pânico, fobias, transtorno obsessivo-compulsivo, comportamento suicida e outros problemas de saúde.[4] A produção da serotonina acontece 90% no intestino e apenas 10% no cérebro — o que explica por que a saúde intestinal e a nutrição são tão importantes na regulação da sua saúde mental. Falaremos sobre isso no Capítulo 3. Por enquanto, basta saber que a serotonina tem um importante papel no luto, que é a substância química natural do corpo para promover o bem-estar, e que, é claro, ela se esgota durante o luto.

Muitos psiquiatras acreditam que existe uma ligação entre as comunicações neurais e os transtornos mentais, uma vez que os níveis reduzidos de serotonina ou dopamina afetam o funcionamento do sistema nervoso, causando sintomas relacionados à saúde mental.[5]

A boa notícia é que, na maioria dos casos, ela se estabiliza. Ter um problema de saúde mental não é uma sentença de prisão perpétua. A maioria das pessoas se recupera e volta a abraçar a vida.

Embora não tenhamos conseguido ver exatamente o que estava acontecendo no cérebro de Suni durante aquele período de ansiedade depois da perda de sua mãe, a história dele é um exemplo de como o luto não vivido pode desencadear um transtorno mental. Veremos mais adiante como ele se recuperou, mas, por enquanto, vamos nos aprofundar um pouco mais em como o luto não processado pode se tornar um problema de saúde mental.

Quando o luto se transforma em um problema de saúde mental?

Embora o luto em si não seja um transtorno mental, o dano causado pela perda pode suscitar um problema de saúde mental se houver desregulação do sistema nervoso, baixo bem-estar emocional, baixa autoestima ou pouco apoio. Isso varia para cada indivíduo. Algumas pessoas — na verdade, a minoria[6] — podem desenvolver condições específicas do luto, como transtorno do luto prolongado ou transtorno do luto complexo persistente, às vezes chamado de "luto complicado"; e outras, como Suni, podem desenvolver condições mais gerais de saúde mental, como depressão e ansiedade. Inúmeros fatores afetam a maneira como um transtorno mental se manifesta, incluindo as circunstâncias da perda, os problemas de saúde mental pré-existentes, estressores crônicos, as adversidades na infância e na adolescência e as respostas inadequadas ao estresse e ao trauma que foram aprendidas nos anos formativos.

Descreverei a seguir os transtornos que podem se desenvolver e suas principais características, mas, se você estiver tendo sintomas que possam indicar um problema de saúde mental, saiba que já está tomando medidas positivas ao ler este livro e fazer os exercícios. Decidir se cuidar e fazer o possível para processar seu luto são medidas ao mesmo tempo preventivas e proativas para a cura. Se, depois de ler os sintomas, você achar que pode estar sofrendo de algum dos transtornos citados, é importante entrar em contato com seu clínico geral ou procurar outra ajuda profissional.

TRANSTORNO DO LUTO PROLONGADO

Caso experimente uma saudade avassaladora ou um anseio intenso pela pessoa que perdeu, ou se tiver pensamentos contínuos e obsessivos sobre ela a ponto de prejudicar seu funcionamento diário e impedir a superação do luto, é possível que você esteja sofrendo de transtorno do luto prolongado. Trata-se de uma condição de saúde mental que foi incluída recentemente na quinta edição do *Manual Diagnóstico e Estatístico de Transtornos Mentais* (DSM-5, 2022). Com o transtorno do luto prolongado, sua angústia é profunda a ponto de te impedir de trabalhar ou de se engajar nas suas rotinas diárias habituais, e é de uma persistência debilitante. Isso sobrecarrega e limita seu funcionamento diário.

Indicadores do transtorno do luto prolongado

Para que o transtorno do luto prolongado seja diagnosticado, a perda de um ente querido deve ter ocorrido há um ano, no caso de adultos, e há seis meses, para crianças. Você também deve sentir pelo menos três dos seguintes sintomas quase todos os dias pelo menos por um mês antes do diagnóstico:

- Sensação de que sua identidade foi interrompida e de que uma parte de si morreu junto com o ente querido.
- Dificuldade de acreditar que a perda aconteceu.
- Evitar todas as lembranças da perda.
- Dor emocional extremamente intensa (como raiva, amargura, tristeza) em relação à perda.
- Dificuldade para envolver-se em atividades do dia a dia e afastamento de todas as amizades, perdendo o interesse por coisas que antes lhe davam prazer e evitando fazer planos para o futuro.
- Sensação de entorpecimento e de vazio emocional.
- Percepção de que a vida não tem sentido.
- Sensação de profunda solidão, acompanhada de sentimentos de desapego e desconexão.
- Indiferença ao bem-estar dos outros.

Além disso, seu luto dura mais do que o esperado pelas normas sociais, culturais ou religiosas.

Qual é a diferença entre o transtorno do luto prolongado e a depressão?

Embora haja muitas semelhanças entre os dois, algumas características os distinguem. No transtorno do luto prolongado, os pensamentos e sentimentos de depressão centram-se na pessoa falecida ou perdida e você sente um desejo persistente de estar com ela. Na depressão, os pensamentos e sentimentos estão menos associados à perda em si e são mais dispersos, com persistente desesperança em relação à vida, baixa autoestima e culpa em relação a si mesmo.

TRANSTORNO DO LUTO COMPLEXO PERSISTENTE

Essa é outra condição possível de ser diagnosticada, e também incluída no DSM-5, caso esteja com dificuldade de lidar com o luto pelo menos doze meses após a perda, ou seis meses se for uma criança, e se suas reações forem desproporcionais ou não estiverem de acordo com as normas culturais, religiosas e apropriadas à sua idade.

Indicadores do transtorno do luto complexo persistente

Para o diagnóstico, pelo menos um dos sintomas a seguir deve ocorrer na maioria dos dias:

- Anseio e saudade persistentes da pessoa perdida; em crianças, isso pode ser expresso em brincadeiras, incluindo no sentido de se reencontrar com o falecido.
- Tristeza intensa e dor emocional em resposta à perda.
- Preocupação com o falecido.
- Preocupação com as circunstâncias da morte.

Desde o momento da perda, pelo menos seis dos sintomas a seguir são sentidos na maioria dos dias e persistem pelo menos por doze meses em adultos ou seis meses em crianças:

- Dificuldade acentuada em aceitar a morte.
- Descrença ou entorpecimento emocional em relação à perda.
- Dificuldade em ter lembranças positivas da pessoa perdida.
- Amargura ou raiva relacionada à perda.
- Intensa autoculpabilização pela perda.

- Evitar excessivamente lembranças da perda — evitar lugares, pessoas e situações associadas ao ente perdido.
- Desejo de morrer para estar com a pessoa perdida.
- Dificuldade em confiar nos outros desde a morte da pessoa.
- Sentimentos de solidão ou desconexão desde a morte da pessoa.
- Sentimento de que a vida não tem sentido ou é vazia sem o ente perdido, ou a crença de que você não funciona sem a pessoa.
- Confusão sobre o seu papel na vida ou um senso reduzido de identidade — sentimento de que uma parte de si morreu também.
- Dificuldade ou relutância em buscar interesses ou planejar o futuro, evitando amizades e atividades.
- Grande sofrimento clínico ou prejuízo do funcionamento social, ocupacional ou em outras áreas importantes da vida como resultado dos sintomas.

A diferença entre o transtorno do luto prolongado e o transtorno do luto complexo persistente é pequena e se concentra principalmente na natureza dos sintomas. Desejar morrer e estar com o falecido é uma característica do transtorno do luto complexo persistente, e ter dificuldade de se lembrar positivamente da pessoa perdida não está incluído no transtorno do luto prolongado. Além disso, o número de sintomas para o diagnóstico difere, sendo necessários mais deles para diagnosticar o transtorno do luto complexo persistente do que para o prolongado.

O diagnóstico de ambos é feito por um psiquiatra, e o tratamento inclui práticas psicoterapêuticas como a terapia cognitivo-comportamental ou outras modalidades. Um psicólogo com interesse e experiência específicos em transtornos mentais associados ao luto também poderá fazer o diagnóstico. O tratamento pode incluir antidepressivos, mas essa decisão varia de acordo com o paciente, e apenas um psiquiatra ou médico da família pode prescrevê-los.

TRANSTORNO DEPRESSIVO MAIOR

Se o seu humor se mantiver inalterado por pelo menos duas semanas, você pode estar passando por um episódio depressivo maior, que em alguns casos pode ser uma indicação de transtorno depressivo maior associado ao luto e possivelmente a outros traumas que estão afetando sua saúde mental. O ânimo inalterado é mais do que apenas tristeza; é uma sensação generalizada de desesperança, como uma nuvem escura e pesada na qual você permanece imerso por catorze dias seguidos, dia e noite. É o tipo de humor que o impede de sair da cama e de realizar suas atividades do dia a dia.

É claro que é preciso avaliar a situação com muito cuidado, já que duas semanas não é muito tempo diante de uma perda profunda. A maioria dos médicos observa com atenção as pessoas que estão sofrendo uma perda traumática em busca de sintomas do desenvolvimento clínico da depressão.

Indicadores do transtorno depressivo maior

Para o diagnóstico, pelo menos cinco dos sintomas a seguir devem estar presentes continuamente, todos os dias, durante o dia todo, por pelo menos duas semanas:

- Sentimento profundo de tristeza, vazio, desesperança e vontade de chorar.

- Interesse ou prazer acentuadamente reduzido em atividades, ou qualquer outra coisa, na maior parte do dia.
- Perda significativa de peso e diminuição do apetite.
- Insônia ou hipersonia.
- Agitação e inquietação.
- Fadiga e perda de energia o dia todo.
- Sentimentos de inutilidade e culpa excessiva ou inadequada.
- Capacidade reduzida de pensar, concentrar-se ou tomar decisões.
- Pensamentos recorrentes de morte, ideação suicida recorrente sem um plano específico, ou tentativa de suicídio ou plano de suicídio.

Esses sintomas causam intenso sofrimento emocional e impactam negativamente o funcionamento diário em contextos sociais e ocupacionais.

TRANSTORNO DE ESTRESSE PÓS-TRAUMÁTICO (TEPT)

É possível ser diagnosticado com transtorno de estresse pós-traumático (TEPT) relacionado ao luto se a sua perda for acidental, violenta, considerada extremamente rara ou incomum,[7] e se você tiver flashbacks e pensamentos intrusivos que impactem sua capacidade de funcionamento. A diferença entre o transtorno do luto prolongado e o transtorno de estresse pós-traumático não é muito clara na medicina e ainda é tema de muito debate. Por exemplo, se você perder seu filho devido ao câncer, esse evento não se encaixa nos critérios para o diagnóstico do transtorno de estresse pós-traumático, que se concentra no elemento traumático, e uma morte por câncer não seria considerada violenta, súbita ou acidental. Mas, pela minha experiência, não convém ser prescritivo demais sobre o trauma específico do luto, uma vez que uma perda não violenta nem acidental ainda pode ser traumática. Não há um consenso sobre o que constitui um luto "traumático" e "não traumático".[8] Também é possível sofrer de TEPT de início tardio, que pode começar seis meses após a perda.

Há diferentes tipos de transtorno de estresse pós-traumático. Você pode ser diagnosticado com o tipo complexo se estiver lidando com múltiplos traumas ou se tiver sofrido um trauma prolongado, recorrente ou muito grave na infância. Há também o transtorno de estresse pós-traumático no puerpério, que se desenvolve após um parto traumático.

A seguir, listo os principais sintomas do TEPT:

- Flashbacks vívidos e intrusivos e sensação de que a perda traumática está acontecendo com você agora.
- Pensamentos intrusivos sobre a perda.
- Pesadelos.
- Sofrimento emocional intenso com lembranças simbólicas ou reais da perda.
- Sintomas físicos de estresse agudo: sudorese, náusea, tremores, dificuldade de concentração ou de fala.
- Facilidade em se distrair.
- Incapacidade de ficar calmo.
- Sentir medo e estar sempre atento ao perigo.
- Prática de comportamentos autodestrutivos.
- Sentimento de culpa ou vergonha avassaladora pela perda.

- Irritação e raiva, além de explosões regulares — incapacidade de moderar as emoções.

Há uma diferença entre entrar em um estado de estresse agudo devido à natureza perturbadora e angustiante da perda e desenvolver transtorno de estresse pós-traumático. Alguns pacientes se perguntam por que seriam diagnosticados com transtorno de estresse pós-traumático em vez de transtorno do luto prolongado. As diferenças são, em grande parte, relacionadas à natureza do trauma e aos sintomas subsequentes. Por exemplo, no transtorno de estresse pós-traumático, os sintomas se concentram principalmente no evento traumático em si, enquanto no transtorno do luto prolongado eles se concentram tanto na morte quanto no falecido. No transtorno de estresse pós-traumático, a pessoa evita lembranças do evento traumático, enquanto o transtorno do luto prolongado não é apenas sobre a morte, mas também sobre as lembranças do falecido. No transtorno de estresse pós-traumático, os comportamentos de automutilação são voltados especificamente à pessoa enlutada, enquanto no transtorno do luto prolongado, a automutilação é motivada pelo desejo de seguir o ente falecido e é acompanhada por uma perda de sentido e propósito na vida.[9]

Abraçando a saúde mental

Katherine perdeu a mãe aos 15 anos, seis anos antes de nos conhecermos. Procurou terapia depois de ser diagnosticada com depressão por seu clínico geral. Ela se descreveu como "inútil", sem "relacionamentos de verdade, sem apoio e sem esperança de que algum dia a vida possa melhorar".

> *Durante a avaliação de seus sintomas, ficou evidente para mim que Katherine estava sofrendo de transtorno do luto prolongado, em vez de uma simples depressão, e precisava de ajuda especializada. A depressão é um dos principais sintomas do transtorno do luto prolongado, porém, depois de nos aprofundarmos mais nas especificidades de sua experiência interior, descobrimos que o estado de Katherine era marcado pelo desejo de estar perto da mãe, mudar o passado e reconectar-se. Ela sentia uma enorme culpa por muitas coisas que aconteceram pouco antes da morte de sua mãe e ter acesso a um espaço seguro para processar tudo a ajudou a ver que ela poderia estar sabotando sua recuperação do luto.*

Compartilho a história de Katherine porque sei que você pode estar lidando com sentimentos complexos e pode ter sido diagnosticado com depressão, mas ela pode estar associada a um problema de luto mais específico. É claro que cada caso é único, e tenho certeza de que muitas pessoas recebem o diagnóstico correto, mas espero que a história de Katherine seja compreensível e útil para aqueles que estiverem lidando com problemas de saúde mental complexos e prolongados devido ao luto e à perda.

> *Katherine sentia que não conseguia controlar seu humor ou sua mente. Ela remoía sobre o azar de perder a mãe aos 15 anos. Ao remoer o acontecido, a garota pensava diariamente sobre a morte da mãe e sentia um desejo profundo de estar com ela, fantasiando que de alguma forma isso seria possível. Essa fantasia começou como uma resposta de enfrentamento logo depois do falecimento de sua mãe e se tornou uma rotina diária. Katherine não conseguia pensar na mãe sem chorar, sentindo uma dor intensa e um desejo de estar com ela.*
> *A mãe morreu duas semanas após o diagnóstico de um tumor no cérebro e, na ocasião, Katherine não se deu conta de como ela*

estava perto da morte, descrevendo um enorme sentimento de culpa por isso e por ter "desperdiçado a oportunidade" de mostrar sua gratidão e seu amor pela mãe.

Sendo a filha mais velha de quatro irmãos, enterrou sua dor, forçando-se a crescer e a assumir a responsabilidade pelo cuidado e bem-estar dos irmãos mais novos. Isso lhe deu um propósito, mas também lhe permitiu enterrar e reprimir o seu luto. Katherine tentou se convencer de que, se não demonstrasse tristeza, seria forte e não seria um fardo para ninguém. Ela se sentia sozinha, pois ou apagava de sua mente a existência da mãe — as lembranças eram dolorosas demais —, ou mergulhava em fantasias de que a mãe voltaria, que ela poderia voltar no tempo e que tudo ficaria bem. Essa resposta ao luto é chamada de "pensamento mágico" e eu a vejo com frequência. Pode ser uma resposta normal à perda, mas, quando se torna a principal resposta de enfrentamento, passa a ser uma forma do chamado "enfrentamento desadaptativo", porque evita-se a perda em vez de assimilá-la como parte do tecido da vida.

Katherine foi à escola no dia seguinte à morte de sua mãe, fingindo que estava tudo bem. Em casa, o pai e os irmãos não falavam da mãe, não expressavam suas emoções, e o isolamento que ela sentia era devastador para a sua autoestima e valor próprio.

Ela disse que carregava dentro de si uma "enorme raiva" em relação à mãe, que se recusou a reconhecer a própria morte iminente e só disse à filha que ela precisava ser forte e que não deveria ficar triste. As duas nunca se despediram, e o coração de Katherine estava partido. Dava para entender, especialmente no caso de uma menina de 15 anos.

O problema é que Katherine usou o fato de a família não falar sobre sua mãe como uma medida de seu valor. Ela passou a acreditar que ninguém lhe perguntou sobre sua dor e ninguém lhe deu uma chance de expressá-la porque ela não tinha importância. Não era o caso, é claro, mas sua mente estava convencida disso, e agora Katherine estava sentindo os sintomas crônicos de toda essa situação. Naturalmente, sua saúde mental piorou e ela se sentia deprimida com relação à sua vida. Achava que ninguém gostava dela, a conhecia de verdade ou a valorizava.

Katherine tinha uma visão pessimista de si mesma e de sua vida, o que agravava seus sintomas de saúde mental. Ela não se valorizava nem se cuidava. A falta de empatia e de amor que ela sentiu dos outros tornou-se a forma como tratava a si mesma. Não era compassiva consigo e usava grande parte de sua energia "fingindo estar bem" quando não estava. Ela já havia esgotado suas reservas e corria o risco de entrar em crise.

A menina encontrou propósito e sentido para sua vida cuidando dos irmãos e agindo como substituta da mãe, mas quando, um a um, todos os irmãos se mudaram para o exterior, ela se sentiu à deriva e "totalmente sozinha e solitária". Nunca revelou sua dor a nenhum amigo e, quando muitos deles se casaram e tiveram filhos, ela sentiu como se estivesse perdendo sua "tribo". Isso intensificou os sentimentos de solidão, e ela se viu em um estado constante de desamparo e desesperança.

Ao enterrar sua dor, ela deixou de processar a perda, sem se permitir expressar seu luto nem receber o apoio do qual precisava de sua família e amigos. Tudo isso estava contribuindo para sua depressão e moldando seu transtorno do luto prolongado.

Assim que começamos a conversar, ficou claro para mim que seu sofrimento estava à flor da pele. É importante sermos ouvidos e termos uma testemunha para a nossa dor, para podermos enfrentá-la, entendê-la e usá-la para crescer. Foi um grande alívio para Katherine poder desenterrar sua dor e ver que era possível se recuperar do luto.

Para se recuperar da depressão e do transtorno do luto prolongado, Katherine precisava ser acolhida. Precisava ser compreendida. Precisava ser recebida com empatia e, o mais importante, ter empatia consigo mesma. Precisava valorizar e ter compaixão pela menina vulnerável que sofreu um trauma imensurável e não conseguia ver um sentido no que aconteceu. Precisava começar a se concentrar nas lembranças queridas da mãe, em vez de se apegar à ilusão de que poderia trazê-la de volta.

No decorrer do processo terapêutico, Katherine foi percebendo que reprimir a dor havia prejudicado sua saúde mental. Ela passou muito tempo se sentindo isolada e sozinha e precisava de um espaço seguro para processar tudo, para construir uma história de sua perda com respeito e cuidado pela sua própria experiência.

A terapia lhe permitiu viver o luto pela perda da mãe e validar a sua angústia. Katherine não foi punida, nem rejeitada, mas ouvida. Compreendida. Ela percebeu que seus pais fizeram o melhor que podiam com o que sabiam na época, e pôde perdoá-los por seus pontos cegos.

Katherine aprendeu a valorizar as lembranças que tinha da mãe e a entender que viver bem significava aceitar a ausência dela, ao mesmo tempo que valorizava a si mesma e à sua felicidade. Compreendeu que tinha uma imensa força e coragem, e que merecia se sentir bem consigo mesma. Podia aceitar seu potencial de desfrutar e viver uma vida plena e entender que chegaria lá com a autoaceitação e o amor, ao mesmo tempo que processava suas complexas emoções de luto por ter perdido sua mãe tão jovem.

Ela se libertou dos sintomas do luto prolongado quando aprendeu a abrir mão do anseio de voltar a ter a mãe. Com isso, pôde abandonar o desejo por um resultado diferente. Katherine parou de afastar a realidade e acolheu um estado interior de tranquilidade, paz, amor e autocompaixão. Foi apenas por meio desse processo que ela conseguiu mudar sua perspectiva e se dar conta de que a felicidade vem de dentro. Passou a honrar sua dor acolhendo-a quando surgia, expressando-a, encontrando válvulas de escape e registrando em um diário a gratidão e a aceitação.

Katherine fez muitas mudanças significativas. Mudou-se para um apartamento compartilhado, em um bairro melhor.

Parou de beber. Reconectou-se com três velhos amigos muito importantes e compartilhou sua dor com eles. Todas essas mudanças promoveram um estado de autocuidado, compaixão e gratidão vital para manter sua saúde mental. Ela começou a fazer caminhadas em um parque perto de seu apartamento, a praticar meditação de aceitação para se manter ancorada e calma, lembrando-se de se valorizar e de não julgar sua dor quando ela ressurgia, e adotou uma dieta mais saudável. Um dia de cada vez, ela encontrou seu bem-estar e a paz interior. Katherine é uma jovem incrível e lhe desejo tudo de bom.

Conhecemos Suni no início do capítulo. O que aconteceu com ele?

Para traçar o caminho de sua recuperação, analisamos o contexto de sua perda, o tipo de luto com o qual ele estava lidando, que era um luto traumático, e como isso o afetou mental, social, emocional e espiritualmente.

Essa análise o levou a sintonizar-se com a dor e o ajudou a aprofundar sua autocompaixão e a começar a praticar o autocuidado. Ele aprendeu a entender seu medo e a cuidar de seu corpo com boas rotinas de autocuidado, como se exercitar, estruturar seus dias de maneira significativa, dormir bem e seguir uma dieta saudável. Ele se deu conta de suas suposições e repensou sua mentalidade negativa sobre a imprevisibilidade da vida. Suni, por fim, começou a praticar meditação, técnicas de respiração, caminhadas na natureza e a fazer anotações em um diário para reduzir sua ansiedade e nutrir um estado interior de tranquilidade, esperança e autocompaixão.

Uma combinação das estratégias que auxiliaram Katherine e Suni pode ajudar a proteger sua saúde mental durante o luto, mas eu começaria com a autocompaixão.

A IMPORTÂNCIA DA AUTOCOMPAIXÃO

O mundo ocidental se preocupa muito com a autoestima, mas a cura e a recuperação não provêm dela, e sim da autocompaixão. Enquanto a autoestima está condicionada a realizações pessoais e ao nosso desempenho, a autocompaixão é incondicional.

Pergunte a si mesmo: "Estou sendo gentil comigo?". A resposta lhe dirá se você está ou não sendo compassivo. Seja gentil. Tenha compaixão. Se você sente uma ruptura interior, não é por fraqueza. É uma resposta normal a uma perda muito difícil. Pare de resistir ao seu próprio valor. Você é um belo ser humano que vai se curar.

O tema da autocompaixão surgirá repetidamente ao longo deste livro porque é impossível se recuperar do luto sem cultivar a autocompaixão.

Por enquanto, é importante começar a refletir sobre o quanto você aceita sua dor e se está se julgando por estar com a saúde mental exaurida. Você se critica muito?

O exercício a seguir vai te ajudar na reflexão e na aceitação de que superar a dor de qualquer perda é um processo gradual que exige autocuidado deliberado com base em autocompaixão e reconhecimento de sua humanidade. Não tenha pressa ao fazê-lo, pois ele proporciona um mergulho profundo em sua relação com o luto.

Pegue um papel e uma caneta e vamos começar.

EXERCÍCIO: AVALIANDO A AUTOCOMPAIXÃO

O aspecto mais importante para se recuperar da perda é a autocompaixão. Quando não gostamos de nós mesmos, nos julgamos ou temos baixa autoestima, ficamos impossibilitados de acolher o crescimento que pode surgir da dor e da crise causadas pela perda.

O questionário a seguir é o mesmo usado na The Grief Clinic e foi adaptado do questionário de autocompaixão de Kristin Neff. Leia as afirmações e veja como você avalia sua autocompaixão:

Tento compreender e ser paciente com os aspectos da minha dor que não me agradam.

Quase nunca   Quase sempre
1   2   3   4   5

Quando minha dor vem à tona, eu a aceito e adapto meu dia de acordo com ela. Eu me certifico de ser gentil comigo.

Quase nunca   Quase sempre
1   2   3   4   5

Quando sinto a brutalidade da minha dor, tento ter uma perspectiva justa sobre ela e não me julgo por senti-la.

Quase nunca   Quase sempre
1   2   3   4   5

Vejo a minha dor como uma resposta normal a uma situação anormal. Sou consciente das minhas emoções e priorizo as minhas necessidades de saúde mental.

Quase nunca   Quase sempre
1   2   3   4   5

Quando estou sob estresse e exaustão, pratico o autocuidado.

Quase nunca   Quase sempre
1   2   3   4   5

Quando sinto tristeza e mágoa, aceito essas emoções e as vejo como uma resposta humana à minha perda. Sou gentil comigo em relação a isso.

Quase nunca   Quase sempre

1   2   3   4   5

Quando me sinto com exaustão e sobrecarga mental em razão de minha dor, vejo isso como uma resposta normal à perda e não me julgo pelo cansaço que sinto.

Quase nunca   Quase sempre

1   2   3   4   5

Quando sinto os repetidos ciclos de luto, considero-me uma pessoa inadequada, fraca e problemática.

Quase nunca   Quase sempre

1   2   3   4   5

Às vezes acredito que outras pessoas estão se saindo melhor do que eu e tendo a achar que os outros provavelmente lidariam melhor com o luto do que eu.

Quase nunca   Quase sempre

1   2   3   4   5

Tendo a pensar que já deveria ter superado isso e deveria estar mais feliz. Eu me julgo por não estar progredindo com rapidez suficiente.

Quase nunca   Quase sempre

1   2   3   4   5

Mantenho minha dor escondida dos outros, pois não quero sobrecarregá-los e não quero que me julguem como uma pessoa fraca.

Quase nunca   Quase sempre
1   2   3   4   5

Não compartilho minha dor com amigos, porque acho que eles verão isso como um fracasso da minha parte.

Quase nunca   Quase sempre
1   2   3   4   5

Quando sinto a intensidade da minha dor, tendo a pensar que nada está certo, que tudo está errado na minha vida e que é tudo culpa minha.

Quase nunca   Quase sempre
1   2   3   4   5

Quando estou triste, surge uma obsessão com o fato de todo mundo ter uma vida melhor e mais feliz do que a minha, acompanhada da sensação de que fui escolhido pelo universo e condenado a sofrer.

Quase nunca   Quase sempre
1   2   3   4   5

Eu critico muito os meus sintomas de luto.

Quase nunca   Quase sempre
1   2   3   4   5

Julgo a minha dor e os meus sintomas de saúde mental e sinto que deveria lidar melhor com eles.

Quase nunca   Quase sempre
1   2   3   4   5

Minimizo meu sofrimento porque comparo minha perda com as perdas dos outros e acho que eu não deveria estar sofrendo tanto.

Quase nunca							Quase sempre
1			2			3			4			5

Vejo os meus sentimentos de depressão e ansiedade como sinais de fraqueza pessoal.

Quase nunca							Quase sempre
1			2			3			4			5

Não gosto da maneira como estou lidando com minha dor e me julgo muito por isso.

Quase nunca							Quase sempre
1			2			3			4			5

Quando estou triste, não gosto de mim. Eu me fecho e me sinto uma pessoa inadequada, sozinha e insignificante.

Quase nunca							Quase sempre
1			2			3			4			5

O que você observou ao responder o questionário?

Você não somará sua pontuação aqui, pois a ideia do exercício é observar sua autocompaixão e aceitar que talvez seja o caso de cultivá-la com maior plenitude.

O que suas respostas lhe mostraram? Você é gentil consigo?

Até que ponto aceita o impacto que o luto teve sobre você?

Até que ponto você critica a si e a sua dor?

Você se isola para esconder a sua dor dos outros?

Pergunte-se: "O que posso fazer para reduzir o autojulgamento excessivo? O que poderia gerar um sentimento de autocompaixão?".

Imagine como você falaria com um amigo se ele estivesse na mesma situação que você e se ofereça essas palavras.

> A autocompaixão é um estado, e é possível gerá-lo com pensamentos compassivos. Anote três coisas que você valoriza em si mesmo e que estão te ajudando a lidar com a sua dor. Lembre-se disso todos os dias.

AUTOCOMPAIXÃO E AUTOCUIDADO

A autocompaixão é vital para a recuperação da perda, pois há uma profunda conexão entre autocompaixão e autocuidado. Ao cultivar a autocompaixão, você promove um relacionamento de amor e aceitação consigo mesmo e se trata com mais compreensão e cuidado. Isso resulta em maior senso de autoestima e no reconhecimento não apenas do seu valor intrínseco como ser humano, mas também do valor da sua vida. Essa base o motiva a se envolver em rotinas de autocuidado com sua saúde física e mental. Atividades de autocuidado, como descansar, seguir uma dieta nutritiva e realizar atividades que dão alegria, tornam-se atos de amor-próprio que estabilizam uma pessoa na dor do luto. Quando você sente que os acontecimentos sugaram toda a alegria da sua vida, a autocompaixão pode equipá-lo com a mentalidade certa para quebrar ciclos de autocrítica e reduzir o impacto dos pensamentos negativos sobre a sua dor. Ao integrar o autocuidado à sua rotina, você reforça a mensagem de que merece gentileza e contribui para a sua recuperação do luto e da perda.

O que você pode fazer para cultivar a autocompaixão e o autocuidado? Pergunte ao seu corpo do que ele está precisando e priorize isso.

A seguir, apresento uma lista das minhas práticas preferidas de autocuidado. Sempre que puder, inclua na sua rotina as que mais lhe agradam e pense nas suas próprias práticas. Gosto de manter essa lista no meu diário para me lembrar de cuidar de mim mesma, não importa o que aconteça. Ao longo deste livro, mencionarei as práticas de autocuidado e a importância de mantê-las. Volte a essa lista sempre que precisar de inspiração:

- Exercitar-se e seguir uma dieta saudável.
- Dormir e descansar quando sentir fadiga.
- Tomar sol e respirar ar puro.
- Receber uma massagem.
- Vestir-se bem, cuidar da aparência e manter a higiene pessoal.
- Desfrutar a natureza.
- Ver o pôr do sol e o nascer do sol.
- Fazer tratamentos de bem-estar, como cortes de cabelo, manicure, pedicure e tratamentos faciais.
- Arrumar os ambientes e limpar a bagunça.
- Trazer a natureza para sua casa com flores e plantas.
- Manter um diário.
- Praticar a gratidão.
- Rir e passar um tempo com amigos.
- Praticar afirmações amorosas.
- Divertir-se e explorar expressões criativas ou artísticas.
- Tirar um "dia de luto" quando necessário.
- Orar ou meditar.
- Lembrar-se de momentos especiais da sua vida.

- Lembrar-se de coisas que lhe dão um senso de propósito na vida.
- Recorrer a ajuda quando precisar.
- Aceitar suas imperfeições.
- Estabelecer limites.
- Reservar tempo para a autorreflexão.
- Reconhecer a sua força.

Seja o que for, a ideia é gerar autocompaixão e evocar um estado de autoapreciação e cuidado, para que você possa navegar com segurança pelo luto.

Se você não se der oportunidades de se cuidar e espera seguir em frente, aos trancos e barrancos, por mais um dia, e depois por mais uma semana, corre o risco de ter um *burnout* — um estado de total fadiga e exaustão, mental, física e emocional, associado à depressão e à ansiedade.[10]

RESISTINDO À AUTOCOMPAIXÃO

Se você perceber que simplesmente resiste à ideia de ser gentil consigo mesmo ou de se comprometer a incluir atos de autocuidado à sua rotina, recomendo fortemente que converse com um profissional de saúde mental. O exercício a seguir vai te ajudar a reduzir essa resistência, mas talvez você precise praticá-lo bastante. Todos os dias. Toda vez que tomar banho, por exemplo. Use-o como um lembrete para romper os velhos ciclos de autorrejeição. Não pense que basta um bate-papo de dois minutos consigo mesmo e acabou. Acredita-se que esse tipo de padrão só é rompido depois de um esforço consistente de pelo menos 66 dias. Dependendo da profundidade de suas raízes, você poderá precisar de muita prática. Mas tudo bem. Você consegue.

EXERCÍCIO: VISUALIZANDO A AUTOCOMPAIXÃO

Imagine-se recebendo em sua casa alguém que lhe é querido, um amigo ou um familiar que você tem vontade de proteger. Assim que a pessoa entrar pela porta, leve-a para um cômodo escuro, feche as persianas e as cortinas e peça que ela se sente em uma cadeira no meio da sala. Apague todas as luzes e fale com ela da maneira como você costuma falar consigo mesmo, dizendo que não se importa com ela, que tem vergonha da maneira como ela lida com a perda e que ela não vale nada.

Você conseguiu se imaginar comportando-se de maneira tão severa com alguém de quem gosta? Você faria isso?

Eu sei que a resposta é "não", porque você é uma boa pessoa. Você é amor e jamais torturaria ninguém de propósito. Só não está acostumado a ser gentil consigo mesmo.

Portanto, quero que pare um momento para se olhar no espelho, olhar nos seus próprios olhos e se pedir desculpas por sua exigência e rigor. A jornada da vida já é bastante difícil. Você não precisa dificultar ainda mais as coisas.

Faça uma afirmação amorosa e autocompassiva enquanto se olha no espelho para redirecionar seus pensamentos e guiar sua mente fechada a adotar uma mentalidade mais amorosa e otimista em relação a si mesmo.

Diga: "Eu aceito tudo o que sou. Exatamente como sou. Minha dor é meu amor. Sou forte. Sou uma boa pessoa. Sou amor. Eu sou suficiente".

Deixe a energia dessa afirmação entrar em cada célula do seu corpo. Imagine a energia amorosa de suas palavras imbuindo cada parte sua que está na escuridão, veja a luz de sua própria sabedoria emanando de si e deixe-a brilhar dentro de você. Imagine que cada palavra vem de uma fonte infinita de amor incondicional e permita-se recebê-la, infinita e incondicionalmente. Deixe a magia dessa energia te envolver em amor.

Para tornar essa mudança mais poderosa, é importante acionar sua mente criativa. Sugiro gerar uma imagem mental de você exalando e emanando luz e amor. Ao dizer sua afirmação, é possível pedir à sua mente criativa que crie uma imagem que represente a sua cura. Por exemplo, você se vendo feliz e contente. Crie qualquer imagem que evoque esse sentimento de amor incondicional dentro de si, sintonize-se com ela e perceba como se sente.

Você tem permissão para descansar e se acolher com autocompaixão. Se houver um diálogo interno entre sua mente fechada e sua mente criativa, tudo bem. A sua mente fechada está sendo dura com você porque é isso que ela sempre fez e não teve a chance de mudar. Reconheça seu eu interior, o eu que está enfrentando corajosamente a dor da vida, e peça desculpas a ele por não ter tido autocompaixão. Comprometa-se a mudar isso. Afirme a si que você merece ter autoestima e que terá autocompaixão. Você merece sentir o conforto e o alívio que a autocompaixão evoca.

Seja gentil e imagine seu eu interior perdoando você e aceitando seu pedido de desculpa. Esse tipo de diálogo interno pode realmente te ajudar a entrar em sintonia com seu potencial de cura.

Curar-se de uma perda significa aceitar que o "normal" é um mito e que a recuperação consiste em nutrir diversos aspectos com propósito e significado: saúde física e mental, estado interior, postura diante da vida e o bem-estar emocional, social e espiritual.

Para nos recuperarmos, precisamos descobrir como viver com intenção e alinhados ao nosso propósito, ancorados pelo significado que atribuímos à vida. Com essas bases estabelecidas, poderemos reconstruir nossa saúde mental, crescer e seguir em frente.

Acontece muito de olharmos para a natureza traumática da perda como se o evento determinasse a nossa reação ao luto. É claro que o tipo de luto que você está enfrentando importa, mas, acima de tudo, importa o que acontece dentro de você, o modo como você cuida da sua saúde mental e as condições que afetam o seu luto.

Acredito que vivemos em uma era que normalizou a vida sob estresse crônico. As pressões são muitas: moradia, cuidados com os filhos, educação, saúde, trabalho, alimentação inadequada, exposição constante a notícias ruins, redes sociais, exaustão de trabalhar em casa, intrusões digitais, sobrecarga de dopamina, riscos para o bem-estar mental dos filhos, a crise do custo de vida...[11] Agora, mais do que nunca, cuidar do seu estado interior é de suma importância. A meditação a seguir oferece uma maneira de desacelerar, acalmar seu corpo e restaurar sua saúde mental.

EXERCÍCIO: UMA MEDITAÇÃO PARA A SAÚDE MENTAL

Encontre um lugar tranquilo e sente-se ou deite-se. Certifique-se de não ser interrompido. Eu adoro a ideia de criar um "santuário de silêncio", onde se possa manter um espaço empático e amoroso para si mesmo.

Ancore-se

Comece respirando profunda e lentamente algumas vezes para se concentrar. Inspire pelo nariz, o mais profundamente que puder, como se estivesse inspirando pelo umbigo, contando até quatro, e expire lentamente pela boca, contando até cinco. Imagine a sua respiração fluindo até o centro da Terra e permita que a sensação de ser ancorado pela Mãe Terra tome conta de você.

Relaxe

Feche os olhos e faça um escaneamento corporal gentil (reveja como na página 56), dos dedos dos pés até o topo da cabeça. Examine cada parte do seu corpo com a maior gentileza possível e observe qualquer tensão que possa estar carregando. Use a respiração para amenizar a tensão e imagine-se liberando-a. Visualize sua respiração trazendo alívio e calma.

Conecte-se com seu coração

Direcione a sua atenção para o centro do coração, a área no meio do seu peito. Imagine uma luz suave e quente irradiando desse ponto. Sintonize-se com ela e deixe seu calor envolvê-lo. Imagine que essa luz está ao seu redor e que você pode se fechar nela, como um pequeno inseto em um casulo. Permita-se ser envolvido por ela. Descanse. Restaure-se. Apoie-se nela. Fique no conforto dessa luz pelo tempo que precisar. Lembre-se de que essa luz está sempre disponível para você.

Afirme o seu valor

Diga palavras de afirmação com as quais você se identifica, como: "Encontro paz em minha recuperação"; "Dou-me permissão para me curar"; "Cuido de mim em paz"; "Estou em segurança"; "Estarei em segurança". Deixe que a energia dessas palavras lhe dê incentivo, amor e apoio.

Agradeça a você mesmo

Agradeça-se por fazer esta prática de autocuidado e por se dar espaço para refletir. Lentamente, traga a sua consciência de volta. Abra os olhos, sentindo-se ancorado e em paz.

Lembre-se de que a cura do luto é um processo contínuo. Você não vai se curar com um ou dois exercícios. Abrace-se com autocompaixão e autocuidado todos os dias. Você merece. Se quiser, configure um lembrete no seu celular ou deixe uma nota no seu diário declarando sua intenção de adotar a autocompaixão todos os dias. Eu começo cada dia assim e escrevo uma intenção positiva e amorosa no meu diário. Quando você tiver um dia ruim, lembre-se de que é normal. Não se chateie nem fique com raiva de você; em vez disso, olhe para cima, conecte-se com suas melhores lembranças e se realinhe com o seu propósito. Todo mundo passa por dias em que se sente perdido no escuro, e nesses dias sua estrela-guia lhe mostrará o caminho.

Os exercícios apresentados neste livro têm como objetivo orientá-lo em sua recuperação do luto. No entanto, se você sentir que a sua saúde mental está se deteriorando, não deixe de procurar auxílio especializado. O luto é uma experiência profundamente pessoal e você pode precisar de um profissional que te ajude a lidar com algumas das emoções e pensamentos que estão surgindo. Cada pessoa é única, e, por vezes, o aprofundamento em questões de saúde mental e luto pode suscitar perspectivas profundamente intensas e desafiadoras, das quais algumas podem ser um resultado direto do processo reflexivo em curso, enquanto outras, não. Se você precisar de apoio urgente para manter sua saúde mental, se dê a chance de contar com ajuda especializada. Buscar apoio não é errado nem indica fragilidade. É totalmente compreensível e humano.

parte 2

lidando com a perda

a abordagem holística

CAPÍTULO 3

ADOECIMENTO PELO LUTO
Acalmando o corpo

> *Há uma vastidão na dor que domina nosso diminuto eu. Somos minúsculos e trêmulos aglomerados de átomos envoltos pela impressionante presença da dor. A dor ocupa o âmago do nosso ser e se estende pelos nossos dedos até os limites do universo.*
>
> NICK CAVE, *THE RED HAND FILES*

O primeiro a reagir à perda é o corpo.

Quando recebemos a notícia de uma perda, nossa mente demora um pouco para entender e acreditar na nova realidade, mas, como a maioria das pessoas que passaram por uma perda sabe, nosso corpo reage visceralmente.

Alguns não percebem que o luto tem um lado físico e podem ficar preocupados, assustados ou perplexos com a fisicalidade de sua perda. Os sintomas podem ser muito intensos, imprevisíveis e com duração variável. Já ouvi centenas de pacientes descreverem como ficaram violentamente doentes com a notícia de uma perda devastadora ou passaram dias com náuseas com a ideia de um fim iminente. Neste capítulo, veremos por que o corpo reage à perda, quais sintomas você pode sentir e como regulá-los.

A resposta do sistema nervoso à perda

Para compreender por que temos uma resposta fisiológica à perda, precisamos entender, em primeiro lugar, como o sistema nervoso aciona os sintomas do luto e seu papel na nossa saúde física e mental.

Nosso sistema nervoso supervisiona todas as funções e respostas do corpo, incluindo sono, cura, envelhecimento, respiração, pensamentos, memória, atenção, concentração, aprendizagem, sentimentos, todos os cinco sentidos, respostas ao ambiente, digestão e sede.

A parte do sistema nervoso que precisamos considerar no que diz respeito ao luto e à perda é o sistema nervoso autônomo, composto de duas partes:

- O *sistema nervoso simpático*, que prepara o corpo para reagir rapidamente a situações estressantes. Pense nele como o pedal do acelerador de um carro, que lhe dá energia para sobreviver a uma ameaça percebida.
- O *sistema nervoso parassimpático*, que controla as funções corporais quando estamos calmos e descansando. O sistema parassimpático atua como o freio do carro.

Quando a perda acontece, essa mudança no ambiente é percebida como uma ameaça, e o sistema nervoso inunda seu corpo com hormônios do estresse, incluindo cortisol, adrenalina e noradrenalina. Esses hormônios lhe dão energia para lutar, fugir ou se esconder (congelar). Essa resposta é conhecida como o estágio do estresse agudo e é muito comum.

É essa reação imediata do sistema nervoso simpático ao luto que provoca os intensos sintomas físicos que você pode experimentar.

> **UMA OBSERVAÇÃO SOBRE O CORTISOL**
>
> A função do cortisol é regular o metabolismo, os ciclos de sono-vigília e os níveis de glicose no sangue, reduzir a inflamação, manter a pressão arterial e ajudar o sistema imunológico. Quando os níveis de cortisol estão elevados, como acontece durante os estágios iniciais do luto ou em momentos de estresse, todos esses sistemas podem ser desestabilizados, e é por isso que a saúde física muitas vezes se deteriora em meio à crise de uma perda.

Os sintomas físicos desencadeados por esse aumento nos hormônios do estresse podem incluir:

- Sensação de vazio na boca do estômago.
- Sensação de ter levado um soco no estômago.
- Náusea e vômito.
- Sudorese.
- Tremores.
- Mudanças na temperatura corporal — sentir frio ou calor.
- Mudanças no apetite — comer compulsivamente ou perder o apetite.
- Problemas digestivos — sintomas da síndrome do intestino irritável, diarreia.
- Garganta constrita, dificuldade em engolir.
- Respiração superficial.
- Dificuldade para respirar.

- Dores no coração, palpitações ou dores no peito. (No Capítulo 5 vamos abordar como o coração responde à perda, mas se você estiver sentindo dores no coração, palpitações ou dores no peito, consulte um médico. O estresse fisiológico da perda pode afetar seu coração e é vital que você proteja a saúde cardiovascular).
- Dores de cabeça.
- Intolerância a ruídos.
- Tontura.
- Apatia e cansaço.
- Problemas de sono: querer dormir o tempo todo ou não conseguir dormir bem ou insônia.
- Algias e dores musculares.
- Doenças físicas, como gripes.
- Surtos autoimunes.
- Perda de memória de curto prazo e esquecimento.
- Dificuldade de concentração em tarefas cognitivas.
- Desmotivação.
- Dificuldade para relaxar.
- Dificuldade de participar de conversas e interações sociais habituais.
- Alterações na libido.

Todas essas reações à perda são normais e podem persistir por algumas semanas após a notícia, ou você pode descobrir que elas se repetem de forma imprevisível. O tempo em que persistem varia de um indivíduo a outro. Também é possível que apenas algumas dessas situações se apliquem a você e às pessoas com quem convive. Observe esses sintomas em seu devido contexto; eles são respostas normais a um evento anormal.

O corpo é sábio e iniciará automaticamente um processo de tranquilização geralmente vinte minutos após um evento estressante. Ele faz o que for necessário para "queimar" o excesso de adrenalina ou cortisol em nosso sistema, e é por isso que às vezes as pessoas riem histericamente diante de um acontecimento chocante, choram descontroladamente ou tremem após um grande acidente.

É impossível passar por uma perda significativa sem sentir os efeitos físicos do evento. Todo mundo tem alguma resposta física, e você precisa conhecer a sua.

Minha experiência com o impacto físico da perda foi tão intensa quanto a de qualquer outra pessoa. O fato de ser profissional da área não me isenta de ter uma resposta humana a esse tipo de situação. Sempre que surge uma crise e estou sob os efeitos da perda, a resposta do meu corpo é a supressão do apetite, e tenho a tendência de negligenciar minha alimentação por um período prolongado.

Às vezes, minhas próprias perdas, as dificuldades com minha saúde, a tristeza de ver parentes idosos que amo profundamente se enfraquecendo, estar com amigos que estão enfrentando uma grande perda e ouvir histórias tristes e trágicas no meu consultório todos os dias podem me afetar fisicamente. É absolutamente normal, e agora vejo minha falta de apetite ou meus problemas de sono (outro sintoma, que analisaremos mais adiante neste capítulo) como um sinal para me conectar comigo mesma, desacelerar e tomar medidas positivas para moderar meus níveis de estresse, cuidar da minha dieta e do meu tempo de descanso.

Quando fui diagnosticada com febre familiar do Mediterrâneo e amiloidose, um dos maiores desafios que enfrentei foram os terrores noturnos, quase todas as noites, durante meses a fio. Apesar da minha capacidade de resiliência e das boas práticas de autocuidado, eu era acometida por um intenso pavor enquanto dormia, o que me levava a acordar subitamente no meio da noite, aterrorizada e convencida de que estava prestes a morrer. Os terrores noturnos podem ser um sintoma da menopausa, mas também podem ser uma manifestação física de uma resposta psicológica ao excesso de tensão e de muita ansiedade em relação à fragilidade da vida. Vi isso como uma resposta normal à condição humana e ao enfrentamento da morte. Com o tempo, descobri que rotinas de autocuidado, incluindo anotações em diário, meditação ou técnicas de respiração, e atividades que melhoravam meu humor ajudavam a ativar meu sistema nervoso parassimpático. Atualmente, durmo e como bem na maioria dos dias. Mas foi um processo de aprendizagem, e quero que você faça o mesmo.

O NERVO VAGO

Quando a ameaça percebida é reduzida, o sistema nervoso parassimpático entra em ação, ativando a resposta natural e restaurando a calma por meio do nervo vago, o qual envia mensagens entre o cérebro e o corpo (e, em alguns casos, entre o corpo e o cérebro).

O nervo vago é o principal nervo do sistema nervoso parassimpático, mas a ciência está apenas começando a entender quão importante é para nosso bem-estar. É o mais longo do corpo, conectando o cérebro a vários órgãos, como o coração, o estômago, o intestino e os pulmões.

Quando ativado, ele neutraliza os sintomas de luta ou fuga e regula a respiração, diminui a frequência cardíaca, o que ajuda a reduzir a pressão arterial, e reduz os sintomas de depressão e estresse.[1] Sua ativação (muitas vezes chamada de "aumento do tônus vagal") tem sido associada a emoções mais positivas e melhor saúde mental, maior percepção de conexões sociais e melhor saúde física.[2]

A ativação do nervo vago para se acalmar pode ser feita de forma proativa com práticas de respiração profunda. O exercício a seguir se baseia em pesquisas[3] que demonstraram que a respiração profunda ajuda a acalmar a resposta ao estresse.

EXERCÍCIO: RESPIRANDO FUNDO

Reserve um tempo para sentar-se confortavelmente, deixando os braços ao lado do corpo ou sobre as coxas. Use roupas confortáveis e certifique-se de estar em um local onde você possa relaxar sem interrupções.

Coloque os pés firmes no chão e sinta o chão ancorando seu corpo.

Endireite a coluna — sente-se de forma ereta e libere qualquer tensão nos ombros e na base do pescoço. Se precisar, sacuda os braços para liberar a tensão.

Volte a se acomodar em uma posição ereta e abaixe um pouco o queixo. Relaxe. Se quiser manter os olhos abertos, olhe para um objeto específico e deixe os olhos perderem o foco. Se preferir, feche-os.

Comece a desacelerar sua respiração. Deixe a respiração fluir confortavelmente de dentro de você, como se estivesse respirando pelo umbigo. Inspire pelo nariz e expire pela boca.

Faça respirações profundas e longas confortavelmente. Você pode inspirar contando até quatro, segurar a respiração contando até cinco e expirar contando até seis por quanto tempo conseguir. Faça isso por três a cinco minutos, se puder.

Outras práticas que comprovadamente ativam o nervo vago[4] incluem meditação, técnicas de visualização, atenção plena, ioga e exposição ao frio.

ENCONTRANDO SEU ESPAÇO SEGURO

Ao visualizar mentalmente um espaço seguro e ao mesmo tempo desacelerar a respiração, seu sistema nervoso se acalma e você se sente mais no controle da situação. Já usei esse método inúmeras vezes na clínica e sei que ele pode ajudar sempre que estiver se sentindo sobrecarregado.

Gosto muito das imagens que meus pacientes compartilham de seus espaços seguros. Layla, de 44 anos, que estava lidando com a perda do irmão, imaginou-se em uma linda nuvem branca e fofa, livre de todo o estresse de sua vida e intocada pela tragédia. Enquanto enfrentava a perda de seu bebê de vinte semanas, Annabel imaginou-se em um lindo planeta, muito acima da Terra, livre das restrições do tempo e do espaço. Oscar, que estava lidando com a perda de sua saúde, criou um espaço seguro onde estava com todos os seus filhos à sombra de um belo carvalho com vista para um lago. Seus filhos estavam pescando e suas duas filhas e sua esposa liam histórias e descansavam com ele. Essa imagem era uma enorme fonte de conforto para Oscar. Um paciente que enfrentava a perda de seu irmão para o alcoolismo compartilhou que seu espaço seguro era se imaginar caminhando por uma colina na Escócia em um dia fresco de primavera, com uma bela luz iluminando a paisagem montanhosa, cheia de beleza natural ao redor.

Visualizar seu espaço seguro é muito importante, pois você precisa de paz, serenidade, alívio, esperança e amor para continuar enfrentando a dor da perda. É o que vamos fazer agora.

EXERCÍCIO: VISUALIZANDO SEU ESPAÇO SEGURO

Sente-se confortavelmente em um lugar tranquilo e livre de interrupções. Coloque os pés no chão ou deite-se sob um cobertor ou com uma almofada nos braços, se isso lhe der conforto. Algumas pessoas gostam de segurar cristais, fotos, brinquedos, tecidos e lembranças. Se esse não for o seu caso, recomendo que coloque as mãos na altura do coração e se ofereça uma demonstração física de compaixão.

Outras maneiras de se preparar para esta visualização incluem colocar as duas mãos sobre o coração, juntar as mãos em concha, segurar um dos dedos, envolver o rosto com as mãos, ou se abraçar. Escolha o que for melhor para você.

Respire fundo algumas vezes — inspire pelo nariz contando até quatro, prenda a respiração contando até quatro e expire pela boca contando até oito.

Depois de respirar fundo algumas vezes, visualize seu espaço seguro. Deixe que ele venha de dentro de você. Deixe a sua intuição te guiar e reserve um tempo para visualizar os detalhes. Seu espaço pode ser o que quiser, mas deve ressoar em você e estar livre de quaisquer ameaças ou lembranças de sua perda. Pode ser um lugar real ou imaginário. Pode ser um belo local na natureza, ao qual você se sente conectado e que lhe dá prazer.

Reflita sobre o que vê. Você está sozinho ou tem alguém junto? O que está vestindo? O que ouve? Quais cores estão ao seu redor? O que está acontecendo? Como está se sentindo?

Depois de identificar seu espaço seguro, aproveite-o o máximo que puder. Deixe a sensação desse espaço tomar conta de você. Sinta-se abraçado e amado. Quanto mais tempo passar nessa imagem, melhor para seus níveis de estresse.

Vá para seu espaço seguro sempre que se sentir tenso ou estressado. Recomendo visitá-lo quantas vezes precisar — o suficiente para desenvolver as vias neurais que energizam a cura. Pode ser

> duas vezes ao dia, ou seis vezes ao dia em sessões curtas. O que for melhor para você.
>
> Uma vez que as imagens do seu espaço seguro estiverem codificadas em sua mente e os caminhos neurais estiverem abertos, você terá uma estratégia para desativar rapidamente a resposta automática de luta ou fuga.
>
> Recomendo que visite seu espaço seguro muitas vezes ao longo deste livro.

Agora que aprendeu a identificar o impacto físico imediato da perda no seu corpo, é hora de se concentrar nos principais fatores que afetam o seu bem-estar físico — e mental — em longo prazo. Analisaremos o sono, a dieta, os exercícios físicos, o movimento e o poder restaurador da natureza, que podem constituir uma parte importante da sua rotina de autocuidado e ajudar seu corpo a se recuperar de perdas.

Entendendo a relação entre o luto e o sono

A privação do sono é um dos maiores fatores preditivos de deterioração da saúde física e mental.

O sono é altamente restaurador, tanto mental quanto fisicamente. Quando de boa qualidade, reduz a fadiga mental, melhora a memória, regula o metabolismo, regenera o corpo, repara danos nos neurônios e nas células, elimina resíduos celulares tóxicos (como depósitos de beta-amiloides que podem se acumular no cérebro) e repõe a energia do corpo. O sono é vital para a nossa saúde.

Os benefícios psicológicos de uma noite bem dormida são muitos, incluindo:

- Mais energia.
- Maior concentração.
- Boa memória.
- Maior capacidade de praticar o autocuidado.
- Clareza mental e redução da sensação de sobrecarga.
- Melhor capacidade de processar o luto.
- Conexões sociais mais profundas.
- Redução dos níveis de estresse.
- Maior probabilidade de ter uma dieta saudável e viver bem.
- Mais criatividade.
- Maior resiliência.
- Maior capacidade de adaptabilidade e de raciocínio.
- Melhores tomadas de decisão.

Os benefícios de uma boa noite de sono para a saúde física incluem:

- Reforço do sistema imunológico.
- Risco reduzido de doenças crônicas.
- Aumento da expectativa de vida.
- Risco reduzido de desenvolver Alzheimer.
- Redução da pressão arterial.
- Menos inflamação.
- Maior regeneração celular.

Para a maioria dos adultos, o mínimo ideal é de sete horas por noite. Mas é normal enfrentar dificuldades para ter sono de qualidade durante uma perda. A resposta aguda ao estresse tem um grande impacto nos padrões de repouso, porque a produção de cortisol é regulada pelo eixo hipotálamo-hipófise-adrenal, que também regula a produção de melatonina, o hormônio que promove e possibilita o sono e o ciclo sono-vigília. Quando os níveis de cortisol estão altos à noite, eles interferem na capacidade do corpo de repousar e dormir.

Níveis elevados de cortisol também dificultam a progressão nos estágios do sono, e, portanto, não se consegue passar tanto tempo em sono profundo ou no sono REM (movimento rápido dos olhos). O sono não REM tem dois estágios. O primeiro estágio é de sono leve, em que começamos a transição da vigília para o sono. Nossa atividade muscular diminui e o relaxamento começa. O segundo estágio é uma fase intermediária antes de um sono mais profundo. A frequência cardíaca diminui e a temperatura corporal cai. Durante esse estágio, ocorrem breves explosões de atividade cerebral.

O sono profundo, quando atingimos o sono REM, acontece quando entramos no terceiro estágio, que costumava ser dividido em estágios três e quatro (o estágio mais profundo). Também chamado de sono de ondas cerebrais lentas, esse estágio é muito importante para o crescimento, a restauração física e a reparação celular. Durante esse momento, pode ser difícil acordar, e várias funções físicas do corpo desaceleram. Esse estágio tem um papel crucial na função cognitiva, na restauração da memória e na regulação emocional.

Normalmente, quando dormimos, avançamos pelos estágios do sono e entramos no sono REM em um ciclo de aproximadamente noventa minutos no decorrer da noite. No REM, a frequência de ondas cerebrais é semelhante à da vigília, e o nosso corpo fica paralisado enquanto o nosso cérebro sonha. Cada estágio do sono é importante para restaurar e reenergizar o cérebro para um desempenho ideal. A maioria das pessoas precisa de pelo menos quatro ciclos de sono profundo por noite.

Um sono de baixa qualidade impacta negativamente a saúde, e viver em um estado crônico de privação de sono apresenta um alto risco para a saúde física e mental. Além disso, quando dormimos menos do que o necessário de forma contínua ao longo do tempo, os efeitos são cumulativos e têm o mesmo impacto prejudicial na saúde que a privação total do sono. Uma pesquisa recente demonstrou que não dormir o suficiente durante um ciclo repetido de catorze dias, no qual o sono foi reduzido para quatro a seis horas por noite, pode levar a declínio da saúde, fadiga mental, obesidade, deterioração mental e perturbações metabólicas, nas quais os níveis de glicose no sangue não são bem regulados, com inflamação do sistema imunológico.[5] Quando não dormimos o suficiente, adoecemos, e isso nos coloca sob estresse, o que, por sua vez, nos esgota ainda mais.

É muito importante prestar atenção à sua atitude noturna. Se você perceber que não consegue pegar no sono, ou até adormece, mas acorda no meio da noite e não consegue mais dormir, é importante trabalhar para reduzir os níveis de cortisol. Esse será o foco de algumas práticas do próximo exercício. Também analisaremos questões relacionadas ao estilo de vida.

Para muitas pessoas em luto, o sono é um santuário para onde elas podem escapar da realidade da vida, conversar com os entes queridos em seus sonhos e ter uma sensação de fuga da condição humana. Para outras, o despertar, aquele momento em que a perda volta à sua realidade, pode ser traumatizante.

EXERCÍCIO: ABRAÇANDO O SONO

Crie as condições certas para um bom sono

Certifique-se de que seu quarto esteja devidamente ventilado, tenha roupas de cama confortáveis e elimine ao máximo luzes e alarmes, além de dispositivos eletrônicos como celulares, computadores e tablets. A luz azul desses dispositivos imita o sol, estimulando a liberação de cortisol, o que interrompe o ciclo sono-vigília.

Poupe a sua energia

Observe como você gerencia seus níveis de estresse ao longo do dia, especialmente antes de dormir. Exercícios simples de redução de estresse durante o dia, como os respiratórios e físicos, contribuem para uma boa noite de sono. Evite assistir a filmes, ver notícias estimulantes e participar de conversas difíceis antes de dormir. Atente-se ao que você come e bebe antes de se deitar. Não tome substâncias estimulantes como café e chá preto.

Regule o seu relógio biológico

Uma das coisas mais importantes que você pode fazer para melhorar a qualidade do seu sono é, assim que acordar, passar pelo menos vinte minutos olhando a luz do sol ao ar livre. Sem óculos escuros. Tudo bem se o céu estiver nublado — o seu relógio biológico se regula ao olhar para a luz do sol mesmo através das nuvens. Se puder, também tome o café da manhã ao ar livre e aproveite a luz do sol da manhã. Em alguns dias, isso regulará seu ciclo sono-vigília e promoverá um sono melhor.

Crie uma rotina de sono

Durma no mesmo horário todas as noites e acorde no mesmo horário todas as manhãs. Isso ajuda a regular o ritmo circadiano — o ciclo natural de sono-vigília do corpo — e a liberação do cortisol. Seu cérebro aprenderá sua rotina e começará a reduzir os níveis de cortisol em preparação para o sono.

Cultive o amor e a gratidão

Diga palavras de amor, motivação ou oração e visualize-se enviando sua mais pura e poderosa energia de amor a seus entes queridos, a si mesmo e às pessoas que se foram. Se precisar, pratique a meditação do espaço seguro, desacelere a respiração, liberte-se do estado de vigília e permita-se descansar.

Entendendo a relação entre o luto e a nutrição

O que comemos importa. Há uma relação muito importante entre nutrição, saúde física e saúde mental, cuja interação afeta a recuperação do corpo dos sintomas físicos e emocionais do luto. Ter uma dieta equilibrada e saudável todos os dias estabiliza o humor, energiza o corpo, melhora os sintomas de estresse e o sono e dá condições para nos sentirmos mais otimistas sobre como estamos lidando com as dificuldades do luto, com um senso de empoderamento e controle. Percebi que, quando me alimento bem em um dia, tenho mais motivação para comer bem no dia seguinte, o que aumenta minha vontade de continuar praticando o autocuidado, principalmente durante uma perda, quando há poucas coisas que podemos controlar. Considero empoderador o fato de cuidar do corpo por meio da nutrição.

É claro que uma alimentação saudável não vai eliminar seu sofrimento, mas vai ajudar a pensar com mais clareza, a sentir-se mais alerta e a responder melhor ao estresse da perda. Pode ser que você tenha perdido o apetite, que a comida esteja sem gosto, que você esteja se esquecendo de comer ou não tenha tido energia para cozinhar. Essas são características comuns do impacto do luto sobre o apetite. Mas cuidar da sua nutrição desempenha um papel importante para acelerar sua recuperação do luto.

COMER BEM PARA PROMOVER A SAÚDE FÍSICA E MENTAL

Seu corpo é um ecossistema, e o que você ingere afeta suas futuras escolhas alimentares. Nesta seção, apresentarei os princípios nutricionais que recomendo aos meus pacientes, os quais extraí de fontes respeitadas na área da nutrição.

O intestino

O papel do intestino na saúde mental tem se tornado cada vez mais evidente, tanto que é comum o intestino ser chamado de "o segundo cérebro". São muitas as evidências de que o que você come afeta diretamente o seu humor.[6] Em seu livro *The 4 Pillar Plan* [O plano dos 4 pilares], Rangan Chatterjee observa que "Na verdade, ocorrem mais reações imunológicas no seu intestino ao longo de um dia do que no resto do seu corpo durante toda a sua vida".[7]

Descobriu-se que uma dieta pobre contribui para a depressão e a ansiedade, pois o que comemos define a nossa microbiota intestinal. Como 90% da serotonina é produzida no intestino, conforme já observado anteriormente, a relação entre a dieta, a saúde intestinal e a saúde mental é evidente.

Um estudo realizado pelo King's College London utilizando dados de 86 mil participantes, dos quais 31% sofriam de depressão, concluiu que as pessoas com depressão têm proteínas no sangue que indicam inflamação.[8] Essa é mais uma prova da ligação entre a dieta, a saúde intestinal e a saúde mental e física. Não foi identificada uma única causa para a depressão, mas a hipótese é que o estresse crônico, a má alimentação e a inflamação são fatores-chave.

Eu mesma tenho seguido uma dieta anti-inflamatória nos últimos quatro anos que melhorou muito os sintomas da minha doença autoimune.

Os princípios de saúde intestinal a seguir se baseiam nas recomendações de especialistas em nutrição e psiquiatria, e eu os incluí como sugestões a serem consideradas:

- Evite ou reduza alimentos ultraprocessados e açúcares adicionados.
- Aumente a diversidade de alimentos ingeridos e tente incluir cerca de quarenta ingredientes diferentes toda semana. Como diz Alla Svirinskaya, terapeuta energética com formação médica, é importante treinar seu intestino para tolerar uma dieta diversificada.
- Inclua prebióticos e fibras, como aspargos, cebola, alho-poró, kefir, kombucha, chucrute e queijos frescos.
- Varie a sua dieta. Não coma as mesmas coisas todos os dias.
- Coma um "prato arco-íris" (falaremos sobre isso adiante).
- Consuma ômega-3 proveniente de óleos de peixe para melhorar a circulação linfática no cérebro.

Neurotransmissores

Os níveis cerebrais de dopamina e serotonina — como vimos, importantes neurotransmissores que afetam o humor e o bem-estar — diminuem durante o luto, porque estamos lidando com o estresse fisiológico de uma perda profunda. Consumir alimentos que aumentam a dopamina e a serotonina é uma importante prática de autocuidado, especialmente durante o estágio de estresse agudo do luto, pois pode aliviar os sintomas da depressão e aumentar os níveis de energia.

Para aumentar a dopamina e melhorar a saúde mental, consuma alimentos ricos em magnésio e tirosina, um aminoácido que é absorvido pelo organismo e convertido em dopamina.

ALIMENTOS RICOS EM TIROSINA

Oleaginosas	Verduras e legumes	Leguminosas	Chás	Carnes/peixes	Frutas	Sementes/cereais integrais
castanha-de-caju amêndoa	acelga couve espinafre repolho batata-doce milho-doce ervilha quiabo cúrcuma	edamame feijão-vermelho lentilha soja tofu	verde	frango salmão	maçã banana abacate tomate	quinoa arroz aveia

Para aumentar os níveis de serotonina, consuma alimentos ricos em triptofano (*veja a tabela a seguir*). Como o corpo não produz triptofano, precisamos adquiri-lo pela dieta. O consumo de alimentos ricos em ácido fólico, como abacate, leguminosas, espinafre e outros vegetais de folhas verde-escuras, ajudará a regular a serotonina.

ALIMENTOS RICOS EM TRIPTOFANO

Nozes e leguminosas	Verduras e legumes	Ovos e laticínios	Carnes/peixes	Frutas
castanha-de-caju pistache amêndoa soja leguminosas tofu	cogumelos brócolis ervilha tomate aspargo abacate folhas verdes	ovos leite queijo	porco salmão atum bacalhau frango peru	abacaxi banana kiwi ameixa

A combinação de carboidratos e proteínas em cada refeição aumentará a disponibilidade do triptofano para o cérebro. Dietas pobres em carboidratos também podem resultar em níveis baixos de glicose, dores de cabeça, fraqueza, náusea, tontura e irritabilidade. A nutricionista clínica Shirley Patterson sugere incluir em cada refeição uma pequena porção de alimentos ricos em carboidratos não refinados, como pão integral, arroz integral, batatas ou macarrão integral.

Comendo o arco-íris

O "prato arco-íris", que Chatterjee recomenda em *The 4 Pillar Plan*,[9] significa comer o maior número de vegetais diferentes todos os dias; a ideia é que, se puder incluir pelo menos um de cada cor em sua refeição principal, você terá uma dieta balanceada. Veja as recomendações de Chatterjee a seguir.

A ABORDAGEM DO PRATO ARCO-ÍRIS

Verde	alcachofra, aspargo, abacate, pimentão verde, brócolis, ervilha, repolho, aipo, feijão, vegetais de folhas verdes, couve, quiabo
Vermelho	pimentão vermelho, beterraba, cebola roxa, tomate
Laranja	pimentão laranja, cenoura, abóbora, raiz de açafrão
Amarelo	milho-doce, pimentão amarelo, limão-siciliano
Roxo/azul	batata-doce roxa, repolho roxo, berinjela, arroz-negro
Creme	cogumelos, grão-de-bico, couve-flor, cebola, nabo, lentilha, alho

Alimentação consciente

Algumas pessoas buscam na comida uma forma temporária de anestesiar suas emoções. Shirley Patterson observa que os "alimentos reconfortantes" são geralmente ricos em caloria, gordura e açúcar, de fácil consumo, requerem pouco ou nenhum preparo e tendem a não saciar muito, logo, é simples comer em excesso rapidamente. Esses alimentos incluem sorvete, batatas fritas, salgadinhos, fast food e doces. Não há problema algum em saboreá-los de vez em quando, mas, se você tem o hábito de substituir refeições nutritivas por junk food, é importante começar a praticar a "alimentação consciente".

A alimentação consciente inclui:

- Comer à mesa, sem se distrair com telas.
- Mastigar bem a comida e sem pressa.
- Compartilhar refeições com a família e amigos.
- Respirar fundo algumas vezes antes de cada refeição para ajudar seu sistema de "repouso e digestão".
- Degustar a comida, observando seu sabor e textura.
- Agradecer aos animais e plantas que estão te nutrindo.
- Dar-se permissão para receber a nutrição.

EXERCÍCIO: ESTABELECENDO E MANTENDO HÁBITOS ALIMENTARES SAUDÁVEIS

Estabeleça metas realistas

Não busque a perfeição. É melhor definir metas alimentares que sejam possíveis para você. Por exemplo, se você tende a comer doces à tarde, substitua-os por frutas e/ou nozes. ▼

Planeje suas refeições

Pode parecer difícil planejar e preparar refeições saudáveis quando até ir ao supermercado é cansativo. Nesse caso, pode ser interessante fazer compras de mercado on-line e manter uma lista semanal que pode ser ajustada conforme o necessário. Se for preciso, permita-se pedir e receber ajuda de amigos ou familiares.

Coma regularmente

Fazer três refeições principais por dia, se possível nos mesmos horários, ajudará a manter os níveis de energia e o corpo bem nutrido.

Configure lembretes

Seus gatilhos normais de apetite e rotinas diárias serão desestabilizados pelo luto; portanto, se você estiver se esquecendo de comer e pulando refeições, configure lembretes diários para refeições e lanches no celular ou em outro dispositivo.

Cozinhe em grandes quantidades

Experimente cozinhar em grandes quantidades e congelar porções com antecedência para ter refeições saudáveis prontamente disponíveis (ou peça a um amigo ou parente para fazer isso por você).

Mantenha a simplicidade

Você não precisa preparar refeições difíceis e complicadas. Mantenha a simplicidade usando itens saudáveis e práticos, como saladas pré-higienizadas, frango assado, grão-de-bico enlatado, saladas prontas de feijão ou lentilha, peixe enlatado e sopa congelada.

Porções menores

Se não estiver conseguindo fazer grandes porções, use pratos menores e coma porções menores. Pode ser mais administrável comer ▼

pouco e com mais frequência. Também pode ser mais fácil tomar líquidos aos poucos se você não tiver vontade de comer. Nesse caso, tente incluir algumas bebidas nutritivas, como sopas, *smoothies*, sucos naturais, milk-shakes proteicos e iogurtes líquidos.

Evite comer demais

Certifique-se de servir as suas refeições em pratos em vez de pegar direto do recipiente. Tente usar o "modelo do prato saudável" como um guia para porções de alimentos: metade do seu prato deve ser composta de salada ou vegetais e a outra metade, de alimentos ricos em proteínas e carboidratos. Também é importante sentar-se para comer e evitar distrações.

Cozinhar como uma prática de autocuidado

Preparar uma refeição nutritiva pode ser terapêutico. Você acha que pode incluir essa prática para promover a sua recuperação?

Esse exercício não está aqui para ditar regras, apenas para orientar. Lembre-se de ser gentil consigo. Tudo bem comer alimentos reconfortantes de vez em quando. Basta ter consciência, equilíbrio e moderação.

Passar por uma perda é mental e fisicamente exaustivo, mas você encontrará o seu caminho.

AÇÚCAR

Cuide-se e evite ficar com muita fome, porque, quando estamos com estômago vazio, podemos ficar com raiva, chateação, irritação e instabilidade emocional, além de sentir nosso luto de forma mais brutal. Para combater isso, muitas vezes fazemos escolhas alimentares erradas, recorrendo a alimentos ricos em açúcar ou sal para obter uma dose rápida de energia, ou para nos confortar ou nos distrair da tensão das emoções negativas do luto. Isso acontece porque altos níveis de cortisol podem causar desejo por alimentos doces, gordurosos, açucarados ou salgados, além de suprimir completamente o apetite. Ambas as situações resultam em deficiências nutricionais, problemas gastrointestinais e mau humor.

Para estabilizar sua saúde física, seu humor e sua saúde mental, é importante estabilizar os níveis de glicose no sangue e evitar açúcares e carboidratos refinados, como doces, carnes processadas (como bacon e presunto) e produtos de panificação industrializados.

Há uma relação muito clara entre a ingestão de açúcar e a saúde mental. O açúcar tem sido associado à depressão e à inflamação, que é uma causa de problemas de saúde física e mental, e é viciante — mais viciante do que a cocaína.[10] A maioria das pessoas tem mais dificuldade de lidar com o luto à noite e anseia pelo conforto do açúcar refinado, mas seu consumo aumenta a probabilidade de ingestão compulsiva de alimentos e leva a alterações no equilíbrio neuroquímico do cérebro que prejudicam a saúde mental e têm sido associadas a níveis mais altos de estresse, ansiedade e depressão,[11] fatores de risco para a recuperação do luto. O maior consumo de açúcar tem sido associado a uma maior prevalência de depressão[12] e pesquisas mostram que a ingestão 1% maior de açúcares provenientes de alimentos e bebidas doces intensifica os transtornos de humor e o risco de depressão.[13] Por isso, essa não é uma prática aconselhável durante o luto, momento em que se está especialmente vulnerável a problemas de saúde mental.

Uma das melhores coisas que você pode fazer pela sua saúde em um momento de crise é retirar o açúcar da sua dieta, ou pelo menos reduzir o consumo. A boa notícia sobre o açúcar é que, se você conseguir reduzir sua ingestão, seu corpo vai deixar de ansiar por doces.

Portanto, escolha carboidratos que liberem energia lentamente ao longo do dia na corrente sanguínea para manter os níveis de glicose no sangue e energia, em vez de consumir açúcar e carboidratos refinados para obter uma dose rápida. Shirley Patterson sugere macarrão integral, aveia, granola, além de pães e cereais integrais.

Por outro lado, limite o consumo de pão branco altamente processado, cereais açucarados, biscoitos, doces e outros produtos industrializados que são digeridos rapidamente, resultando em um pico de energia seguido de uma queda que te deixaria sentindo ainda mais exaustão.

Se parecer difícil demais eliminar completamente o açúcar, considere reduzi-lo ao máximo com o exercício a seguir.

EXERCÍCIO: REDUZINDO AÇÚCARES REFINADOS

As seguintes estratégias para reduzir o açúcar refinado são simples, porém eficazes, e recomendados pela Fundação Britânica do Coração (British Heart Foundation).

- Evite ir ao supermercado quando estiver com fome para não comprar muitos doces.
- Pare de adicionar açúcar às suas bebidas e cereais.

- Verifique o teor de açúcar do seu cereal matinal e substitua-o por uma opção integral.
- Evite bebidas açucaradas, refrigerantes, refrescos e sucos de fruta adoçados.
- Troque iogurtes saborizados por iogurtes naturais com baixo teor de gordura.
- Prefira sucos de fruta naturais, em vez de em lata.
- Faça o seu próprio pão, com menos açúcar e sal.
- Use gordura insaturada e açúcar mascavo em suas receitas.
- Tenha cuidado com as refeições prontas — consulte o rótulo para se informar sobre o teor de açúcar.
- Bebidas alcoólicas contêm açúcar; modere seu consumo.
- Condimentos como ketchup, molho barbecue e molho de pimenta podem ter alto teor de açúcar; prefira opções com baixo teor de açúcar.
- Lembre-se de que todos os itens a seguir contêm açúcares e leve isso em conta ao fazer compras: xarope de bordo, néctar de agave, caramelo, melaço, açúcar, açúcar de cana, rapadura, açúcar mascavo, açúcar de palma, açúcar de coco, frutose, dextrose, sacarose, açúcar de beterraba, extrato de malte, mel, xarope de milho, xarope de açúcar.
- Prefira chocolate amargo a chocolate ao leite.
- Sempre que sentir vontade de comer doces, anote todos os seus sentimentos e reflita sobre suas causas. Isso pode te lembrar de cuidar da sua dieta.
- Substitua os doces por opções mais saudáveis, como frutas, nozes e bolos caseiros.
- Exercite-se todo dia, pois isso promove o desejo de uma alimentação saudável.
- Certifique-se de fazer pelo menos três refeições principais por dia, em intervalos regulares, para nutrir seu corpo e manter os níveis de glicose no sangue e energia estáveis. Isso vai garantir que você não recorra a doces como uma forma rápida de obtenção de energia.

BEBIDAS ALCOÓLICAS

Outro fator muito importante para a recuperação do luto é o álcool. Pela minha experiência, beber para lidar com a perda é cada vez mais comum, mas luto e bebida não combinam muito. Embora o álcool possa anestesiar o sofrimento, e entendo a necessidade de obter algum alívio, ele é um depressor químico que prolonga a dor, pois você a evita em vez de enfrentá-la. Isso pode deixar você com sentimentos não resolvidos que esgotam sua saúde mental.

O álcool também desregula a química do cérebro e afeta negativamente pensamentos, sentimentos e comportamentos,[14] reduzindo sua capacidade de processar o luto. Ele altera os neurotransmissores do cérebro[15] e pode causar distúrbios mentais, como ansiedade e depressão. Esses são fatores de alto risco na recuperação do luto, e é melhor evitar a automedicação com álcool ou outras substâncias nesse momento.

Reduzir ou eliminar o consumo de álcool traz enormes benefícios, pois você terá condições de moderar melhor o estresse, manter um humor mais positivo, dormir melhor e ter mais energia, fatores que ajudam na recuperação do luto. Eliminar totalmente o álcool da minha vida resultou em enormes benefícios à minha saúde, tanto para a doença autoimune quanto para a saúde mental.

Pergunte-se se você bebe por motivos emocionais ou sociais. Beber para afogar as mágoas pode se tornar um problema de saúde mental. Tome medidas preventivas antes que seja tarde demais.

Um dos efeitos mais prejudiciais do álcool é o seu impacto no sono. O consumo de álcool interfere no sono REM e impede o sono restaurador. Isso acaba se transformando em um ciclo vicioso, pois você tem vontade de beber para aliviar a fadiga e o estresse, mas acaba nunca tendo um bom sono restaurador, o que esgota ainda mais sua saúde mental.

Se não for possível eliminar totalmente o álcool da sua vida, moderar o consumo é uma boa técnica de autocuidado. Você sentirá os benefícios ao passar muitos dias sem beber. Não deixe bebidas alcoólicas em sua casa e monitore quanto álcool você consome. Se precisar de um happy hour no fim de um dia difícil, opte por drinques sem álcool, um refrigerante ou uma bebida quente. Fique alguns dias sem álcool e perceba como se sente.

Segundo o governo britânico, você pode precisar de ajuda com o consumo de álcool se achar que está bebendo demais, se sentir uma necessidade frequente de beber, se o consumo estiver lhe causando problemas físicos ou psicológicos e/ou se você estiver tendo dificuldades em desempenhar papéis ou em relacionamentos devido ao consumo de álcool.*

Tudo é uma questão de equilíbrio e, se precisar, procure ajuda especializada para reduzir o consumo de álcool.

ÁGUA

Beber água é muito importante para a saúde física e mental, pois reduz o estresse, elimina toxinas e melhora o funcionamento cerebral. Seu corpo todo depende da água para funcionar bem, inclusive o cérebro, e garantir a hidratação é um autocuidado importante.

---

* As diretrizes do Ministério da Saúde brasileiro para identificar o transtorno por abuso de álcool são similares às britânicas. Para uma lista completa dos sintomas, consulte o site https://linhasdecuidado.saude.gov.br/portal/transtornos-por-uso-de-alcool-no-adulto/definicao/. [N. E.]

A desidratação pode causar dores de cabeça, irritabilidade, prejuízo no desempenho cognitivo, perda de memória de curto prazo, confusão mental, sono de má qualidade, ansiedade e estresse. Manter-se hidratado o ajudará a se sentir mais alerta, lúcido e menos ansioso.

Procure beber entre seis e oito copos de líquido por dia, distribuídos ao longo do dia. Você pode tomar água ou água com gás, bem como chás de ervas e sucos de frutas. Manter uma garrafa sempre por perto pode ser uma boa estratégia.

Entendendo como a natureza beneficia a saúde

Outra importante técnica de autocuidado para se recuperar do luto é o contato com a natureza. A natureza acalma as nossas respostas fisiológicas ao estresse, e algumas árvores liberam fitonutrientes que desativam nossa resposta ao estresse, o que também melhora nossa saúde mental. Passar um tempo em áreas verdes e fazer caminhadas na natureza já se mostraram tão eficazes no tratamento da depressão quanto medicamentos antidepressivos.[16] Se você mora em centros urbanos, isso pode significar ter que ir a um parque ou andar um pouco pelo bairro para encontrar árvores, mas essa estratégia ainda pode ser efetiva.

Um dia desses, caminhando no oeste de Londres, onde moro, as belas magnólias e as flores nos jardins das casas em uma manhã fria de março animaram o que estava se tornando um dia muito triste e pessoalmente difícil.

Veja a seguir várias recomendações para te encorajar a se beneficiar do poder de cura da natureza.

EXERCÍCIO: ABRAÇANDO O PODER DE CURA DA NATUREZA

Conecte-se com a natureza

Passe trinta minutos ao ar livre sempre que puder e, se possível, todos os dias. Conecte-se com os ritmos da natureza, observe a beleza do mundo natural e lembre-se de que você faz parte de algo maior.

Faça uma "caminhada do luto"

Reserve um tempo para processar sua perda enquanto caminha. O ato físico de caminhar mobiliza a sua dor e muda seu estado interior para um estado de aceitação e esperança.

Traga a natureza para dentro de casa

Se for difícil sair, traga a natureza para dentro da sua casa ou do seu local de trabalho na forma de plantas e flores. Passe um tempo observando-as. Cuide delas.

Cultive a natureza

Cultivar plantas reduz o estresse e acalma. Plantar, podar ou cuidar da sua horta ou jardim pode ajudar a manter a saúde mental. É claro que isso não vai reduzir seus sentimentos de perda, mas a oportunidade de cultivar uma planta ou cuidar de um jardim pode ser reconfortante, uma experiência que lhe permite expressar aquela parte sua que quer dar amor, cuidar da natureza e da vida.

Ande descalço

Caminhar na terra, areia ou grama com os pés descalços aumenta a imunidade e reduz a inflamação, o estresse e a ansiedade. Também aumenta os níveis de antioxidantes e serotonina e promove o sono e uma recuperação mais rápida de doenças. Quando andamos ▼

descalços, liberamos oxitocina, um hormônio de conexão emocional que nos ajuda a nos sentir mais positivos e conectados com o planeta e com a preciosidade da vida.

Atenção plena na natureza

Essa prática reduz o estresse e promove a calma, além de ajudá-lo a acolher o momento presente.

- Encontre um local tranquilo na natureza e sente-se ou deite-se, o que for mais confortável. Se puder fazer isso descalço, melhor ainda.
- Respire fundo algumas vezes, lentamente. Inspire pelo nariz, segure contando até quatro e expire pela boca contando até seis. Essa respiração rítmica e atenta ajudará a acalmar suas respostas ao estresse e a aliviar a tensão.
- Depois de se tranquilizar, concentre sua atenção em cinco coisas que você está vendo. Atente-se aos detalhes.
- Em seguida, concentre sua atenção em quatro coisas que você pode tocar.
- Depois, em três coisas que você pode ouvir. O canto dos pássaros, o farfalhar das árvores, o barulho de carros — não importa o que for.
- Agora, em duas coisas que você pode cheirar.
- E em uma coisa que você pode provar.

Entendendo a ligação entre o luto e o movimento

Movimentar suavemente o corpo todos os dias é um ato de autocuidado extremamente importante, pois ajuda a acalmar o sistema nervoso, que fica especialmente reativo durante o luto. Quando nos movemos, neutralizamos a tensão do estresse, o que pode melhorar nosso humor e reforçar a sensação de que estamos progredindo. Bessel van der Kolk, renomado especialista em trauma e autor de *O corpo guarda marcas: Cérebro, mente e corpo na cura do trauma*,[17] escreve que o movimento não apenas é um ato físico, mas uma importante maneira pela qual os sobreviventes de traumas podem se reconectar com seu corpo, recuperar seu senso de identidade e se curar.

Como vimos, a perda repercute no corpo e, se você permanecer no modo de resposta ao estresse, o luto continuará voltando, como se estivesse acontecendo no presente. Peter Levine,[18] fundador da terapia de experiência somática, uma abordagem que postula que as emoções ficam presas no corpo e que usar o movimento para liberar tensão, o trauma e o estresse físico pode ajudar a aliviar o impacto do luto, sugere que "o corpo é um veículo para uma experiência transformadora".

Movimentar o corpo é o primeiro passo para habitá-lo, prestar atenção a seus sinais e lhe dedicar compaixão e cuidado. Constatou-se que o movimento é extremamente restaurador: caminhada, natação em água fria, ioga, dança, *qi gong* e *tai chi* são práticas de movimento que restauram a saúde mental, reduzindo as respostas fisiológicas corporais.[19] Ao se movimentar, você pode reduzir os hormônios do estresse, resultando em uma diminuição na resposta ao estresse, e a história de sua perda fica em segundo plano. É por meio do movimento que seu corpo pode recuperar a calma e o relaxamento, em vez de permanecer em um eterno estado de desamparo, imobilizado por um sistema de alerta que sinaliza a todo momento uma ameaça.

Diariamente, caminho por pelo menos trinta minutos e faço algum tipo de exercício, seja cardiovascular ou de força corporal, por mais trinta minutos. Ao movimentar-se e criar essa rotina, os níveis de energia permanecem sustentados pela ativação das mitocôndrias (as baterias autocarregáveis do seu corpo)[20] e os níveis de estresse diminuem. Além dessas práticas, nado uma vez por semana, pratico ioga duas vezes por semana e gosto de dançar quando posso. Descobri que essas atividades ajudam muito na minha saúde mental e na minha doença autoimune. O que você faz para nutrir e movimentar seu corpo?

Emily tinha 32 anos quando procurou a terapia para lidar com um divórcio inesperado. Ela não via nada de errado com seu casamento. Amava profundamente o marido e achava que eles teriam uma vida longa e feliz juntos. Quando ele disse que estava se sentindo sozinho, ela acreditou que a simpatia que demonstrava era suficiente. Mas ele a abandonou.

Ela ficou com o coração partido. Chocada. Não conseguia entender o que estava acontecendo. Emily sugeriu que eles fizessem terapia de casal, que se mostrou inútil, e ela se sentiu traída. Em sua opinião, nunca havia fingido ser algo diferente do que era, e achava que não cabia a ela resolver as necessidades emocionais do marido. Ele precisava assumir a responsabilidade pelo que o faria feliz. Mas ela nunca imaginou que isso significaria deixá-la.

Emily se recusou a sair de casa e, dois meses após a separação, sofria de graves sintomas físicos de fadiga, tinha dificuldade de concentração, sentia-se sobrecarregada, estava socialmente retraída e com muita dificuldade de voltar ao trabalho. Sua licença médica estava prestes a terminar e não conseguia se imaginar de volta ao escritório. Ela não havia contado a nenhum de seus colegas o que estava acontecendo e se sentia sozinha.

Estava sendo muito difícil lidar com os sintomas físicos. Ela não conseguia dormir mais de quatro horas por noite e, na maioria das vezes, acordava em pânico intenso e aterrorizada com a possibilidade de passar o resto da vida sozinha. A privação de sono era exaustiva e estava levando sua saúde mental ao limite.

Na maioria dos dias, Emily comia apenas uma ou outra barra de chocolate e alguns alimentos básicos, como um prato de macarrão, algumas torradas e biscoitos, e na maioria das noites tomava vinho para anestesiar a dor.

Ela parou de ver os amigos e de cuidar do corpo. Não fazia mais exercícios, embora tivesse ficado com o cachorro do casal e gostasse de cuidar dele e de levá-lo para passear diariamente. Mas, nesse momento do dia, quando via as pessoas agindo normalmente, ela ficava com raiva por estar sozinha.

Emily fantasiava continuar casada e se recusava a aceitar que precisava abrir mão do relacionamento e se desapegar de um futuro com o marido.

Ela ficou alguns meses em terapia, e uma das coisas que fizemos foi ajudá-la a regular algumas de suas respostas físicas. Começamos com a dieta, o sono e os exercícios. Emily adorava dançar e, quando seus níveis de energia aumentaram, eu a encorajei a fazer aulas de dança. Ela aceitou minha sugestão e, apesar do estranhamento inicial, mover o corpo a ajudou a se conectar com uma versão de si mesma da qual ela gostava.

Ela se comprometeu a cuidar do corpo. Dedicou tempo para registrar seu luto em um diário, para observar como a dor se manifestava em seu corpo e decidiu fazer pelo menos uma coisa todos os dias que lhe permitisse sentir que estava honrando o autocuidado e atendendo às necessidades de sua saúde física. Isso frequentemente significava acordar e tomar o café da manhã no quintal, lembrando-se de ser gentil consigo mesma, nutrir seu corpo e organizar seu dia de maneira consciente. Eventualmente, seus níveis de energia acabaram melhorando e ela voltou a dormir bem.

Muitas vezes, o peso do luto e o impacto físico dele têm o poder de destruir nossa motivação. Qualquer movimento, dentro ou fora de casa, ajudará você a sentir que está se priorizando e se valorizando. Isso é muito importante na recuperação do luto.

EXERCÍCIO: MOVIMENTANDO-SE

Comece aos poucos

Comece com atividades leves e de baixo impacto, como caminhada, ioga e alongamento. Aumente aos poucos a intensidade e a duração à medida que seus níveis de energia aumentam. Isso ajuda a regular os efeitos físicos do luto e melhora a saúde do seu corpo.

Escolha atividades prazerosas

Encontre atividades de que você realmente goste, como dançar, fazer caminhada, nadar ou praticar jardinagem. Isso vai facilitar que vire um hábito.

Ouça o seu corpo

Se você estiver cansado ou indisposto, descanse. Exigir demais de si pode ter o efeito contrário. Seja gentil e respeitoso consigo mesmo.

Escreva um diário

Acompanhe como os exercícios físicos e os movimentos melhoram seu humor e bem-estar. Isso pode ajudar na identificação de padrões que funcionam para você.

O impacto da perda no desejo sexual e na intimidade

Ao comentar sobre as consequências físicas do luto, mencionei que pode haver alterações na libido. Pouco foi escrito sobre o luto e o desejo sexual, já que as pessoas tendem a se concentrar na jornada emocional da perda. Mas observei que muitos casais enfrentam dificuldades, pois param de ter relações sexuais, e mal-entendidos ocorrem se há pouca comunicação entre as duas pessoas.

A resposta sexual do corpo à perda varia para cada um. Há quem perde completamente o desejo sexual e há os que têm a libido aumentada. Algumas pessoas buscam uma profunda conexão sexual e recorrem ao conforto da intimidade para superar a perda. Outras usam o sexo como uma fuga da dor.

ALTOS E BAIXOS DA LIBIDO

É normal notar uma redução ou até desaparecimento do desejo durante o luto, já que níveis elevados de cortisol reduzem a testosterona, dificultando a excitação ou o engajamento sexual. Muitos fatores contribuem para a libido, e é importante conversar abertamente com seu parceiro sobre sua experiência para evitar mal-entendidos.

Para alguns indivíduos, a intimidade física do ato e da liberação sexual pode desencadear lembranças dolorosas da perda, e eles podem se sentir sobrecarregados com a perspectiva e preferir evitá-la. Para outros, a perspectiva de prazer pode desencadear o sentimento de culpa.

Embora seja normal que o desejo diminua depois da perda, é igualmente normal desejar o conforto do toque físico e da intimidade, ter a sensação de ternura e de receber cuidado e sentir-se objeto de desejo. A liberação de oxitocina durante o ato sexual pode ser muito reconfortante, e muitas pessoas recorrem ao sexo como forma de lidar com a dor da perda.

Alguns perceberão que a necessidade de sexo aumenta e o procuram fora dos seus relacionamentos, enquanto para outros é de vital importância retomar um relacionamento sexual para simbolizar o retorno à normalidade e para se sentirem amados e cuidados.

Enfrentar a condição humana e a brevidade da vida pode nos fazer querer viver com mais profundidade e mais conectados aos nossos amantes, e pode nos impulsionar a criar oportunidades para maior intimidade física e sexual compartilhada. Querer recorrer à pessoa parceira em busca de conexão sexual e alívio pode ser uma maneira de sentir-se vivo e energizado para enfrentar o luto.

Se, no entanto, você estiver usando o sexo como uma fuga, uma maneira de anestesiar e evitar a dor, a pessoa ao seu lado pode achar que não é uma experiência compartilhada, o que talvez leve a problemas no relacionamento.

O luto pode afetar a libido de várias maneiras, e é importante lembrar que, se sentimentos de tristeza e depressão estiverem te dominando e se estiver sob estresse fisiológico, é difícil sentir conectado a alguém, incluindo parceiro(s). Se for o seu caso, converse com essa(s) pessoa(s) e conte o que você está passando; explique que não é uma rejeição a ela(s), mas uma parte normal da sua resposta ao luto.

Muitas vezes as pessoas que tentam ajudar a superar o luto concentram-se no apoio emocional. O que, é claro, é muito importante. Mas às vezes é importante falar sobre as necessidades sexuais, e não emocionais.

Se você acha que a vulnerabilidade da intimidade sexual e do ato de fazer amor vai desencadear a dor do luto, explique isso à pessoa e diga que não se sente confortável. Você consegue conversar sobre outras maneiras de estabelecer uma conexão física e toque? Não precisa ser sexual.

O tempo para o desejo é totalmente pessoal e depende de vários outros fatores, como dificuldades financeiras, saúde física, o vínculo com a pessoa e a dinâmica de sua vida sexual.

Independentemente de como for sua experiência com o sexo durante o luto, seja sensível, aja com honestidade, tenha calma e aceite a situação. Como tudo que diz respeito à perda, é preciso dar tempo para seu corpo se adaptar e regular a resposta fisiológica ao estresse. Para alguns casais, o sexo é um lugar seguro, e é reconfortante saber que podem recorrer um ao outro sem serem rejeitados.

Joan Price tem uma visão muito sensível sobre questões sexuais durante o luto[21] e seu conselho é comovente. Ela recomenda fazer as pazes com a sua situação sexual e aceitar que não precisa ser perfeito nem saber todas as respostas. Talvez você não saiba quando estará pronto para fazer sexo novamente. Pode ser muito mais complicado se você estiver de luto por uma pessoa que era seu par sexual, se tiver perdido um cônjuge, se estiver em um novo relacionamento sexual ou em um novo relacionamento com alguém que não está sofrendo a mesma perda que você. É possível que não saiba quanto tempo vai levar para voltar a ter desejo. E, se você tentar fazer e não conseguir, tudo bem.

O que é fundamental para lidar com o impacto da perda no seu desejo sexual é adotar uma atitude de compaixão e empatia, para que você possa se comunicar de maneira franca e aberta com seu parceiro e evitar mal-entendidos. O objetivo não é impor ou forçar comportamentos sexuais, mas promover a compreensão e a conexão. Assim, você deixará as portas abertas para retornar a esse espaço seguro de intimidade sexual quando parecer certo.

EXERCÍCIO: ABORDANDO QUESTÕES SEXUAIS

Inicie a conversa com seu par expressando seu amor e seu compromisso com o relacionamento. Diga com clareza sobre o que você gostaria de comunicar e abra a conversa para falar sobre as necessidades e experiências sexuais de cada um. Se a pessoa hesitar em ter essa conversa, diga-lhe que você quer entender o que ela está passando e esclarecer quaisquer mal-entendidos que possam estar prejudicando o relacionamento.

Deixe-se guiar pelo que é dito e mostre respeito e gentileza. Ouça com abertura e fale com honestidade e cuidado.

Encoraje seu par a dizer o que sente sobre a vida sexual de vocês e depois compartilhe os seus sentimentos sobre as questões sexuais que está enfrentando.

É possível perguntar o que aproximaria vocês sexualmente, se outros jeitos de explorar o corpo ajudariam, ou se a conexão íntima precisa necessariamente ser por meio da transa.

Explorem maneiras de ser sexualmente generosos um com o outro. Como vocês gostariam de expressar e explorar o interesse sexual mútuo? O que parece certo?

Diga ao seu par até onde você se sente à vontade e converse sobre como vocês podem aprofundar a intimidade aos poucos.

É importante ser paciente. O seu limite por enquanto pode não passar de um beijo. Ou um toque. Ficar nu talvez seja demais agora. Ou não. É importante explorar o que parece certo para vocês como casal.

PERDENDO SEU PARCEIRO SEXUAL

Se está de luto pela perda da pessoa com quem você compartilhava intimidade sexual, a ausência de sexo será um aspecto difícil. As pessoas costumam ignorar esse aspecto, especialmente nas populações mais idosas. A relutância em reconhecer esse fato provoca o luto desautorizado, como argumentam a neuropsicóloga Alice Radosh e sua coautora, Linda Simkin,[22] deixando os enlutados sem apoio nesse aspecto de sua vida. Elas descrevem o conceito de "luto sexual". Já atendi muitos pacientes que falaram sobre isso, e frequentemente os sintomas surgem enquanto estão passando por um luto antecipatório por um parceiro com uma doença terminal ou após uma perda repentina para a qual não se teve tempo de se preparar.

É normal perceber que o desejo sexual está completamente diferente após a perda de seu par sexual. Como acontece com todo processo de luto, para algumas pessoas a libido pode aumentar e, para outras, diminuir. Ser aberto e honesto consigo mesmo sobre a realidade do seu luto sexual é uma importante prática de autocuidado. Não tente mascará-la ou afastá-la. É uma perda secundária, e você precisa reconhecê-la e se cuidar. Permitir-se lamentar a perda da intimidade sexual é um bom autocuidado. Você pode registrar isso em um diário, conversar com amigos e se expressar sexualmente da maneira que faça sentido para você e atenda às suas necessidades atuais. Pode ser masturbação, pode ser sexo com novos parceiros, pode ser abstinência de sexo por um tempo.

Se estiver triste com esse aspecto da sua perda, aceite-o e reconheça-o. Honre a sua experiência sem se julgar.

Próximos passos

Depois de um acidente em casa no qual meu filho ficou ferido e precisou ser levado às pressas para o hospital com suspeita de concussão cerebral, me controlei e me concentrei em levá-lo em segurança ao hospital, mas, assim que a equipe do pronto-socorro pediu minha permissão imediata para uma cirurgia de emergência no cérebro, senti-me fraca, com náuseas e tonta, meus joelhos cederam e caí no chão.

Observá-lo reagir imediatamente a uma injeção de adrenalina e depois se recuperar permitiu a ativação da minha resposta parassimpática, e eu naturalmente desacelerei minha respiração, movi meu corpo, me alonguei e recuperei o equilíbrio.

Meu sistema nervoso parassimpático não teria entrado em ação se meu filho tivesse sofrido uma lesão que ameaçasse sua vida naquela noite. Ele ficou com problemas de visão para o resto da vida, mas, como levou um tempo para descobrirmos as dificuldades, o nível de ameaça naquele momento pareceu administrável. Em outras palavras, eu teria levado muito mais tempo para encontrar um alívio de viver no modo de sobrevivência se as circunstâncias fossem piores.

Se você está continuamente lidando com estressores diários e condições de vida difíceis, pode achar que não há descanso do modo de sobrevivência.

Vale a pena tentar alguns dos exercícios deste capítulo para não passar muito tempo em modo de sobrevivência, especialmente se ainda estiver apresentando sintomas físicos muito tempo depois da perda. Depois de acalmar o corpo e desativar sua resposta de luta ou fuga, você pode começar a processar a dor, dar sentido à sua experiência e abraçar o futuro.

LIDANDO COM LEMBRETES

Inevitavelmente, haverá momentos em que você sentirá que fez um bom progresso e está cuidando do seu corpo, e de repente algo acontece e traz à tona lembranças do seu ente querido ou da situação que você perdeu, e seu corpo volta a viver a perda. Ele entra automaticamente em modo de luta ou fuga, liberando hormônios do estresse e desestabilizando seu estado de equilíbrio. Não se preocupe, isso é absolutamente normal.

A intensidade da sua resposta ao estresse dependerá da sua proximidade com a perda em termos de tempo e das condições nas quais você está lidando com o luto.

Seja ela mais ou menos intensa, observe a resposta do seu corpo e pratique maneiras de se acalmar o mais rápido que puder, usando os exercícios deste capítulo. Isso pode significar se movimentar, desacelerar a respiração, praticar ioga, meditar, aterrar-se na natureza ou sair para uma "caminhada do luto" — o que for melhor para você no momento. Sua prioridade é se cuidar.

Agora que vimos a resposta do corpo à perda e como acalmá-la, vamos nos aprofundar em como o cérebro lida com a perda. O cérebro está ligado ao corpo, mas é muito importante entender como ele assimila a perda e se adapta a ela, pois esse entendimento é a porta de entrada para adotar uma mentalidade positiva e evocar um estado de apreciação e compaixão por si mesmo. Cada um tem sua própria jornada pelo luto, mas a maneira como o cérebro responde à perda é comum a todos.

CAPÍTULO 4

DESORIENTAÇÃO PELO LUTO
Ajudando o cérebro a assimilar a perda

> *Deveria existir um prazo para o luto acabar. Um manual dizendo que tudo bem acordar chorando, mas apenas por um mês. Que, depois de 42 dias, você não vai mais se virar com o coração acelerado, certo de ter ouvido ela chamar seu nome. Que você não vai receber nenhuma multa caso sinta a necessidade de limpar a mesa dela; tirar os desenhos dela da geladeira; virar um retrato ao passar — mesmo que seja porque te fere novamente ao vê-lo. Que tudo bem contar o tempo em que ela se foi, da mesma forma como contamos seus aniversários.*
>
> JODI PICOULT

Nosso cérebro está constantemente construindo um mapa "virtual" de suas experiências no mundo e se baseia nesse mapa virtual para prever os acontecimentos da vida. Pessoas, locais e objetos são literalmente "codificados" nos 86 bilhões de neurônios do cérebro.[1] Para cada indivíduo em seu mapa virtual, seu cérebro codificou informações sobre onde espera encontrá-lo, a proximidade que você tem com essa pessoa, e o tempo estimado para interagir com ela. Você sabe logicamente que não tem certeza de onde essa pessoa está, ou se ela está perto de onde você espera que esteja, mas seu cérebro consulta o mapa virtual e faz uma suposição utilizando as informações disponíveis. Desse modo, ele antecipa a realidade e consegue perceber que o mundo é decifrável e seguro.

O maior objetivo do cérebro é nos manter vivos. Ele precisa desse mapa virtual para nos proteger de potenciais perigos e para nos ajudar a nos preparar para ameaças à nossa sobrevivência. É um sistema de sobrevivência altamente eficaz. Mas, quando ocorre uma grande perda, esse mapa virtual deixa de se aplicar, pois o nosso ente querido já não pode ser encontrado onde o cérebro espera, e ele entra em dissonância e estresse.[2] Podemos sentir essa desorientação e perturbação mesmo com a perda de pessoas que não conhecemos pessoalmente, mas que estão codificadas na estrutura do nosso mundo material. É por isso que, em 2022, quando a rainha Elizabeth II morreu, milhões de pessoas lamentaram a sua perda.

A perda representa imprevisibilidade, e a resposta inicial do cérebro é procurar a pessoa perdida. É extremamente doloroso e mentalmente desgastante, mas abordaremos como lidar com isso neste capítulo.

O que acontece no cérebro quando ocorre uma perda?

Quando a perda acontece, o cérebro entra em pânico, pois o mapa virtual não se encaixa mais na realidade. A proeminente neurocientista Mary-Frances O'Connor[3] pesquisou extensivamente o tema e demonstrou que, na perda, a codificação do cérebro é perturbada pois alguém ou algo com quem esperamos estabelecer contato físico não está onde esperamos que esteja.

O cérebro precisa assimilar a perda e adaptar seu mapa virtual. Mas isso leva tempo. Quando a perda acontece, os neurônios "rastreadores" são ativados — neurônios específicos cuja função é continuar "disparando" em resposta à ausência —, e experimentamos o impulso avassalador de procurar o que foi perdido, entrar em contato com a pessoa ou objeto e corrigir o "erro".

Às vezes isso pode se tornar extremo, a ponto de desejarmos seguir um ente querido na morte. Em muitos casos é despertado o desejo de estabelecer contato com a pessoa perdida, agarrando-se a objetos dela, relendo mensagens de texto, repassando interações nas redes sociais ou assistindo a vídeos dela.

PERDA DE LÓGICA

É comum me perguntarem por que não podemos usar a lógica para assimilar a perda ou reduzir a intensidade das emoções negativas do luto. A resposta é simples: a parte do cérebro responsável pela lógica e pelo raciocínio, os lobos frontais no neocórtex, se "desligam" em momentos de crise, enquanto a amígdala, a parte do cérebro que armazena e processa emoções e ativa a resposta de luta ou fuga, assume o controle. Quando a amígdala percebe uma ameaça, envia um sinal de socorro ao hipotálamo, a parte do cérebro que comanda nossos hormônios, para liberar a energia necessária para lutar ou fugir. Em resposta, o hipotálamo envia sinais através do sistema nervoso autônomo para as glândulas liberarem hormônios do estresse. É por isso que é tão importante tomar medidas para regular suas respostas fisiológicas ao estresse e desativar seu estado de luta ou fuga para permitir a ativação do pensamento reflexivo e do raciocínio para ajudá-lo a lidar com a dor e a perda.

Em momentos de crise, a amígdala envia repetidamente sinais de socorro, que ativam a resposta de luta ou fuga. Como vimos no Capítulo 3, o cérebro normalmente permanece nesse modo por um período entre vinte minutos e uma hora. Mas ele pode continuar nesse estado por horas a fio se estivermos lidando com fatores

> crônicos de estresse ou traumas e se a nossa saúde mental estiver esgotada e não tivermos oportunidades suficientes para descansar e nos recuperar. Alguns acontecimentos na nossa vida são tão dolorosos e representam uma ausência tão grande em nosso mundo que o cérebro responde repetidamente em modo de ameaça, e nos encontramos existindo em modo de sobrevivência constante, o que é uma das principais causas da deterioração da saúde mental.

A capacidade do cérebro de se reconfigurar e codificar um novo mapa virtual é chamada de neuroplasticidade. O processo leva tempo e o cérebro continua ativo, na expectativa de que a pessoa ou situação perdida esteja lá.[4] É por isso que você pode agir sem pensar ao pegar o celular para ligar para alguém que não está mais em sua vida. Não é que você tenha esquecido o que aconteceu, simplesmente estava no piloto automático e apenas repetiu um gesto que fez incontáveis vezes antes. Seu cérebro ainda está se reconfigurando, e isso é completamente compreensível.

> *Lucinda, uma paciente de 23 anos, descobriu que seu cérebro "se recusava" a integrar a morte de seu melhor amigo, que havia morrido subitamente enquanto estava estudando no exterior. Ela descreveu a morte do amigo como um evento que "não parecia real", mesmo sabendo que era, e continuou achando que o estava "vendo" nos lugares que eles costumavam frequentar juntos. "É como se ele só tivesse ido morar em outra cidade e pudesse me ligar a qualquer momento. Eu sei que ele morreu. Só não consigo acreditar."*
>
> *O fato de não ter se despedido nem comparecido ao funeral contribuiu para essa descrença. Lucinda sentia que seu cérebro não teve as oportunidades adequadas para assimilar a perda.*

A única coisa que a ajudou foi passar horas no túmulo do amigo. Ela tinha evitado fazer isso por medo de sofrer ainda mais. No entanto, isso lhe permitiu enfrentar a perda e processar a realidade da morte.

RESTABELECENDO O CONTATO

Já ouvi centenas de pessoas dizendo que são ludibriadas por seu cérebro, que as fazem ter visões fugazes de seus entes queridos que se foram. Isso acontece porque o cérebro naturalmente busca restabelecer o contato e tirar conclusões precipitadas com um lampejo de reconhecimento.

Em *Dopamina: A molécula do desejo*, Lieberman e Long[5] explicam que esse desejo de restabelecer contato ocorre durante o luto porque o centro de recompensa do cérebro, a região que representa aquilo que ansiamos, é ativado tanto no amor quanto no luto, e é repetidamente reativado na busca por uma conexão primária com quem ou o que foi perdido.

> *Quando Steven, de 28 anos, procurou terapia, ele disse que estava achando "muito difícil" aceitar que sua parceira não estava mais viva. Ao contrário de Lucinda, Steven viu sua parceira morrer em um trágico acidente, mas seu cérebro ainda não acreditava, e ele continuava sentindo que o evento não fora real. Ele tinha um desejo profundo de se reconectar com ela e passou muitos dias fantasiando que tudo aquilo não passava de uma pegadinha elaborada. Apesar de ter testemunhado a morte de sua parceira, o cérebro de Steven o enganava o tempo todo, fazendo-o imaginar que ela não estava morta. Em seus sonhos, ela aparecia rindo, dizendo que não tinha morrido e que estava tudo bem.*
>
> *Steven estava tão devastado e chocado com a perda que na maioria das vezes preferia manter a fantasia e continuar tentando ativamente restabelecer a conexão com ela. Tinha medo de estar*

"perdendo a cabeça", mas na verdade estava experimentando uma resposta muito normal a uma perda traumática. Discutimos como seu cérebro precisava de um tempo para assimilar a perda e se reconfigurar. Ao investir sua energia mental fantasiando uma realidade diferente, ele estava sabotando a recuperação e a assimilação.

Uma das coisas que ajudou Steven foi aceitar que o processo levaria tempo e que ele precisava enfrentar a perda — a realidade da perda e os sentimentos que surgiam — para ajudar o cérebro a recodificar seu mapa virtual. Steven começou a ir regularmente ao pub favorito deles — algo que evitava fazer — para se acostumar com a ausência de sua amada. Foi muito triste, mas ajudou. Também escreveu uma carta sincera à sua parceira e a leu em voz alta para ela no local onde suas cinzas foram espalhadas. Ele se permitiu doar as roupas dela, mexer em sua escrivaninha e em seus livros, excluir suas contas nas redes sociais e tirar os bilhetes que ela havia deixado na porta da geladeira. Como seria de se esperar, tudo foi devastador, mas aos poucos expôs o cérebro de Steven à nova realidade. Ele pareceu se estabilizar. Sua tristeza era profunda, mas, com o passar do tempo, ele percebeu que estava menos chocado e experimentando menos a sensação de que aquilo tudo não era real.

O IMPACTO DO LOCKDOWN DA PANDEMIA DE COVID-19

Com as perdas durante a pandemia, a ausência de suporte no fim da vida e a impossibilidade de funerais presenciais, houve um aumento de respostas distorcidas ao luto, com pessoas tendo dificuldade em se adaptar até hoje.[6] Vejo isso com frequência na minha clínica.

Gerry tinha 58 anos quando seu marido morreu rapidamente em casa durante o lockdown no Reino Unido. Ela sofreu muito, sentindo-se isolada, solitária e chocada. Foi difícil não poder receber apoio emocional e prático dos amigos.

> *Quando o lockdown chegou ao fim, ela não conseguiu voltar para a "vida normal", pois a vida não tinha nada de normal. Começou a fazer terapia para refletir e processar a experiência de seu luto. Gerry se concentrou em avaliar como tinha sido seu luto, como seu círculo social não pôde lhe dar o apoio do qual ela precisava, e como agora, pós-pandemia, ela se sentia isolada e sem saber como voltar a ter uma vida plena. Muitas vezes, era como se uma grande parte dela não conseguisse acreditar que seu marido havia morrido, e ela sentiu sua ausência com mais intensidade depois da pandemia, quando de repente ele não estava mais presente para participar de eventos sociais e da vida cotidiana aos quais ela estava acostumada. Gerry descobriu que precisava conversar sobre ele e sobre o que havia acontecido com os amigos.*
>
> *Então ela organizou um memorial, onde os amigos puderam homenagear seu marido e compartilhar memórias dele. Isso ajudou seu cérebro a assimilar e a reconhecer que a morte de seu marido era real e que ele — e ela — não havia sido esquecido. Na minha opinião, ela teve uma resposta muito normal a circunstâncias muito anormais.*

Até hoje, a combinação da pandemia com o estresse crônico, o *burnout* devido às dificuldades financeiras resultantes, e a neuroplasticidade necessária para codificar o mundo em rápida mudança ainda está se revelando um enorme desafio para muitas pessoas.

A assimilação leva tempo, porém, mais cedo ou mais tarde, um novo mapa virtual é codificado pelo cérebro — quer você goste ou não.[7] Mesmo se você quiser negar a perda e fingir que ela não aconteceu, seu cérebro continuará remapeando o mundo à medida que se expõe a ele. Dizemos que o tempo cura a dor, mas não é o tempo em si que cura, e sim a capacidade do seu cérebro de se reconfigurar. Uma vez concluído o processo, você para de esperar encontrar a pessoa perdida no tempo e no espaço e deixa de procurá-la. Em vez disso, você se volta às suas memórias em busca de conexão. Esse é um passo importante para a recuperação.

O que ajuda o cérebro a assimilar a perda?

Segundo O'Connor, "Se perdemos uma pessoa amada, nosso cérebro presume que ela está longe e que a veremos depois";[8] portanto, é importante dar ao seu cérebro muitas oportunidades para assimilar a realidade da perda. Enfrentá-la fisicamente pode significar sentar-se com o corpo da pessoa pelo tempo que for necessário, passar algum tempo com ela na funerária, perto do caixão, ou realizar quaisquer rituais de fim de vida praticados por sua comunidade. Esses momentos são dolorosos, mas dão ao cérebro a oportunidade de começar a incluir a ausência da pessoa em seu mapa virtual.

Ir a funerais e serviços memoriais, registrar a morte, avisar sobre o falecimento e telefonar para amigos, familiares e colegas para dar a notícia também são ações que ajudam o cérebro a assimilar a perda. Quer a pessoa tenha morrido ou partido, adaptar a casa e retirar seus pertences, remover elementos da sua presença cotidiana (como bilhetes, blocos de notas e diários) são passos profundamente dolorosos, mas úteis para assimilar e se adaptar à perda. É claro que a maneira como faz isso, quando e o que você faz são decisões muito pessoais. Não tenho um exercício específico para isso. Se você precisar dormir com o travesseiro da pessoa, tudo bem. Se precisar usar a blusa dela, aceite isso. Se não conseguir se livrar dos pertences dela, dê um tempo. Há quem precise remover fotos, outros preferem colocar fotos específicas. Tem gente que se desfaz de todas as lembranças de seus entes queridos, exceto um ou outro objeto, e tem aqueles que criam verdadeiros santuários em homenagem a eles. Faça o que parecer funcionar para você.

Quando alguém morre, passar algum tempo no local onde essa pessoa está enterrada, seja no cemitério ou outro lugar, pode ser uma estratégia útil, especialmente durante um longo período, pois ajuda o cérebro a processar a perda. Sentar-se perto do túmulo da pessoa todos os dias, como Lucinda fez, ajudará seu cérebro. Se para você for muito difícil ir ao cemitério, tudo bem, desde que encontre maneiras de permitir que a realidade da sua perda seja real.

Se você evitar lembrá-la e mascarar a dor, essa atitude pode levar a um problema de saúde mental, como vimos no Capítulo 2. Se estiver refletindo sobre a maneira como está lidando com a perda, consulte os critérios de avaliação para o transtorno do luto prolongado (página 69) ou para o transtorno do luto complexo persistente (página 71) e permita-se recorrer a ajuda especializada.

Com o tempo, você pode ajudar seu cérebro a assimilar a perda visitando seus lugares favoritos, praticando atividades que costumava fazer com seu ente querido e conversando sobre ele com pessoas que o conheceram. O processo leva tempo, e cada pessoa tem a própria experiência. O que não ajuda é se perder em devaneios, em cenários do tipo "e se", levando seu cérebro a se apegar a uma fantasia e fazendo você evitar todas as lembranças da perda.

EXERCÍCIO: ASSIMILANDO A PERDA

Reconheça a perda

Seu cérebro codificou seu vínculo como infinito, e a ausência desse vínculo levará muito tempo para ser assimilada. O cérebro não deixará de esperar que a pessoa esteja presente só porque ela se ausentou por um tempo. As sugestões apresentadas neste exercício ▼

foram elaboradas para dar ao seu cérebro a oportunidade de encarar a perda, de ter uma experiência cognitiva da perda e de repetir a informação da ausência para que possa se adaptar e remapear.

Comece criando uma cronologia de sua perda. Registre a data, o horário e as circunstâncias. Descreva os eventos e o que você sentiu. Descreva seus pensamentos. Pode ser interessante se concentrar no momento em que percebeu que a pessoa perdida não estaria mais em sua vida e como isso mudou o seu dia a dia. Também pode ser útil documentar marcos, como o primeiro dia, a primeira semana, o primeiro mês, o primeiro ano e assim por diante. Descreva quaisquer mudanças que notar na maneira como está lidando com a perda.

Pense em como você costuma reagir às perdas, especialmente a morte.

- Como foi sua experiência com outras perdas?
- Você se revolta e evita enfrentar a perda?
- Você aceita que a morte é uma parte normal do círculo da vida?
- Se você já navegou pela perda e pela morte de entes queridos, o que te ajudou a processá-las e aceitá-las?
- Se a sua perda foi fora da ordem natural das coisas, quais pensamentos o impedem de processar sua dor? Você consegue praticar a afirmação de que a perda é um aspecto inevitável da vida e que se compromete a aceitá-la? Aceitar envolve se permitir soltar a expectativa de um resultado diferente e aceitar sofrer.

Se não quiser escrever tudo isso, você pode conversar a respeito com alguém ou gravar seus pensamentos no celular e ouvi-los quantas vezes quiser para permitir que as lembranças dessa perda ativem seu luto e o ajudem a integrar a realidade.

Compartilhe a história de sua perda

Compartilhar suas memórias sobre o que aconteceu, como aconteceu e por que aconteceu pode te ajudar a integrar a realidade.

Isso pode ser muito útil se você estiver processando uma perda indefinida — a pessoa morreu, mas o corpo não foi encontrado, ou você está em um processo de luto antecipatório, ou a pessoa está "ausente" (devido à demência, por exemplo).

Distraia-se

A sugestão pode causar estranheza, mas às vezes mergulhar em uma atividade que requer toda a sua atenção — como um esporte, um hobby, uma caminhada, jardinagem, alguma tarefa doméstica, cozinhar, fazer artesanato, desenhar, construir algo, escrever — pode ajudar a impedir pensamentos negativos e destrutivos. Pergunte-se: "O que eu preciso fazer para ajudar a silenciar esses pensamentos e que seria uma boa distração?". Não há nada de errado em precisar de um alívio para sua dor. Encontrar uma expressão criativa pode ser um grande conforto para muitas pessoas, mas é algo totalmente pessoal. Descubra o que é melhor para você e seja gentil consigo mesmo.

Mudando sua mentalidade

É completamente compreensível descobrir que sua mente não é capaz de se adaptar com rapidez a uma perda. Como vimos, o cérebro precisa de tempo para se reconfigurar, e é importante que não se concentre no desejo de se reconectar com quem ou o que você perdeu, mas que processe sua dor enquanto valoriza memórias preciosas. Mesmo depois de anos, seu cérebro pode precisar de uma adaptação deliberada. No restante deste capítulo, veremos estratégias mais aprofundadas que ajudem a ativar essa mudança neural e a lidar com contratempos comuns.

Concentrando-se nas memórias, não nos "e se"

O renomado analista existencial Robert Stolorow descreve a dissonância cognitiva e o profundo sentimento de alienação que sentiu ao acordar ao lado de sua esposa, que havia morrido durante a noite.[9] Em parte, esse sentimento de perturbação e alienação prolongada — que ele atribuiu a uma ruptura em sua existência — ocorre porque nosso cérebro codifica a natureza intersubjetiva dos relacionamentos de maneira diferente das experiências individuais. O "nós" é codificado de maneira diferente do "eu" e, uma vez que um vínculo é estabelecido e codificado, caso a pessoa seja perdida, como vimos, nosso anseio por ela é ativado.[10] Mas esse anseio pode ser expresso de duas maneiras: tanto um desejo de restabelecer o contato e evitar aceitar a realidade da perda, quanto um desejo de aceitar a perda e buscar conforto em boas lembranças.

Em termos neurobiológicos, quando um vínculo é importante para nós, nossa busca por manter a proximidade é motivada pela recompensa da dopamina liberada com essa conexão. Embora a dopamina muitas vezes seja chamada de "hormônio do prazer", ela está associada à experiência de desejar, ansiar e buscar coisas melhores. É a dopamina que nos estimula a buscar a felicidade, a buscar o que está na esfera das possibilidades e, no caso da perda, que faz parecer existir uma possibilidade, ao menos no começo, de se conectar com o que foi perdido, porque o cérebro não teve a chance de se reconfigurar.

Uma pesquisa demonstrou que as pessoas que se recuperaram mais rapidamente do luto foram aquelas cujo sistema de recompensa orientado pela dopamina havia sido menos ativado na perda, que passaram menos tempo ansiando estar com o ente querido e que não dependiam da pessoa perdida como sua principal figura de apego.[11]

Também sabemos que aqueles que se concentram no anseio pela aceitação e no foco nas lembranças ativam uma parte diferente do cérebro: o hipocampo, onde as memórias episódicas são formadas e armazenadas.[12] Essas lembranças proporcionam conforto na perda e manutenção do vínculo. Eles não "protestam" contra a ausência, mas ajudam a processar o luto.

No processo de superação, é importante reconhecer que seu apego a quem ou o que você perdeu não precisa ser descartado ou diminuído. Mas é preciso abrir mão do desejo de estar com a pessoa ou a coisa e do desejo de que o passado fosse diferente. Sei que não é uma tarefa fácil, mas a cura requer renunciar ao desejo por um passado diferente e aceitar que seu vínculo continuará tão significativo como sempre foi em seu coração.

Perder-se em cenários do tipo "e se" só prende a pessoa em um ciclo psicológico de anseio constante, perpetuando a dor. É claro que, nos estágios iniciais da perda, essa é uma resposta totalmente normal. Mas se continuar resistindo à aceitação da sua perda, você não vai conseguir se curar.

Imaginar-se conversando com a pessoa perdida ou fantasiar que a vida é diferente do que é pode até lhe dar um alívio da dor da sua perda, mas é um alívio temporário que, a longo prazo, criará mais tensão, estresse e sofrimento. A única maneira de se recuperar do luto é aceitar e assimilar a perda.

EXERCÍCIO: ADOTANDO UMA MENTALIDADE DE ACEITAÇÃO

Observe seus pensamentos e, se perceber que eles estão mascarando a realidade de sua perda, tente substituí-los ativamente por reflexões que te ajudem a enfrentar sua perda e te coloquem em um estado de aceitação e autocompaixão.

Por exemplo, você pode se pegar pensando: "Não acredito que a pessoa se foi. Se eu estivesse lá, poderia tê-la salvado e ela ainda estaria aqui. Eu daria tudo para ela estar aqui". É inerente ao ser humano desejar que as coisas melhorem, mas esse tipo de ruminação não ajuda na recuperação do luto. Pratique reformular esse pensamento com uma alternativa como: "Aceito que não posso mudar o que aconteceu, mas *posso* mudar meu luto. Dou muito valor às memórias da nossa vida juntos".

Aqui estão mais alguns exemplos:

Pensamento negativo: "Nunca serei feliz sem ele".

Alternativa: "Sempre sentirei saudade dele e carregarei a tristeza no meu coração, mas posso encontrar momentos de alegria e valorizar o amor que compartilhamos".

Pensamento negativo: "Nunca vou deixar de sentir essa dor. É demais para suportar".

Alternativa: "O sofrimento é uma parte natural do amor e, com o tempo, minha dor vai diminuir. Vou encontrar maneiras de lidar com a situação e de me curar, ao mesmo tempo que honrarei sua memória".

LIDANDO COM FLASHBACKS

Quando uma perda foi repentina e traumática, o cérebro tenta lidar com ela, por isso flashbacks intrusivos podem continuar acontecendo. São as memórias do seu cérebro que surgem de maneira confusa e desordenada, criando uma sensação aterrorizante e emocionalmente avassaladora.

Os flashbacks ocorrem porque a maneira como as memórias angustiantes são processadas pelo cérebro é diferente do habitual. A criação de memórias envolve duas partes do cérebro: a amígdala, para criar memórias emocionais; e o hipocampo, para arquivar a memória com detalhes históricos. Como já vimos, durante um evento de crise, como uma perda, a amígdala assume o comando, enviando um sinal ao hipotálamo para ativar a resposta de luta ou fuga, o que significa que você cria memórias intensamente emocionais do evento traumático e, ao mesmo tempo, não tem clareza da cronologia do evento em si, pois o hipocampo não está funcionando adequadamente no momento. Isso significa que quando você se depara com uma lembrança externa do evento, como um som, um cheiro ou um local que desencadeia essa memória distorcida na forma de um flashback, não há histórico do contexto do evento e você não tem como saber se está em uma situação recorrente ou não. Pode parecer que a experiência traumática está acontecendo novamente.

Os flashbacks podem ocorrer mesmo que você não tenha vivenciado o evento traumático. É possível ter o flashback ao pensar na tragédia que afetou um ente querido, e também pode ser sobre uma experiência imaginária de morte.

> *Carlos, estadunidense de 29 anos, estava estudando no Reino Unido quando sua irmã se suicidou. Ele me procurou em busca de ajuda para lidar com os flashbacks intrusivos que ele tinha dela cortando os pulsos durante o banho. Ele não havia testemunhado esse evento e não conseguia entender por que sua mente o perturbava daquele jeito. Não parecia haver nenhum gatilho, exceto certos tipos de música que Carlos associava à irmã.*
>
> *Sua terapia se concentrou em ajudá-lo a desenvolver estratégias de enfrentamento para desativar os flashbacks. Os exercícios com os quais ele mais se identificou foram a respiração profunda e o de atenção plena, bem como alongamentos e caminhadas na natureza.*

Os flashbacks parecem mais um pesadelo do que uma memória e podem ser muito perturbadores. Talvez pareça que você nunca vai se livrar deles e, em alguns casos, podem levar ao diagnóstico de transtorno de estresse pós-traumático. Se precisar de ajuda para isso, consulte os critérios de avaliação para transtorno de estresse pós-traumático (página 74) e procure profissionais qualificados para obter um acompanhamento clínico.

Em alguns casos extremos, os flashbacks levam a pessoa a achar que está revivendo a experiência e podem atrapalhar sua capacidade de funcionamento.

Se você estiver tendo flashbacks, tente fazer o exercício a seguir, mas, se eles persistirem por mais alguns dias, recomendo consultar seu médico de família ou um terapeuta para obter ajuda profissional.

> ### EXERCÍCIO: LIDANDO COM FLASHBACKS COM O MÉTODO 5-4-3-2-1
>
> Onde quer que esteja, encontre um lugar tranquilo e confortável e desacelere a respiração. Respire fundo algumas vezes e diga a si mesmo que está fazendo este exercício para assimilar sua perda. Pode ser interessante declarar essa intenção em voz alta. Se estiver se sentindo assoberbado ou em pânico, segure um objeto que o ancore e o acalme — talvez algo que pertenceu ao seu ente querido, ou um cristal, uma pedra lisa ou um pedaço de tecido macio. Se precisar de compaixão física, experimente colocar a mão direita sobre o peito ou juntar as mãos. Fique o tempo todo assim para se tranquilizar e facilitar a regulação emocional.
>
> Comece respirando fundo algumas vezes e conte lentamente e com atenção até sessenta. Faça isso até se acalmar um pouco.
>
> Depois de um ou dois minutos, visualize seu espaço seguro. Com o maior número de detalhes possível, concentre-se em:

- Cinco coisas que você consegue ver.
- Quatro coisas que você consegue sentir em seu corpo.
- Três coisas que você consegue ouvir.
- Duas coisas que você consegue cheirar.
- Uma coisa que você consegue provar.

Liste esses elementos em voz alta, sem pressa e respirando profunda e lentamente.

Depois de percorrer sua lista, diga a si mesmo: "Estou em segurança. Estarei em segurança".

Continue a respirar profunda e lentamente até sentir que é apropriado encerrar. Se quiser, repita a observação dos itens em seu espaço seguro, aplicando a técnica 5-4-3-2-1 quantas vezes desejar e pelo tempo que achar útil.

Quando julgar adequado, volte ao momento presente e pense em uma memória significativa que lembre o vínculo que você compartilhou com a pessoa em questão.

Concentre-se nisso. Observe os detalhes da lembrança.

Aplique a técnica 5-4-3-2-1 a essa lembrança. Permita-se sentir o amor e, se a tristeza vier, deixe-a fluir. Faz parte da sua recuperação. Mantenha a concentração e o foco.

Quando se sentir bem, abra os olhos e retorne ao local onde está.

Se precisar, faça este exercício de visualização e respiração com uma atividade tranquilizadora, como beber um chá quente, tomar um banho relaxante ou ficar debaixo de um cobertor felpudo.

Talvez você precise repetir este exercício pelo menos uma vez por dia. Se achar que não tem tempo, simplifique-o, desacelerando a respiração e concentrando-se no seu espaço seguro o máximo que puder.

Pode levar até 21 dias para que os flashbacks sejam desativados, portanto, seja paciente e dê bastante tempo para se concentrar em boas lembranças, com a certeza de que está assimilando a perda e aprendendo a conviver com ela.

QUESTIONANDO CRENÇAS DISTORCIDAS

Algumas perdas são mais difíceis de processar do que outras, especialmente quando nos apegamos a crenças distorcidas, muitas vezes sobre nós mesmos, nosso valor e a natureza da nossa dor. Vários pacientes, na primeira consulta comigo, estão em profundo sofrimento e se perguntando se a perda aconteceu porque eles fizeram algo errado ou porque o universo os puniu por não serem bons. Mas eu lhes digo que a perda faz parte da vida e que não há nada que possamos fazer a respeito.

As suas crenças moldam a sua mentalidade em relação ao luto e a tudo o que você decide fazer, ou não, para se recuperar. A respeitada neurocientista Tara Swart explica em seu livro *A fonte: Liberte a sua mente, mude a sua vida* que o cérebro interpreta inconscientemente a realidade com base em crenças e vieses inconscientes e toma decisões sutis para confirmar as crenças que considera verdadeiras.[13] Por exemplo, se você teve conexões sociais e familiares cronicamente ruins, pode ter transformado essa experiência em uma crença de que ninguém jamais vai gostar ou amar você. Com base nessa crença, se as pessoas não oferecerem ajuda prática durante o seu luto, você pode rapidamente interpretar tal fato como uma prova disso. "Eles não se oferecem para ajudar porque não sou importante para eles e não sou digno de amor." Essa crença distorcida intensificará seu sentimento de isolamento e vai te impedir de pedir ajuda.

Como pode ver, as crenças são um fator importante no luto. Se você tiver um histórico de aceitar crenças distorcidas sem questionamento, elas podem fazer com que você tenha uma resposta de luto distorcida, repleta de catastrofização, pensamento mágico e sentimentos de incapacidade de assimilar a perda, resistindo à realidade dela, de preocupações com o desejo de consertar a realidade e mudar o passado e vendo o mundo da perspectiva do "tudo ou nada".

Crenças distorcidas são muito comuns, e vários pacientes as discutem na terapia. Alguns exemplos incluem:

- "Eu sou a pessoa mais azarada do mundo. Nada dá certo na minha vida."
- "Ele morreu por minha causa. Se eu estivesse lá, ele ainda estaria vivo."
- "O universo está me punindo."
- "Deus está me punindo pelos meus pecados."
- "Se eu acreditar que ele morreu, não vou sobreviver."
- "Se eu pensar sobre isso, estarei brincando com a sorte."
- "Se eu disser isso, de repente vai ser real e não vou sobreviver às minhas emoções."
- "Se eu me permitir sentir esta dor, vou ficar paralisado."
- "Se eu expressar minha dor, não sobreviverei às minhas emoções."
- "As pessoas só estão fingindo que se importam. Na verdade, elas não dão a mínima."
- "Nunca fico feliz. Estou sempre triste."
- "Vai ser sempre assim."
- "Nada de bom vai acontecer comigo de novo."
- "E se eu estivesse lá? A culpa é minha que eles partiram."
- "Isso pode acontecer de novo. E se todo mundo de quem eu gosto morrer?"
- "A vida não faz sentido."

Dá para ver como esses pensamentos são normais e compreensíveis, mas são distorcidos e impedem a pessoa de processar o luto. O próximo exercício vai ajudá-lo a reconhecer suas crenças distorcidas e a transformá-las em crenças positivas que ajudarão na sua recuperação do luto.

EXERCÍCIO: LIDANDO COM CRENÇAS DISTORCIDAS

Reserve um tempo para examinar suas crenças. Você tem alguma crença que esteja te levando a resistir à perda? Anote-as no seu diário.

Procure a fonte dessas crenças e reflita se elas não passam de suposições que você fez. Pergunte-se:

- "O que me leva a acreditar nisso? Em quais suposições isso se baseia? Essas suposições estão corretas?"
- "Por que sinto a necessidade de me apegar a essas crenças?"
- "Quais são as consequências de evitar a realidade da minha perda?"
- "Qual é o custo de imaginar que a realidade poderia ser diferente?"
- "Quem estou protegendo com o pensamento mágico?"
- "Existe uma maneira certa de sofrer?"
- "O que eu recomendaria a um amigo que está resistindo à realidade de sua perda? Eu o encorajaria a aceitá-la?"
- "Por quais crenças positivas posso substituir minhas crenças distorcidas?"
- "O que eu gostaria de pensar sobre a minha perda?"

Considere a possibilidade de se permitir desenvolver novas crenças que possam te auxiliar a assimilar a perda e a processar o luto. Tudo bem mudar de ideia e se adaptar.

CAPÍTULO 5
FRAGMENTAÇÃO PELO LUTO
Curando o coração

E assim o coração se partirá, mas sobreviverá, ainda que fragmentado.

LORD BYRON

Uma amiga que perdeu o pai 25 anos atrás me disse que sentiu como se "tivessem arrancado seu coração do peito" ao lidar com o luto. Já ouvi descrições de perdas que apontam para a manifestação física da dor no coração, como "uma dor insuportável no coração", "uma facada no coração", "um peso no coração", "uma pedra no coração" ou "uma trama emaranhada que sufoca o coração". Nossa linguagem de luto retrata o impacto devastador da perda em nosso coração.

A conexão entre a dor e o coração não é apenas metafórica. Como vimos no Capítulo 3, embora pensemos nas emoções como algo intangível, elas são, na verdade, fisiológicas e "vivem" no corpo. As emoções — para os fins deste capítulo, vamos nos concentrar nas emoções do luto — têm origem no cérebro, comandadas pelo sistema límbico (a área responsável pelas respostas comportamentais e emocionais), e são influenciadas pelos sinais do nosso coração-cérebro (que explicarei mais adiante). Conhecer a inter-relação entre o coração e o bem-estar emocional e aprender a regular esses sentimentos são fatores importantes na recuperação da perda.

Os exercícios deste capítulo se baseiam em pesquisas no campo da neurocardiologia, no estudo dos circuitos neurais do coração e seu papel no bem-estar emocional, bem como na minha experiência no tratamento do luto. Apresentarei ferramentas para que processe suas emoções de luto e exercícios para que regule seu estado interior por meio da conexão com a inteligência e a intuição do seu coração.

Entendendo o coração

O coração é muito mais do que apenas um órgão físico que nos mantém vivos. Nos últimos trinta anos, pesquisas mostraram que o coração tem seus próprios circuitos neurais independentes, com neurônios, neurotransmissores e proteínas, muito semelhantes ao cérebro, que o permitem que responda de forma autônoma, aprenda, tome decisões e sinta.[1] É verdade que, quando estamos apaixonados e em um estado de apreço e gratidão, nosso coração está cheio e atinge um estado de "coerência cardíaca".* Quando estamos sofrendo pela perda, nosso coração fica partido e em estado de "incoerência fisiológica".[2]

---

* A coerência cardíaca é um estado de sincronização entre o ritmo cardíaco, a respiração e o sistema nervoso autônomo, promovendo equilíbrio emocional, redução do estresse e melhoria da saúde física e mental. [N. T.]

O ritmo do coração é refletido no nosso estado emocional, com sentimentos positivos, como amor, compaixão e apreciação, desativando a nossa resposta de luta ou fuga e aumentando a atividade do sistema parassimpático para ajudar no descanso e na digestão, fatores importantes para processarmos o luto. Quando estamos em incoerência cardíaca, podemos entrar em estados emocionais negativos, como medo, preocupação e angústia, que prejudicam nossa saúde mental e nossa recuperação do luto. É por isso que alguns dos sintomas mencionados no Capítulo 3, como arritmia e dores no coração ou no peito, são características comuns do luto. A conexão entre o ritmo cardíaco e as emoções é simbiótica, com as emoções estimulando as respostas físicas do coração e vice-versa. Aprender a autorregular a resposta do coração à dor da perda é uma valiosa prática de autocuidado que ajudará a promover seu bem-estar emocional e sua saúde mental.

A SÍNDROME DO CORAÇÃO PARTIDO

Não há evidência mais clara da ligação entre o coração e o luto do que o impacto da perda sobre o órgão. A "síndrome do coração partido" é real, como a cirurgiã cardiopulmonar Nikki Stamp explica em seu livro *Can You Die of a Broken Heart?* ["É possível morrer de coração partido?", em tradução livre].[3] Quando a perda é intensa, o cortisol liberado pela resposta de luta ou fuga pode desligar o sistema cardiovascular e levar a um ataque cardíaco ou insuficiência cardíaca. Você deve se lembrar de Debbie Reynolds, estrela de Hollywood que morreu por um acidente vascular cerebral (provavelmente devido ao coração partido) no dia seguinte ao da morte de sua filha, Carrie Fisher (a Princesa Leia de *Star Wars*).

A CONEXÃO CORAÇÃO-CÉREBRO

Estudos de neuroimagem descobriram que o coração tem uma inteligência própria, com 40 mil neurônios que se comunicam com o cérebro e com o corpo de quatro maneiras — neurologicamente com o sistema nervoso do cérebro, bioquimicamente por meio de hormônios, biofisicamente por meio dos batimentos cardíacos, e energeticamente por meio de campos eletromagnéticos. O sistema cardiovascular do coração se comunica com o sistema límbico do cérebro e com o corpo,[4] e é um fator importante na nossa experiência emocional e na qualidade da nossa resposta ao luto.

A comunicação entre o cérebro e o coração é bidirecional, ou seja, os sinais do cérebro chegam ao coração e vice-versa. Os sinais do sistema nervoso autônomo (SNA) do cérebro se comunicam com os neurônios do coração que detectam a pressão arterial, a frequência cardíaca, o ritmo cardíaco e os níveis hormonais.[5] Esses sinais do SNA estão envolvidos na regulação do coração. No entanto, a maioria dos sinais vindos do nervo vago, que conecta o cérebro ao coração (e ao sistema digestivo), são de natureza ascendente, o que significa que o coração envia mais informações ao cérebro do que o cérebro envia ao coração.[6]

Pesquisas sobre a variação da frequência cardíaca mostraram que as pessoas com maior variação tendem a apresentar maior bem-estar emocional do que aquelas com baixa variação. Ainda não se sabe ao certo por que isso acontece.[7] A variabilidade da frequência cardíaca é medida em termos do tempo entre cada batimento cardíaco. Isso é controlado pelo SNA e, como já vimos, esse sistema ativa a resposta de luta ou fuga aos estressores ambientais. Quando o modo de luta ou fuga é ativado constantemente, ocorre uma diminuição na variabilidade da frequência cardíaca;

quando o SNA está relaxado, a variabilidade dos batimentos cardíacos é maior. Um coração saudável bate de forma variável e se adapta ao estresse. A alta variabilidade dos batimentos do coração sugere que o sistema cardiovascular é capaz de responder com eficiência às mudanças no ambiente e aos estressores, mostrando adaptabilidade e resiliência. Pessoas com um ritmo cardíaco saudável apresentam níveis mais baixos de preocupação, ruminação e ansiedade, e em geral têm respostas emocionais mais reguladas.[8] Em 2021, a Escola de Medicina da Harvard publicou um artigo on-line sugerindo que pessoas com elevada variabilidade na frequência cardíaca poderiam ter maior aptidão cardiovascular e ser mais resistentes ao estresse.[9]

Como a perda afeta a função cardíaca

Pesquisas da área médica demonstraram que um estressor emocional traumático, como o luto, pode causar danos físicos ao coração, afetando a pressão arterial, o ritmo cardíaco, o fluxo sanguíneo para o coração e o desempenho cardiovascular.[10] Isso se deve ao aumento dos hormônios do estresse. Se você tiver um problema cardíaco ou está sentindo dores no coração e palpitações, não ignore os sintomas. Procure um médico com urgência para receber os cuidados adequados.

Pela minha experiência, quando a perda é dolorosa, ela se manifesta no funcionamento do coração de várias maneiras, e aprender a se conscientizar dos sinais do seu coração ao sofrimento é um fator muito importante para sua recuperação. A história de Thalia ilustra a importância de se sintonizar com a inteligência do seu coração para processar o luto e regular seu estado emocional e bem-estar.

Thalia veio ao meu consultório em busca de ajuda e orientação para lidar com a perda traumática do marido e da filha mais velha em um acidente de trânsito sete semanas antes. Ela disse que estava com "o coração totalmente partido, estilhaçado em um milhão de pedacinhos, desesperada, desamparada e em um lugar escuro". Sua dor era enorme, o que é compreensível.

O coração dela doía o tempo todo. Thalia se preocupava com a possibilidade de ter um ataque cardíaco ou um derrame. Ela tomou muitas medidas para tentar manter o controle, como escrever em um diário, conversar com amigos e familiares e visitar o marido e a filha no cemitério, e disse que se distrair com suas rotinas diárias habituais ajudava. Mas a dor em seu coração era persistente, e ela queria encontrar uma maneira de sobreviver, não apenas para honrar a filha e o marido, mas para poder estar presente para sua filha mais nova, pois Thalia não queria que a menina ficasse sozinha. Era grata pelo apoio que recebera de seus pais maravilhosos e de seus dois irmãos, que cuidaram muito dela e também ficaram arrasados. A família não tinha espaço emocional para mais trauma e perda. Por isso, ela queria encontrar uma saída com urgência, mas sua dor parecia uma massa escura que pesava em seu peito, além de sentir quase todos os dias em seu coração dores agudas como punhaladas. Seu check-up médico não revelou nenhum problema de saúde cardiovascular, mas a dor se manifestava regularmente.

Dois exercícios foram muito úteis para Thalia no início. Um deles foi a meditação do espaço seguro (página 105) para acalmar a resposta do corpo ao trauma de sua perda. Sugeri que pedisse ao seu coração que lhe enviasse uma imagem de cura, e assim emergiu a imagem de um anjo segurando com amor e profunda compaixão seu coração ferido, curando-o com uma luz dourada. Essa imagem a tranquilizava, acalmava e lhe dava coragem e esperança. Thalia passou a praticar sua visualização do espaço seguro todas as manhãs e noites, e assim as dores em seu coração diminuíram depois de alguns dias e ela começou a respirar um pouco mais fundo.

Encontrar uma forma de regular a resposta física de seu corpo ao luto e visualizar seu coração sendo curado lhe permitiu se conectar às lembranças de seus entes queridos perdidos, um processo que ativou seu sofrimento pela perda, mas que fez muito bem para ela. Em vez de criticar ou reprimir seu sofrimento, ancorada em um novo senso de empoderamento e tranquilidade, ela o observou, encorajada pelo conhecimento de que seu coração era forte, seu corpo era sábio e seu cérebro era capaz de se adaptar a tudo.

Thalia levou muitos meses para processar as emoções de luto, e sua jornada terapêutica poderia ser um capítulo à parte. O que quero mostrar com a história dela é que, quando você se voltar para a inteligência do seu coração e ouvir o que ele tem a dizer, verá sua dor como uma expressão de amor e saberá o que precisa fazer para curá-la. E, ao fazer isso, você se abrirá para um estado de apreço, compaixão e gratidão que aumentará seu bem-estar.

Recuperar-se não é sobre estar em um estado emocional de felicidade o tempo todo. É sobre estar em um autêntico estado de autocompaixão e cuidar de si e de sua dor.

Sabemos que o coração é fundamental na nossa vida e em nossas decisões. Tomar decisões de coração nos ajuda a viver uma vida plena e, quando se trata de uma perda, a sabedoria dele lhe dirá o que precisa fazer para curá-lo. Seu trabalho é escutá-lo.

> ### EXERCÍCIO: SINTONIZANDO-SE COM AS NECESSIDADES DO SEU CORAÇÃO COM UMA VISUALIZAÇÃO
>
> Respire fundo algumas vezes. Quando se sentir bem, feche os olhos e transporte-se para o seu espaço seguro.
>
> Uma vez lá, peça ao seu coração que lhe mostre uma imagem, como o anjo de Thalia, que ajudará a curar as feridas. Essa imagem

pode ser qualquer elemento que ressoe em você e que represente segurança, amor, cuidado, conexão, carinho, valor, apreciação, acolhimento, compreensão, reconhecimento, validação, visibilidade ou cura. Pode ser qualquer coisa — um lugar, um evento ou um encontro imaginário. Confie na sua própria sabedoria para gerar um estado interior de calma e amor-próprio. Quanto mais tempo você visualizar essa imagem, maior será a oportunidade de evocar sentimentos de amor e paz em seu coração e superar sua dor.

Quando conseguir visualizar a imagem com clareza, observe-a. O que você vê? Concentre-se nos detalhes. É uma pessoa específica que ajuda seu coração a se curar? É um encontro com alguém? Um objeto mágico? Há alguma solicitação para que você faça algo para ajudar seu coração a curar sua dor? Não importa o que seja, desde que venha de um lugar de amor e faça sentido para você, pode confiar. Pergunte-se: "Como posso demonstrar amor e apoio ao meu coração? Estou demonstrando amor e carinho a ele? O que está me impedindo? O que meu coração precisa que eu demonstre?".

Imagine-se ajudando seu coração a se curar. Ele faz tudo o que pode para manter você vivo e orientá-lo em sua vida. Demonstre-lhe gratidão e amor. Visualize-se derramando amor e carinho em seu coração e curando suas fissuras.

Pergunte a ele: "O que você precisa que eu ouça?". Ouça-o com amor.

Pergunte: "O que você precisa que eu faça? O que mais posso fazer para demonstrar meu amor?". Ouça e faça o que ele está pedindo. Se o seu coração precisar que você expresse suas emoções, confie nele. Se precisar que você se distraia com alguma atividade revigorante, faça isso. Sintonizar-se com a inteligência do seu coração é um exercício de autocuidado.

Repita esta visualização quantas vezes for necessário. Percebo que este exercício me permite me conectar e me manter conectada com meu coração. Dessa forma, posso cuidar dele e promover um

> senso de empoderamento, alinhamento e autocompaixão, com o coração e a mente conectados para me guiar pelo meu dia a dia. Isso ajuda a me ancorar e a garantir que serei capaz de superar este estágio da minha vida, e desejo o mesmo para você.

Entendendo a conexão entre as emoções e o coração

É claro que, à medida que você se conecta com as feridas do seu coração e evoca compaixão por si mesmo, as emoções do luto virão à tona, e às vezes com uma intensidade avassaladora. Isso é normal, pois o luto saudável deve ser uma experiência corporal, manifestando-se como emoções no sistema nervoso, no cérebro, no coração e no corpo. Apesar da intensidade, aprender a processar suas emoções é indispensável para direcionar seu estado interior à tranquilidade, apreciação e amor, e para sair do modo de luta ou fuga. É a expressão sincera de suas emoções que define a sua recuperação. Quando tentamos nomear nossas emoções com frieza, usando apenas o cérebro, e não com o coração, a recuperação emocional fica estagnada. Muitos pacientes acreditam que, se pudessem usar a lógica e a razão para processar suas emoções, tudo ficaria bem. Mas não é possível curar a dor, seja devido a uma perda ou a outros acontecimentos da vida que evoluíram para problemas clínicos, como depressão ou ansiedade, simplesmente usando o cérebro lógico para nomeá-las. A mudança vem de expressá-las com o coração, possibilitando o bem-estar psicológico e emocional.

O coração e o cérebro são essenciais para gerenciar as emoções — o cérebro é usado para observá-las e nomeá-las, e o coração, para processá-las e expressá-las.

É comum pacientes profundamente traumatizados chegarem à terapia descrevendo-se como separados de seu corpo e de seus sentimentos. A dor está muito pesada, e eles se desconectaram. Mas a abordagem holística para a recuperação do luto requer aceitar a perspectiva integrada e corporificada da experiência da perda.

As emoções se manifestam como sinais neuroquímicos no cérebro e tornam-se sentimentos quando são conscientemente percebidas e expressas.[11] Não há como separar emoções de sentimentos, ou sentimentos de emoções, mas somos mais conscientes de algumas emoções do que de outras. As emoções acontecem automaticamente, de um jeito tão rápido no nosso cérebro emocional e no nosso cérebro-coração que não temos tempo para percebê-las ou controlá-las. O sentimento do medo, por exemplo, que a amígdala gera e utiliza para sinalizar uma ameaça, só é reconhecido conscientemente depois que o sistema nervoso autônomo já respondeu.[12] É por isso que muitas vezes nos pegamos dizendo que não sabemos o que sentimos nem por que temos esses sentimentos. Esse processo é muito importante porque sugere que nos sintonizar com o que o nosso coração e o nosso corpo estão vivenciando pode revelar a nossa dor.

Algumas pessoas me perguntam às vezes: "Por que temos emoções?". Acho que a resposta é simples: as emoções dão sentido à nossa vida. Sem elas, a vida não teria graça. Seria vazia. Você consegue se imaginar vivendo sem alegria, amor, gratidão ou realização? Ou até medo, angústia, preocupação? As emoções positivas alimentam o nosso estado de apreciação e felicidade e promovem a saúde mental. As emoções negativas nos ajudam a permanecer em segurança. A tensão dessas emoções difíceis nos sinaliza como voltar ao caminho certo para uma vida mais feliz e saudável. Todas elas são úteis desde que sejam devidamente compreendidas. Temos a tendência de tentar ignorar as emoções negativas porque não gostamos delas, mas, no luto, a intensidade das nossas emoções exige que prestemos atenção. Não é possível passar pelo luto sem sentir uma infinidade de emoções diferentes. É completamente compreensível sentir uma profunda tristeza, desesperança, desespero, ansiedade, abandono, revolta pela injustiça da vida ou pelos acontecimentos, culpa, arrependimento, solidão, isolamento e mágoa. Há muitas respostas emocionais à perda, e cada pessoa terá sua própria jornada de luto.

Só será possível se recuperar se você souber como tratar suas emoções. Milhares de pacientes tiveram a saúde mental deteriorada porque reprimiram, sufocaram ou mascararam as emoções negativas e afastaram os sentimentos, trancando-se em um estado perpétuo de desamparo e desesperança.

Aprender a entrar em um estado de apreciação e compaixão é o ingrediente mágico para se recuperar da crise de uma perda. Sem isso, o corpo permanece no modo de luta ou fuga, e a recuperação é impossibilitada porque, quando está nesse modo de sobrevivência, você não consegue acessar seu cérebro racional para refletir e não consegue dar um sentido à sua experiência ou processar as emoções acumuladas em seu coração.

As emoções também são úteis do ponto de vista evolutivo, pois nos permitem perceber, nos adaptar e responder a ameaças e perigos, além de nos possibilitar expressar nossas necessidades práticas e emocionais, bem como construir fortes vínculos sociais para facilitar a nossa sobrevivência. Temos mais chances de prolongar nossa vida se fizermos parte de uma tribo e em um estado emocional positivo.

Embora as emoções variem de uma pessoa para outra, algumas delas, como o medo, a raiva e a tristeza, podem se basear em normas sociais e variar entre culturas.[13] Se o que você está sentindo difere do modo como as pessoas de seu convívio se sentiriam, essa diferença pode ter base em uma dimensão cultural. Por exemplo, por ter sido criada em uma família grega, percebo grandes diferenças entre as culturas grega e britânica — meus amigos e familiares gregos têm mais facilidade de expressar emoções. Quando se trata de revelar as minhas próprias emoções, muitas vezes me pergunto se os britânicos do meu convívio aceitariam meus medos e ansiedades profundos ou se seria melhor mascarar essas emoções negativas para não ser julgada por eles. Vejo esses dilemas discutidos com frequência na minha clínica, e examinaremos a esfera social da perda com mais profundidade no Capítulo 8.

Parece que vivemos em uma cultura que tende a duvidar do valor das emoções. Muitos pacientes da The Grief Clinic passaram a vida inteira reprimindo, sufocando, silenciando e automedicando as emoções. Ser emocionalmente vulnerável, em algumas comunidades, e certamente no mundo corporativo, tem sido equivalente a ser fraco.

Mas todos nós precisamos das emoções, pois é por meio delas e da expressão dos nossos sentimentos que podemos ter uma medida subjetiva da vida. O coração guarda a sabedoria de nossas emoções e pode ser nossa bússola, nos guiando.

REGULANDO AS EMOÇÕES

Regular as emoções negativas e cultivar as positivas direciona a nossa fisiologia para um estado mais harmonioso, no qual o nosso ritmo cardíaco está em coerência e todos os sistemas mentais e emocionais respondem com resiliência.[14] O que você costuma fazer para melhorar sua vitalidade emocional e ter emoções positivas na vida?

É importante perceber suas emoções e se engajar com elas em vez de rejeitá-las. Por se engajar me refiro a senti-las percorrendo o centro do seu coração e o âmago de seu ser. Se você apenas pensar em suas emoções sem se envolver com elas, elas não evoluem, seu bem-estar se esgota e você fica preso, repetindo ciclos mentais e emocionais.

Se você sentir que já expressou seu luto e parece ser emoção demais, lembre-se de que a perda do vínculo ou a dor de viver com ela é profunda e vem de uma fonte infinita de amor. Seu cérebro registrou esse vínculo como eterno, então a ausência dele vai desencadear sofrimento e emoções difíceis por um bom tempo.

É importante reconhecer que algumas das suas emoções negativas estarão menos ligadas a essa perda específica e mais a outras perdas ou estressores na sua vida. É pouco provável que você tenha uma única fonte de tristeza ou dificuldade ao longo de sua jornada.

A questão das emoções é que o coração é um pouco como um caldeirão com tudo dentro, incluindo toda a dor e as experiências emocionais da sua vida, e acessá-lo pode parecer muito pesado. Se for esse o seu caso, não entre em pânico. O exercício a seguir vai ajudar você a lidar com emoções intensas e avassaladoras. O importante aqui é aceitar que aprender a regular suas emoções é indispensável para promover um estado emocional positivo e tranquilo e para manter-se aberto ao sentido e ao propósito de sua vida. Enquanto você estiver em um estado de ansiedade, preocupação, raiva, desesperança e desespero, não terá como encontrar um sentido para sua experiência ou evocar a esperança de um futuro com propósito.

Recuperar-se, contudo, não implica não sentir emoções negativas. Significa aceitar *todas* as suas emoções, tanto positivas quanto negativas, nomeando-as, expressando-as e reconhecendo que você tem a possibilidade de escolher como lidar com elas.

Pergunte-se: "Eu resisto às minhas emoções ou as aceito?". Para curar sua dor, você deve se conectar com tudo — corpo, coração e mente — em um estado emocional baseado em abertura, gratidão e compaixão.

Muitos fatores afetam a maneira como você sofrerá o luto, mas um dos mais importantes está relacionado à sua história pessoal e, particularmente, às suas experiências anteriores de emoções positivas e negativas. Os neurocientistas sugerem que nosso estado corporal — nossa cognição corporificada e nosso estado interior — é criado pela experiência de emoções agradáveis (recompensas) ou desagradáveis (punições) na infância, e os exemplos que tivemos na infância determinam a maneira como lidamos com as emoções e os comportamentos mais tarde na vida.[15] Assim, por exemplo, se aprendeu na infância que emoções negativas são ruins e foi repreendido por seus cuidadores por expressá-las, você terá aprendido a mascará-las, julgá-las, reprimi-las e fingir que elas não existem.

Você está permitindo a sua dor ou resistindo a ela? Você tem uma decisão importante a tomar. Tentará, consciente e ativamente, entender suas emoções e expressá-las como sentimentos? Cabe a você escolher como responderá — como lidará com suas emoções, como contextualizará seus sentimentos, qual história criará sobre eles, quais lições aprenderá e o que fará com eles: se vai reprimi-los, escondê-los, julgá-los ou expressá-los. Só você pode sentir seus sentimentos e escolher como lidar com eles.

É seu direito se capacitar para navegar pelas suas emoções com amor e gratidão por seus sentimentos. Para isso, você deve resistir a vê-los através de lentes críticas e negativas. Por exemplo, se estiver passando por um divórcio, pode enfrentar a tristeza de duas maneiras: positivamente, em um estado de compaixão e autocuidado, ou negativamente, em um estado de rejeição e autocrítica. A primeira opção vai ajudá-lo a processar seu luto em um estado de gratidão pelo seu bem-estar.

Reações e pensamentos positivos

- "Não vou afastar a dor do meu divórcio. Vou enfrentá-la com autocompaixão."
- "Reconheço que não há problema em ficar triste e sei que posso cuidar de mim mesmo e, com o tempo, me sentirei menos triste."
- "Ainda terei os bons momentos que vivemos juntos e posso me lembrar de que nem tudo foi ruim."
- "Agradeço à pessoa que era minha parceira, pois aprendi com seu amor a me amar melhor."
- "Tenho amigos e pessoas ao meu redor que me ajudarão a superar isso."
- "Vou explorar as origens das minhas lágrimas."
- "Aceito que vai doer, ouvirei o que o meu coração tem a dizer e lhe darei o que ele precisa para se curar."

Reações e pensamentos negativos

- "Não vou falar sobre isso com ninguém, porque vão pensar que fracassei."
- "É tudo culpa minha e o tempo que passei com a pessoa foi um grande desperdício da minha vida."
- "Eu gostaria de nunca ter conhecido a pessoa."
- "A vida perdeu todo o sentido para mim."
- "Nunca mais vou encontrar o amor."
- "Estou nessa posição porque não fui bom o bastante."

Perspectivas negativas como essas são obstáculos à sua recuperação, porque você só evocará desesperança e medo ao pensar assim e acabará criando mais tensão em seu corpo, desregulando seu coração e sua saúde mental.

Resistir à compaixão significa permanecer com desesperança, se isolando e com sentimentos de solidão e raiva. Sua tarefa prioritária nesta jornada em direção à recuperação é manter um estado interior de compaixão. Você precisa se dispor a abraçar a autocompaixão. Entre em sintonia com suas emoções, valide-as, fale sobre elas dando nome aos sentimentos e busque pensamentos que ativem a compaixão.

Lembre-se de que não nos definimos pelas emoções. Elas são uma expressão da experiência atual e estão continuamente em fluxo. Como vimos, os sentimentos são uma ferramenta que permite medir os níveis de felicidade. Eles não são uma medida do mérito ou do valor de alguém como um ser humano. É fácil cair nessa armadilha, e é uma lógica equivocada que tem o poder de esgotar a saúde mental. Se estiver triste ou deprimido com a sua experiência, isso não significa que você não vale nada como ser humano e que deve jogar a toalha. Significa que você é um ser humano e que seu sofrimento é um convite para se cuidar, cuidar do seu coração e das suas emoções a fim de encontrar a felicidade e a paz novamente.

Concentre-se no que você *pode* controlar e melhore a maneira como se sente, escolhendo deliberadamente seus pensamentos. Uma das consequências da interconectividade entre cérebro e coração é o poder de moderar e regular a intensidade do luto, controlando o foco mental. A cada momento, temos duas escolhas. Ao decidir focar no que se perdeu e ansiar por mudar a realidade, apenas evocamos desamparo, raiva, frustração, ansiedade, depressão, preocupação, angústia, medo, isolamento, solidão, tristeza, desesperança, decepção e desespero. Isso é inevitável, pois não se pode mudar a realidade, o que nos coloca contra limites existenciais imutáveis; e a recuperação, nesse caso, é impossibilitada.

A segunda opção é nos concentrarmos nas boas lembranças de quem ou o que foi perdido, evocando inevitavelmente sentimentos de tristeza e pesar, mas aceitando a realidade da perda, valorizando sua experiência, tendo autocompaixão e aprendendo importantes lições com o que o coração tem a ensinar sobre como gerar paz e felicidade novamente.

No luto, as emoções serão sempre intensas, negativas e dolorosas. Recuperar-se implica aprender a sentir essas emoções com autocuidado, expressando-as em um estado de abertura, autocompaixão e autoapreciação. Dessa forma, torna-se possível ouvir o que o coração tem a dizer sobre o que pode ser adequado e apropriado para você no futuro.

Se estiver em um estado de desamparo e desesperança, você não poderá se curar porque não conseguirá dar ouvidos à sabedoria de seu coração sobre como é possível voltar a ter uma vida significativa e com propósito. Em um estado negativo, expressar todos os sentimentos parece inútil, porque você não está em condições de refletir sobre o propósito e o valor deles, afinal, estará no modo de luta ou fuga e seu cérebro reflexivo estará desligado.

A conexão entre nossas emoções inconscientes, a inteligência do coração sobre elas e a capacidade do cérebro de ajudar seu coração ou resistir ao que ele tem a dizer é fundamental para a recuperação do luto.

A expressão emocional por meio de choro, seja de dor, tristeza, desespero ou raiva, alivia o estresse cardiovascular e ativa o sistema nervoso parassimpático. Esse processo nos acalma, regula as nossas emoções, nos tranquiliza e reduz o sofrimento emocional.[16] O choro é uma parte essencial do luto. Não é um sinal de fraqueza, mas de processamento da dor. Ao deixar as lágrimas fluírem, a intensidade das emoções diminui e você expressa seu amor por quem ou pelo que perdeu.

ALFABETIZAÇÃO EMOCIONAL

Alfabetização emocional é a capacidade de nomear nossas emoções e entender como elas se relacionam com outras emoções. Por exemplo, é provável que, quando sentimos medo, um sentimento que envolve o luto, também experimentemos várias outras emoções, como rejeição, impotência, insegurança, ansiedade e sentimentos de temor, preocupação e submissão.

Cada uma dessas emoções está associada a várias outras. Por exemplo, a rejeição também pode nos levar a nos sentirmos isolados, inadequados ou abandonados. A submissão pode nos fazer sentir insignificantes, inertes e passivos. A insegurança pode estar associada ao sentimento de inferioridade, apreensão e insegurança. A ansiedade pode fazer com que nos sintamos nervosos, oprimidos, angustiados. O medo pode nos deixar assustados, aterrorizados ou em pânico. A preocupação pode nos deixar tensos, distraídos e inquietos.

Quando nos conectamos a uma emoção, ela se liga a outras, e é importante entender o que está acontecendo para podermos interpretar o que elas estão sinalizando para nós. Quando compreendemos nossas emoções, somos capazes de contextualizá-las e de manter uma perspectiva saudável sobre como lidar com elas. Quando temos muitas emoções não processadas e sentimentos não expressos, caímos em um estado de desesperança e desamparo, o que contribui para a deterioração da saúde mental. É importante sentir-se seguro, ter confiança na sua interpretação das emoções, saber a diferença entre realidade e fantasia e sentir que tem o poder de decisão sobre sua perspectiva e como ela molda suas emoções e sentimentos. Se você estiver enfrentando um transtorno mental que o faz questionar suas emoções, como transtorno de personalidade paranoide, transtorno de personalidade limítrofe, transtorno de personalidade esquiva, transtorno de personalidade narcisista, esquizofrenia paranoide ou problemas psicóticos de saúde mental, recomendo entrar em contato com um profissional para garantir o apoio necessário nesse estágio de sua recuperação.

No exercício a seguir, você entrará em sintonia com suas emoções do luto e colocará algumas dessas ideias em prática. O objetivo é te levar a uma jornada rumo ao equilíbrio e à recuperação.

EXERCÍCIO: CONECTANDO-SE AOS SEUS SENTIMENTOS DE PERDA

Passe um tempo desacelerando a respiração e, se precisar regular a fisiologia do seu corpo, vá para o seu espaço seguro por alguns minutos até se tranquilizar.

Quando se sentir bem, observe o que surge emocionalmente para você. Pergunte-se: "Quais emoções eu sinto no meu corpo e o que carrego no meu coração?". É comum as pessoas sentirem emoções como dor, tristeza, ansiedade, medo, pânico, solidão, falta de sentido na vida, arrependimento, culpa, para citar apenas algumas. Seja qual for, registre-a em seu diário. Não tenha pressa para encontrar as palavras certas que expressam o sentimento associado a cada emoção. Seja o que for, está tudo bem. Aceite o que vier como um aspecto válido de sua perda.

Ao fazer isso, você poderá começar a sentir emoções no coração e no corpo. Se não se importar, deixe-as viajar por seu corpo por quanto tempo quiser e que for necessário. Normalmente as emoções se dissipam depois de serem reconhecidas, nomeadas, expressas e, portanto, liberadas, e nos sentimos aliviados do fardo delas.

Se preferir apenas observar seus sentimentos por enquanto e lidar com eles quando houver mais disposição, você pode voltar a este exercício em outro momento. Emoções avassaladoras são uma parte normal da recuperação do luto e é importante sentir-se em segurança e com apoio ao mergulhar no processamento delas.

Se você se sentir triste, tudo bem. Permita-se sentir essa tristeza. Ela mostra que você ama aquilo que perdeu e deseja uma felicidade que não tem no momento.

Seja qual for o sentimento que você descobrir e expressar, como é senti-lo? Do que se trata realmente? Qual é a dádiva dele para você? Todas as suas emoções de luto mostram o que você precisa processar, como precisa aceitar e normalizar seus sentimentos e usá-los como sinais para reconstruir a sensação de bem-estar e a saúde mental. Se você sentir um profundo desespero, pergunte-se do que realmente se trata. Como é esse desespero? Com o que ele está conectado? Como posso aliviá-lo um pouco hoje? Ao considerar essas questões, comece a reunir a sabedoria necessária para direcionar suas escolhas na vida.

Abra seu coração e sua mente para seus sentimentos e pergunte-se: "Qual é a pequena coisa que eu poderia priorizar hoje que me ajudaria a sentir que estou me valorizando, que estou acalentando meu coração em meio a essa dor, que estou me cuidando?". Pela minha experiência, isso significa coisas simples, como tirar uma tarde para descansar, priorizar as próprias necessidades, fazer uma boa refeição, sair para uma caminhada tranquila em um lugar bonito, conversar com a pessoa que você sente falta ou honrar seus próprios sentimentos, reconhecendo-os.

Pergunte ao seu coração o que ele deseja que você aprecie e aprenda. Por exemplo, no caso da raiva, o que seu coração quer que você faça a respeito? Que você pare de sentir raiva? Que você confie que vai se curar? Que você perdoe determinada pessoa? Quer que você se ame e deixe de lado sua raiva com compaixão? Seu coração é o seu maior aliado, seu cuidador e, se você se sintonizar com ele por meio do diálogo, descobrirá como superar a tensão das suas emoções de luto.

Seja qual for o sinal, aja de acordo com ele. Se o seu coração sinaliza que você precisa encontrar uma vazão para a sua raiva e, com o tempo, deixá-la ir, passar um tempo sentindo uma conexão sincera com seu ente querido e celebrando a vida dele vai ajudar?

Seu coração precisa que você preste atenção a quê? Ele está sinalizando desejos e necessidades sobre:

- Seu relacionamento consigo mesmo?
- Seus papéis e responsabilidades?
- Sua história?

- Sua perda?
- Suas esperanças, sonhos e aspirações?
- Seu trabalho, sua vida em casa, seus relacionamentos com as pessoas?
- Seus objetivos, propósito e sentido na vida?

Você não precisa resolver tudo o que surgir hoje, mas precisa reconhecer se está sabotando sua recuperação ao resistir às suas emoções e reprimi-las. Deixe o amor fluir. É o amor que vai te ajudar a superar isso.

Entendendo o papel do amor no luto

Acima de tudo, o luto tem a ver com amor. O amor profundo, sincero e incondicional e a perda andam lado a lado. Nós amamos. Nós nos apegamos. Formamos laços e, quando um vínculo é rompido, descobrimos quanto amor incondicional e profundo nosso coração guarda pelo que perdemos. Aprendemos a nos adaptar, a assimilar, a curar, mas somente depois de termos aceitado nossa dor com autocompaixão e amor. O amor é tudo do que você precisa.

Jamais me esquecerei da agonia de Vera, cuja filha morreu aos quatro meses de idade de síndrome da morte súbita infantil. Sua história é de um amor tão puro e belo que demonstra a capacidade humana de recorrer ao amor para curar a perda.

> *Quando a conheci, nada nem ninguém era capaz de consolá-la, como seria de se esperar. Muito menos eu, que não a conhecia nem havia conhecido seu bebê. Buscar sentido nessa perda era impossível; a morte da filha de Vera não fazia sentido algum. O único significado*

possível estava no amor por seu precioso bebê que ela tinha em seu coração e a sintonia com os belos momentos que tiveram juntas, mãe e filha, em seu coração. No entanto, na crueza de sua perda, era difícil sentir qualquer outra coisa senão desespero e devastação.

Minha única função era manter um espaço seguro para que Vera pudesse trazer seu desespero e começar a gerar alguma compaixão por si mesma. Com isso, ela se permitiu falar sobre seus sentimentos. Então meu trabalho foi enfrentar seus sentimentos com ela e pelo menos testemunhá-los. Era o mínimo que eu poderia fazer.

Acontece muito de o desamparo ser tamanho que me pergunto o que posso fazer para ajudar. A verdade é que não posso tirar esses sentimentos dos meus pacientes. Não posso aliviar os sentimentos deles. Em um único dia, posso atender pessoas que sofreram com suicídios, abortos espontâneos, bebês natimortos, divórcios, acidentes, doenças e velhice, e todas essas pessoas têm algo em comum — a dor emocional da perda —, mas não posso fazer nada a não ser compartilhar a humanidade disso, aceitar incondicionalmente o que elas carregam no coração, encorajá-las a encontrar a força interior para expressar seus sentimentos e a curar seu coração ferido, reconhecendo sua dor.

Vera foi imensamente forte e altiva ao processar a dor. Ela levou suas emoções para a terapia todas as semanas e nós as enfrentávamos com aceitação e amor. Foi difícil, doloroso e angustiante, mas, à medida que ela se sintonizava com sua dor, conseguiu superá-la, e, depois de um ano a processando, percebeu que conseguia respirar um pouco mais fundo e sentiu que seu coração estava começando a se curar. Ela pôde voltar a vislumbrar a luz em sua vida.

A visualização que mais a ajudou, e que seu coração pediu, foi uma na qual sua filhinha havia crescido e se tornado uma linda jovem que estava vivendo, realizada, no mundo espiritual, e que recebeu Vera com um abraço e lhe disse que estava bem. Em sua visão, Vera ouviu a filha dizer: "Vivi a vida física que eu tinha que viver e fui amada. O amor que recebi será suficiente para a eternidade. Esse amor nunca morrerá".

Essa visão ajudou Vera imensamente. Deu-lhe conforto e uma maneira de reduzir sua angústia para que ela pudesse seguir com a vida.

Quando amamos, sofremos, mas é o próprio amor que nos ajuda a curar, e nosso coração sabe instintivamente como nos guiar nesse sentido. Reservar um tempo para acolher o amor que você compartilhou com a pessoa ou a situação que perdeu lhe possibilita se curar em um estado de apreciação e gratidão. Gosto de convidar meus pacientes a refletir sobre o amor, a criar uma homenagem que celebre seu significado e a se conectar visualmente com ele em seu coração quando estiverem tristes e desesperados. Ter rituais que mantenham viva a essência desse amor dentro de nós pode ajudar muito na cura.

Criar uma conexão com o amor também nos ajuda a entrar em um estado emocional positivo, o que faz bem para a saúde mental. O amor de fato cura tudo. O que não cura é o medo, o oposto do amor.

No luto, é muito importante reconhecer que você está lidando com dois problemas ao mesmo tempo:

- A realidade da sua perda, que desencadeia a dor pela desconexão daquilo que você já teve e o medo da sua nova situação e do que pode vir a seguir.
- A capacidade do seu coração de amar e ser grato pelo que você já teve.

A escolha parece simples: amor, não medo. Mas quando não sabemos o que fazer com as emoções do luto e esquecemos de nos sintonizar com elas em um espaço de amor e apreço, caímos em um estado de medo e surgem problemas de saúde mental.

UMA JORNADA QUE SE DESDOBRA NO AMOR E NA PERDA

Naturalmente, o luto é uma jornada que se desdobra nos significados de amar e perder, e nada disso é previsível ou linear. Muitos pacientes me perguntam se o progresso deles está sendo "normal". Em seu livro *Sobre a morte e o morrer: O que os doentes terminais têm para ensinar a médicos, enfermeiras, religiosos e aos seus próprios parentes*, Elisabeth Kübler-Ross delineou sua teoria dos cinco estágios do luto.[17] Esses famosos estágios do luto são *negação, isolamento, barganha, depressão* e *aceitação* e foram recentemente revistos e ampliados para incluir *choque, negação, culpa, raiva, tristeza, busca por significado* e *aceitação*. A ideia era descrever as diferentes experiências emocionais que as pessoas enfrentam ao morrer, mas foram deturpadas pela cultura popular para explicar a experiência do luto.

Essas são experiências emocionais que você provavelmente vai experimentar no luto, e todas elas se manifestarão em seu coração e em seu corpo de alguma forma e representarão algum aspecto do que significa amar e perder. Mas, pela minha experiência, elas não são lineares; todas podem ocorrer ao mesmo tempo, e não há como prever quando e com que frequência surgirão. Algumas pessoas passam repetidamente pelos diferentes estágios, enquanto outras processam o luto de forma mais constante e menos intensa. Cada jornada do luto é única, e esperar uma progressão previsível é como querer prever o futuro. Sabendo disso, livre-se das expectativas e enfrente sua dor com compaixão, gentileza e respeito.

O luto surgirá em momentos inesperados, muitas vezes de maneira imprevisível, e é bastante comum atrapalhar seu dia. É absolutamente normal, e nada impedirá que aconteça. A história de Gary ilustra os valores de aprender a se conectar com as emoções do luto, a amar, a encontrar esperança e a abraçar plenamente a compaixão:

> Gary, aos 48 anos, estava fazendo terapia de luto pela perda de seus pais, que haviam falecido com pouca diferença de tempo. Um ano antes de me procurar, sua mãe morrera de uma breve doença, e seu pai, duas semanas depois, de derrame. Seus pais estavam na casa dos 70 anos e estavam relativamente bem e saudáveis até os problemas fatais de saúde.
>
> Ele sentia uma dor profunda no coração com essas perdas. Gary morava no exterior e não passava muito tempo com os pais. Na verdade, quando o pai morreu, Gary estava viajando a trabalho; ele se arrependeu profundamente de não ter passado as últimas semanas de vida do pai com ele e achou muito traumático não ter tido tempo de se despedir.
>
> Gary não conseguia dormir nem se concentrar, e tinha muitas palpitações cardíacas e dores de cabeça. Suas emoções do luto eram complexas, pois estava lidando com mais de uma perda. Ele sentia que não conseguia dividir sua dor — tudo parecia um poço de tristeza dentro dele, e muitas vezes era dominado por pânico, medo, ansiedade, raiva e tristeza. Parecia não haver padrão algum. Envergonhava-se muito de como sua dor estava se desenrolando e não falava a respeito com ninguém no trabalho ou socialmente.
>
> Gary se refugiou no trabalho e, quando seus níveis de estresse aumentavam, as emoções de tristeza surgiam e ele ficava suscetível ao choro. De uma hora para outra, lembrava de suas perdas em lugares aparentemente aleatórios, como supermercados, trens,

reuniões de trabalho, filas. Ele estava exausto e se perguntava por que isso continuava acontecendo.

O primeiro passo para ajudar Gary foi convidá-lo a reconhecer e aceitar que o luto era imprevisível e que, a menos que ele entrasse em um estado de autocompaixão, suas emoções de luto continuariam se repetindo e ele continuaria se sentindo impotente, o que não ajudaria a curá-las. É apenas na compaixão que o sentido e a esperança podem emergir para equilibrar a dor da perda. Nossas conversas exploraram como seria entrar nesse estado, e descobrimos que praticar uma visualização centrada no coração para gerar esse estado interior de compaixão era a melhor prática para ele. Gary reconheceu que seu coração estava muito ferido pela perda repentina de seu pai, e ele se beneficiou bastante da visualização de seu coração sendo curado. A imagem que o ajudou a gerar compaixão pela dor foi a de seu pai colocando as mãos em seu peito e seu coração, irradiando amor e curando suas feridas. Gary adorou essa visualização e recorria a ela com frequência quando sentia que suas emoções de pesar aumentavam.

Quanto mais praticava essa visualização, mais os sintomas físicos do sofrimento diminuíam, as palpitações cardíacas se acalmavam e ele percebia que se sentia menos sobrecarregado e menos em pânico. Gary incluiu pausas de autocompaixão em seus dias, como sair para correr e se conectar com os amigos. E descobriu que, quando se sintonizava com suas emoções, conseguia nomear prontamente os sentimentos que carregava e, ao nomeá-los, conseguia reconhecê-los e depois pensar no que faria a respeito.

Uma das percepções com esse inventário emocional foi reconhecer que o fato de não ter tido a chance de se despedir o enchia de tristeza, então dar a si mesmo a chance de dizer palavras de amor e de despedida ao pai no túmulo o ajudou. Foi algo que considerou significativo e comovente.

Conectar-se com as emoções tornou-se um hábito para Gary. Ele decidiu contar a alguns colegas o que estava aprendendo e descobriu que seus sentimentos de raiva e depressão estavam menos intensos. Descreveu seu luto como um lembrete para viver bem, amar a si mesmo, sua vida e seus pais, e cuidar de sua saúde mental, pensando em suas necessidades e planejando como chegar lá. Foi uma bela jornada de autocuidado e amor-próprio.

Na sua jornada de luto, as emoções, como já vimos, são a sua bússola. São elas que:

- Sinalizam seu amor e seu vínculo com o que ou quem você perdeu.
- Despertam amor, carinho e apoio das pessoas e promovem a coesão social, pois, quando você compartilha sua dor, as pessoas de seu convívio vão querer mostrar amor e carinho por você.
- Ajudam você a honrar e amar a pessoa que se foi, celebrando sua vida, sua contribuição para o mundo e mantendo viva sua memória.
- Destacam o que é importante para você, o que e quem você ama, e o inspiram a buscar uma vida plena, a fazer mudanças significativas em sua rotina e a aprender com os erros.

Acolher suas emoções do luto e entender como elas se conectam ao amor e à perda é um passo importante para a recuperação. Você pode escolher entre registrar suas emoções em um diário, conversar sobre elas com um amigo ou se dar permissão para senti-las quando estiver sozinho.

EXERCÍCIO: RECONHECENDO PELO QUE VOCÊ É GRATO

Costumo recomendar aos meus pacientes que estão tomados pelas emoções do luto que incorporem uma prática de gratidão a seu dia a dia. Isso pode significar reservar um tempo para lembrar pelo que são gratos, ou fazer uma lista do que apreciam e pelo que se sentem gratos e colocá-la no bolso ou deixá-la na mesa ou na geladeira. Reler a lista para sentir o estado emocional de gratidão ajuda muito.

À noite, gosto de escrever duas coisas que apreciei naquele dia e colocar esse bilhete debaixo do travesseiro. De alguma forma, isso me confirma que estou priorizando os fatores da minha vida que me ajudam a superar as adversidades e os momentos difíceis. O que você poderia fazer para criar oportunidades de gratidão na sua rotina?

A seguir, listo algumas ideias que meus pacientes compartilharam comigo:

- Fazer pausas para autocuidado, retiros.
- Praticar atividades físicas e caminhadas.
- Manter um diário.
- Praticar rituais de luto.
- Socializar.
- Pedir ajuda.
- Fazer algo para se distrair que envolva ou seja revigorante.
- Descansar.
- Desfrutar de atividades criativas.

Cultivar esse estado de apreciação e autocuidado é vital para lidar com as emoções de luto — independentemente de quais forem. Quanto mais você estiver em sintonia com a sabedoria do seu coração e capaz de processar e expressar seus sentimentos, melhores serão suas perspectivas de saúde mental e bem-estar.

Nos capítulos anteriores, vimos a conexão entre a perda e o corpo, analisamos maneiras de acalmar as respostas fisiológicas ao estresse, exploramos exercícios que ajudam o cérebro a assimilar a perda e identificamos os pensamentos e crenças distorcidos que podem estar bloqueando a recuperação e como mudá-los. Com base nisso, observamos como o coração é inteligente em relação à perda, e você teve contato com a prática de sintonizar-se com ele para acalmá-lo e curá-lo enquanto expressa e processa as emoções da dor em um estado de compaixão e apreço.

A abordagem holística oferece práticas que conectam mente, corpo e coração com a mensagem clara de que, para se curar e se recuperar da perda, precisamos entrar em um estado de cuidado e compaixão por nós mesmos, pelo coração e pela mente, pois a compaixão promove o bem-estar e a saúde mental. Na terceira parte, nos aprofundaremos mais no luto, explorando o impacto psicológico que ele tem e como se recuperar dele.

parte 3

navegando pela perda e pela recuperação

a redescoberta do bem-estar

CAPÍTULO 6

MEDO NO LUTO
Reduzindo o temor

> *Nunca me disseram que o luto se parecia tanto com o medo. Não estou com medo, mas a sensação é como estar com medo.*
> C. S. LEWIS, *A ANATOMIA DE UM LUTO*

"Não há batimento cardíaco", o médico do pronto-socorro me informou. Eu estava de férias na minha cidade natal, Atenas. Meu voo de volta para Londres partiria em quatro horas e eu estava sofrendo um aborto espontâneo com quinze semanas de gravidez. Jamais me esquecerei do medo que me acometeu no exato momento em que me dei conta de que meu bebê estava morto. Aquele medo me acompanhou por semanas, assim como a dura realidade daquele triste dia. Não importava o que eu fizesse, passei meses sem conseguir me livrar do intenso medo que parecia me acompanhar por toda parte, como uma sombra.

Passei a temer outras perdas, que o próximo bebê não sobrevivesse, e me vi naquele estado inquietante e temeroso de me sentir o tempo todo preocupada porque não havia garantias, ter filhos era arriscado. Pensar e vivenciar isso eram duas coisas totalmente diferentes. Saber que a perda poderia ocorrer a qualquer momento desestabilizava meu estado interior.

Na época, eu não sabia como lidar com o medo e não usei nenhuma das ferramentas sobre as quais escrevi neste livro. Não processei o medo nem sabia o que fazer com ele. Eu me sentia sozinha e desconfortável e me concentrava em me distrair. Compartimentalizei meu medo, em parte como uma estratégia de sobrevivência e em parte para evitá-lo.

Eu era uma jovem mãe, ocupada com um filho de 1 ano e com um doutorado. Eu tive sorte, pois já tinha um filho. Ninguém ao meu redor queria se envolver ou conversar sobre o impacto daquele aborto espontâneo em mim, e ninguém parecia notar meu medo. Eu o mascarei e o reprimi, e continuei com a minha vida. Ele ressurgiu três anos depois, quando, com trinta semanas de gravidez, fui fazer um ultrassom e o médico anunciou inesperadamente: "O bebê está com muito líquido. Provavelmente tem só 24 horas de vida".

O pânico, o medo... foi tudo avassalador. Precisei mobilizar toda a minha coragem e paciência para me manter funcional, seguir em frente e focar em fazer tudo o que eu pudesse para salvar aquela pequena vida. Passei o resto da gravidez com medo. Temendo mais mortes. Sozinha com meu medo. Eu não sabia que reprimi-lo não era a melhor solução. Fiquei tão afastada da esperança e do potencial de ter sorte que tive muitas dificuldades: minha saúde mental ficou instável, meu humor, abatido, meus níveis de energia, baixos. Hoje sei que fui um exemplo de como não lidar com o medo.

Quando minha filha felizmente nasceu, foi difícil acreditar que ela sobreviveria. Meu medo me impactou profundamente.

Levei muito tempo para aprender o valor de enfrentá-lo e para me libertar de seu controle.

A perda traz consigo uma infinidade de sentimentos negativos dolorosos que precisam ser continuamente compreendidos, tratados e processados de alguma forma, e esse será o foco desta terceira e última parte do livro. Em minha opinião, o medo está na raiz de muitos desses sentimentos negativos, e dediquei um capítulo inteiro a ele porque, assim como o amor, o medo é forte e pode persistir. Não quero que você pense que, se fizer todos os exercícios indicados até agora, não vai sentir medo. Você vai sentir. A recuperação não se trata de nunca sentir medo, mas de entendê-lo e aprender a lidar com ele em um lugar de compaixão e cuidado.

Medo no luto

Há muitos tipos de medo no luto: medo do desconhecido, medo de desapegar, medo de perder outros entes queridos, medo da natureza do luto, medo de seguir em frente, medo de perder lembranças, medo da morte, medo do abandono e medo de enfrentar a vida sozinho. Exploraremos muitos deles de forma mais detalhada neste capítulo.

O medo não é apenas uma emoção passageira, mas um aspecto do seu luto que molda a sua perspectiva, seus pensamentos, suas crenças e sua atitude em relação à vida e ao seu luto. Os exercícios deste capítulo oferecem ferramentas para dar sentido ao medo e encontrar uma maneira significativa de se libertar dele.

Pedir que você abra mão do medo pode lhe causar estranheza, mas é claro que digo isso com o mais profundo respeito por você e por sua perda, bem como com esperança em seu futuro.

Uma paciente, Wendy, teve uma reação comum à perda, e sua história mostra o que pode acontecer quando nos apegamos ao medo após perdermos alguém:

> Wendy perdeu sua melhor amiga quando as duas tinham apenas 23 anos. A amiga foi tragicamente morta por um intruso que invadiu seu local de trabalho. Foi um roubo que deu terrivelmente errado, e Wendy ficou muito traumatizada com isso. Vários anos depois de sua perda, com 40 e poucos anos, ela procurou terapia, pois buscava se livrar do medo que ditava sua vida.
>
> Ela passou os últimos vinte anos vivendo em "modo temerário", praticando esportes de alta adrenalina, como paraquedismo, escalada e bungee jumping. A emoção de correr riscos a distraía da dor da perda, e a euforia que sentia mascarava sua dor. Wendy às vezes ficava no topo de arranha-céus chamando a morte para vir buscá-la. Ela não queria morrer; queria mostrar à "morte" que era "indestrutível".
>
> Essas atividades se tornaram uma parte importante de sua identidade, mas, embora isso tenha aumentado sua autoestima, não ajudou a curar sua dor. Wendy disse que "vivia lutando com o medo" — medo de mais perdas, medo da dor, medo da passagem do tempo, medo de não viver plenamente. Ela também ficava "apavorada com conexões íntimas" e com medo de ter desperdiçado a oportunidade de amar.

Uma parte minha se identificava de verdade com a necessidade de Wendy de desafiar a morte, de evitar a intensidade do medo. Mas essa atitude não promove um estado de cuidado e compaixão. Na verdade, faz o contrário — promove um estado de ansiedade e potencial desamparo diante de um medo excessivo, e sabemos que isso não ajuda na recuperação. O medo tem um preço, pois permanece no corpo enquanto não for enfrentado e processado.[1] Veremos como Wendy se livrou das garras de seus medos destrutivos mais adiante neste capítulo.

Só podemos abrir mão do medo quando nos sintonizamos com as nossas lembranças queridas, reconhecemos o nosso amor pelo que perdemos e permitimos que o coração seja o nosso guia. Como vimos no capítulo anterior, respeitar as emoções do luto é uma importante prática de autocuidado, e fazê-lo repetidamente pode reduzir a intensidade do medo persistente. Mas entendo que, se você passou por várias perdas ou se sofreu perdas que estão fora da ordem natural das coisas, como perder um filho ou, pior, perder mais de um filho, aprender a processar o medo será uma tarefa profundamente complexa e pessoal. No caso de algumas perdas, a jornada em meio ao medo é paralisante e exaustiva, e voltar a sentir qualquer alegria pode parecer inalcançável. Se é isso que está enfrentando, seja gentil consigo.

Pode ser assustador, mas entender como o medo surge para você e o que ele está tentando dizer é essencial para a sua recuperação. Confie que, quanto mais você compreendê-lo, maior será a sua confiança de que conseguirá processar sua dor e viver a vida de forma significativa.

Entendendo o medo

No âmago do medo está o pavor do desconhecido. O abismo. O vazio. É exaustivo e solitário. Você está em território desconhecido.

No luto, a paisagem até então familiar da sua vida passou por uma transformação, e viver com a ausência é assustador.

É compreensível ter medo. Perder sonhos, esperanças, planos, rotinas diárias e o futuro esperado de uma vida juntos provoca profundo temor. Se você sentir que o medo está afetando todos os aspectos da sua vida, isso é perfeitamente normal.

Muitos pacientes dizem que têm medo de esquecer o sorriso e a risada de seus entes queridos. É bastante humano temer que, com o tempo, suas memórias possam desaparecer e você não consiga se lembrar dos pequenos detalhes que o mantiveram emocionalmente conectado.

A forma como o medo se apresenta para você é única. Pode ser algo como:

- Não importa o que faça, você sente preocupação e ansiedade, com medo de que coisas terríveis aconteçam.
- Você sente que ninguém de quem gosta está seguro.
- Você resiste a se lembrar da morte, mas vive ciente dela. É como se a morte te acompanhasse tal qual uma nuvem.
- Você tem medo de se sentir assim para sempre.
- Você teme nunca mais alcançar um sentimento de completude.
- Você tem medo de se sentir diferente e distante dos outros.
- Você tem medo de voltar a se conectar e amar.

Todos esses medos são compartilhados com frequência no meu consultório, e eu também posso reconhecer alguns deles em mim. Ao lidar com meu aborto espontâneo e com o trauma de outra gravidez complicada, tive muito medo, o que foi uma resposta normal. A autocompaixão teria me ajudado muito.

EXERCÍCIO: ENTENDENDO O MEDO

Encontre um lugar tranquilo, sente-se junto ao seu diário de luto e observe o seu medo. É importante não ser dominado por ele. Lembre-se de observá-lo em vez de ser levado por ele.

- Como é o seu medo?
- Em que parte do corpo você sente o medo e qual é sua intensidade?
- Seu medo está ligado à perda ou a outros aspectos da sua vida?

Leia a tabela a seguir e a preencha da forma mais honesta possível:

Tenho medo de	Nunca	Às vezes	Com frequência	O tempo todo
Mudanças em funções e responsabilidades				
Isolamento social, abandono, negligência, críticas, rejeição, solidão, afastamento				
Emoções negativas, como culpa e arrependimento				
Nunca mais encontrar o amor				
Perder o amor novamente				
Morte, morrer e a imprevisibilidade da vida				
O desconhecido e o que acontece depois				
Tomar a decisão errada				
Questões logísticas, como ter que mudar de casa ou mudar de emprego				

O que você percebeu? O que mais teme?

Se respondeu "O tempo todo" para a maioria dos itens, recomendo que procure um profissional para não ficar sobrecarregado e oprimido mental e fisicamente pela intensidade dos seus medos.

Reflita sobre o que as suas respostas estão te mostrando em relação às suas dificuldades específicas para enfrentar em seu luto. Lembre-se de que é absolutamente humano e normal sentir esses medos. Pergunte-se como você poderia reconfortar a si mesmo, do fundo do seu coração. Existe alguém que possa entender e tranquilizar você? Alguém que possa compartilhar a experiência de enfrentar o medo?

Lembre-se de que você tem uma fonte inesgotável de amor dentro de si que vai te ajudar a superar isso. Não é possível controlar o que pode acontecer, mas é possível aumentar sua tolerância à incerteza. Não temos como controlar fatores externos, mas podemos controlar como responder a eles e promover segurança interna ao enfrentar os medos e viver bem, apesar deles.

Agora que tem uma compreensão mais clara do que é o medo para você, vamos examinar mais de perto como alguns dos principais tipos de medo podem se manifestar e como lidar com eles.

MEDO DO DESCONHECIDO

Poucas pessoas passam por uma perda difícil sem sentir medo do desconhecido. Lembro-me de quando temia perder meu segundo bebê, e tudo em que conseguia pensar era como seria dar à luz um natimorto. Eu esperava por isso. Eu temia isso. E não queria pensar a respeito. Nem falar sobre isso com ninguém. Na verdade, nunca falei. Somente anos depois, na minha terapia, que descobri o quanto eu tinha me condicionado a esconder o meu medo e a me julgar por isso. Não é fácil enfrentar o desconhecido, e pode ser ainda mais difícil se você estiver sob o domínio da natureza desconhecida e crescente da perda.

Essa é uma parte completamente natural do luto, e é compreensível se preocupar com o que o futuro reserva para você. Você não apenas não tem uma noção clara de como será a sua vida, como também não sabe como sua dor se desenvolverá com o tempo. É assustador e profundamente inquietante.

Não saber como vamos nos sentir daqui a um minuto também é exaustivo.

> *Oito meses depois de perder o marido aos 46 anos para um problema cardíaco crônico, Joan tinha medo de nunca conseguir se libertar da dor da perda. Ela sentia pânico porque sua dor estava "transbordando" em momentos inesperados, como em reuniões e ao deixar os filhos na escola, e se perguntava se estava "enlouquecendo". Claro que não. Aprender a viver sem seu "melhor amigo e alma gêmea" ficou mais difícil com o passar do tempo, e ela sentia uma tristeza tão profunda que estava tendo dificuldade de suportar o medo de nunca se curar.*
>
> *Conversamos sobre como essa reação era inerente ao ser humano e que o medo dela era totalmente compreensível. Ter compaixão por esse medo libertou Joan de sua intensidade. Ao aceitá-lo e normalizá-lo, ela pôde confiar que, com o tempo, voltaria a ver sentido e normalidade na vida, mas que ainda não tinha chegado lá. Ela precisava de apoio, autocompaixão e tempo.*

Se você está preocupado porque não sabe quanto tempo seu luto vai durar, lembre-se de que essa é uma característica muito comum da perda e que precisa ser gentil consigo. Cada pessoa tem o próprio tempo de luto e, seja qual for o seu, aprender a entrar em sintonia com o medo ajudará na sua recuperação.

Muitos pacientes temem nunca encontrar alívio para a intensidade e a dor de sua perda. Mas isso vai acontecer. Dê tempo ao tempo e trate-se com cuidado e respeito, pois este é um momento de transição e mudanças profundas. A autocompaixão é indispensável. Evite se criticar em excesso e colocar expectativas demais sobre si durante essa fase. Você necessita de um ambiente de apoio, compreensão e respeito.

Quando Jordan, de 24 anos, procurou terapia para lidar com a perda da mãe, ele descreveu sua dor como um "medo da vida sem ela". Ele morava sozinho com a mãe e seu mundo desabou quando a encontrou ferida em casa depois de um acidente. Jordan ficou chocado e paralisado pelo medo de perdê-la e, quando ela morreu, três dias depois, ele ficou absolutamente aturdido pela dor e pelo medo do desconhecido. Ele havia perdido a pessoa que mais lhe dava apoio, e agora também perderia a casa, pois a família iria vendê-la.

Jordan mergulhou no trabalho, na esperança de se estabilizar financeiramente. Mas, ao fazer isso, não parou para viver seu luto e não se deu a chance de ouvir o que seu medo estava sinalizando. Ele evitou o medo e passou a se automedicar, bebendo para se entorpecer. Quando evitei enfrentar meu medo, me mantive muito ocupada, me distraindo todo dia, o dia inteiro, para evitar sentir meus sentimentos. Posso ver como isso prejudicou meu bem-estar na época.

A terapia de Jordan tornou-se um espaço em que ele poderia fazer uma pausa para reconhecer que beber para superar a perda não era uma boa prática de autocuidado. Ele sabia que sua dor transbordaria assim que parasse de beber. A perspectiva era assustadora, mas a confiança de que conseguiria enfrentar a situação e se recuperar lhe deu forças para enfrentar o medo. Isso seria psicologicamente pesado, pois significava que ele precisaria assumir a responsabilidade por suas escolhas, mas, ao fazer isso, Jordan se libertou das garras de seu medo. O processo foi significativo e gratificante, e aos poucos ele encontrou equilíbrio interior e força física.

Nossa saúde mental depende da nossa disposição para promover um estado interno de segurança e tranquilidade, mesmo que o mundo exterior seja assustador.

MEDO DE MORRER

Muitas vezes a perda de um ente querido pode nos confrontar com a nossa própria mortalidade, pois nos damos conta da fragilidade da vida e da incerteza do que pode acontecer após a morte.

Confrontar a mortalidade sempre dá medo, mas o que já vi no meu consultório milhares de vezes é que isso também pode nos ajudar a dar mais valor à vida e a viver com comprometimento e urgência, totalmente ancorados no conhecimento de que a vida é preciosa e passageira. Lembrar-se da sua mortalidade pode melhorar a sua vida se você encontrar uma maneira de acolher esse medo com compaixão e cuidado consigo mesmo.

> *James descobriu isso depois de perder três de seus melhores amigos em um acidente de carro, sete meses antes de começar a fazer terapia, e sua jornada para encarar sua mortalidade é um bom exemplo de como navegar positivamente pelo medo.*
>
> *É claro que ele ficou absolutamente arrasado. Não conseguia entender por que havia sobrevivido. "Por que eu?", repetia. James*

tinha 23 anos, e a vida sem seus "melhores amigos" não fazia sentido. Ele se sentia isolado e com medo. Vivia ansioso, preocupado com a possibilidade de mais eventos aleatórios acontecerem e outros amigos morrerem. Ele se preocupava especialmente com dois amigos que estavam com a saúde mental debilitada e temia que eles se machucassem, movidos pelo desespero e pela angústia da perda.

Ele mesmo não conseguia mais dirigir por medo de sofrer outro acidente. Passava a maior parte de seus dias ansioso, achando que nunca mais voltaria a se sentir bem. A fragilidade da vida o aterrorizava e ele se perguntava quanto tempo teria. Não queria morrer, mas se perguntava o que o futuro lhe reservava e não conseguia entender o absurdo de precisar de segurança, mas nunca poder garanti-la. Seu medo era devastador e era muito difícil sair da cama todo dia e viver a vida.

Jordan usava sua terapia para falar sobre a "inutilidade da vida". Seu medo era paralisante, o que era compreensível.

Nossas conversas centraram-se em abrir um espaço para acolher o medo e a morte. Podemos nos precaver, mas não temos como prever o imprevisível. "Está tudo bem até que não está mais", ele repetia.

Tudo o que Jordan queria era poder voltar no tempo e mudar os acontecimentos. Salvar todos os amigos. Ele se perdia no mundo do "e se". Não tinha feito nada de diferente ou incomum naquela noite e o acidente foi um evento aleatório, mas Jordan estava mental e emocionalmente preso no ciclo do "e se". Suas fantasias lhe davam algum alívio da dor, mas na verdade não ajudavam em sua recuperação, porque lhe permitiam resistir à realidade de suas perdas, o que o lançava de volta a um estado de desamparo e desesperança, desencadeando mais medo e angústia.

Ele se dizia "cansado de carregar o peso do medo" e tinha grandes dificuldades de socializar, trabalhar e se cuidar.

Mas o que mais ele podia fazer? Jordan reconheceu que não adiantava se apegar ao medo. E agora? Ele precisava escolher: podia confiar que seria capaz de dar sentido à sua vida, ou se fechar na jaula do medo, afastando-se dos amigos, das viagens, da natureza, da família, do trabalho e do privilégio de estar vivo. Ele passaria o resto de sua vida assim? Era essa a lição que sua trágica perda o ensinaria? A não aproveitar a vida? A permanecer isolado, deprimido, ansioso e sozinho?

Jordan percebeu que tinha um poço profundo de coragem e amor ao qual poderia recorrer. Ele resistiu. Chorou. Gritou e se enfureceu. Sentia-se vazio e perdido. Mas ele evoluiu. Convidei-o a sintonizar-se com a inteligência de seu coração para ouvir o que seu medo e sua dor estavam tentando mostrar.

Ele notou que o medo era sobre nunca mais ver um sentido na vida e reconheceu que tinha poder de escolha sobre isso. Poderia imbuir sua vida de significado, e cabia a ele cultivar essa experiência. Ao sintonizar-se com as mensagens de seu coração, ao aceitar e notar seu medo, poderia mudar sua perspectiva e processar sua dor.

Foi inspirador vê-lo reconhecer que as oportunidades perdidas na vida são muito mais difíceis de suportar do que a culpa. Seu medo o havia convencido de que a vida não fazia sentido, mas Jordan compreendeu que a vida era uma dádiva, e que viver bem significava aproveitar oportunidades de ter uma vida cheia de propósito e realização. Conectar-se. Curar-se. No fim, aprendeu a ter compaixão por seu medo, dialogar com ele e codificar seus sinais e, com isso, encontrou o caminho a seguir.

Seus primeiros passos envolveram aprender a regular o medo quando surgia em seu corpo. Ele fazia um escaneamento corporal (página 56) quase todos os dias para notar onde a tensão estava contida e se perguntava o que estava causando-a. Quando o notava, sintonizava-se com o medo e se perguntava: "O que preciso fazer para me manter em um estado de tranquilidade e paz?". A resposta muitas vezes era sobre criar uma estrutura significativa em seu dia, entrar em contato com um amigo, planejar o futuro e se lembrar de seus valores e de sua apreciação pela vida.

Foi um longo processo, e uma das prioridades de James era encontrar sua paz interior a fim de conseguir dar apoio e estar presente para seus amigos, alguns dos quais enfrentavam problemas de saúde mental.

MEDO DE AMAR E PERDER NOVAMENTE

Esse medo aparece muito em minha clínica. Depois de sofrer a dor da perda, pode ser assustador se arriscar de novo. Mas viver sem nenhum outro vínculo amoroso, especialmente se você está sofrendo a perda de um grande amor, é levar uma vida de grande privação emocional e isolamento. Vamos voltar ao caso de Wendy para ver como seu intenso medo de voltar a amar e perder novamente afetou sua saúde mental e como ela se libertou dessa energia destrutiva.

> Para Wendy, perder sua melhor amiga de maneira tão inesperada em um ambiente que ela supunha ser seguro foi tão traumatizante que ela achava que morreria se voltasse a perder alguém. Então ela ficou presa ao modo de sobrevivência e passou mais de vinte anos exteriorizando seu luto em vez de entrar em contato com ele. Uma grande parte dela sentia que se não corresse o risco de amar alguém, estaria a salvo da dor de uma possível perda. Mas isso fez com que Wendy sentisse que estava desperdiçando sua vida, que ela tinha muito amor para dar, mas ninguém a quem amar, o que gerava sentimentos de solidão e frustração.
>
> Só havia uma maneira de se libertar desse medo: convidei-a a observar a natureza dele — refletir sobre suas verdadeiras origens,

ouvir o que ele estava dizendo sobre a vida e o que viver bem realmente significava para ela. Wendy seria capaz de aceitar sua necessidade de amor? Conseguiria viver sem esse medo de outras perdas, ou ele era sua "rede de segurança"?

Ela analisou sua história e as escolhas que lhe foram apresentadas. Amar ou não? Arriscar-se ou não? Quanto mais refletia a respeito, mais conseguia aceitar que, independentemente do que acontecesse, ela era forte. Não fazia sentido evitar a vida, porque não tinha como controlar os fatores externos, mas podia lidar com sua dor, enfrentar o medo e controlar seu estado interior. O que ela não conseguia suportar era perder oportunidades de se conectar e amar, e ela percebeu que era isso que seu medo estava sinalizando.

Parte de sua recuperação foi aprender a aceitar que era impossível eliminar a possibilidade de mais perdas. Mas o medo de viver sozinha, indefesa e mais perto da própria morte a cada dia que passava era muito pior. Ao se permitir reconhecer seu medo e sua dor, ela também aumentou a confiança de que seria capaz de resistir a qualquer outra coisa que a vida lhe apresentasse, o que a empoderou a viver plenamente. Abrir-se para o amor foi assustador, mas, com compaixão e abertura para refletir sobre seu estado interior, ela conseguiu cuidar de si mesma.

Enfrentando o medo

É importante nunca negligenciar o medo. Se você o observar, poderá nomeá-lo, poderá refletir sobre suas verdadeiras origens, poderá pedir orientação ao seu coração e transformar sua perspectiva sobre o que fazer a respeito, poderá escolher expressá-lo ou compartilhá-lo e poderá proteger seu estado interior para permanecer em paz e esperançoso.

Não tenho a pretensão de conhecer seu medo, mas sei que, se você passar muito tempo o reprimindo, mascarando ou compartimentalizando, ele pode comprometer o funcionamento de sua saúde mental e deteriorá-la. Você pode começar a ter dificuldade para lidar com suas tarefas diárias e com o trabalho, e pode sofrer de ansiedade ou depressão.

Quanto mais evitar o enfrentamento do medo, maiores serão as chances de os gatilhos e lembretes de sua perda provocarem crises intensas de medo. Se continuar bloqueando-o, pode acabar vivendo em um constante estado de preocupação e tendo sintomas físicos como os descritos nos capítulos anteriores, e eventualmente exaurindo sua saúde mental.

Mo procurou a terapia após perder seu irmão de 28 anos em uma longa e dolorosa batalha contra o câncer de pulmão. Ele disse que se sentia desesperançado, com medo e emocionalmente entorpecido. "Não vejo como acreditar que a vida continua", ele me disse. "Eu acredito no paraíso, o que ajuda um pouco, mas não alivia a minha ansiedade. Qualquer coisa pode acontecer. Com qualquer pessoa."

Trabalhar com Mo foi uma jornada de exploração do medo. Ele chegava para as sessões todas as semanas em um estado de pânico, hipervigilância e inquietação. Seu processo de cura foi um desafio, porque ele não via qualquer esperança, nenhuma parte dele era capaz de sentir qualquer senso de segurança no momento presente.

Meu papel não era ditar como ele deveria se sentir, mas entender e aceitar seu estado emocional e mental, ser compassiva com seu medo. Nossas reflexões centraram-se na premissa de que não temos como controlar a morte, mas podemos controlar como abraçamos a vida e como podemos crescer. Podemos evoluir, não importa o que aconteça. Mo gostou da natureza empoderadora dessa perspectiva.

> *Quanto mais ele refletia sobre como o medo tinha reduzido seu potencial de usufruir o momento presente e manter um vínculo significativo com seu finado irmão, mais se abria à possibilidade de voltar a ter uma vida plena. Ele começou a ouvir o que o seu medo estava lhe dizendo: que o tempo é precioso. Que a vida é uma dádiva. Continuar vivendo era uma forma de honrar seu irmão, e encontrar maneiras de homenageá-lo em encontros da família e atos de caridade em seu nome era reconfortante e significativo. Não foi fácil para Mo enfrentar seus medos, mas foi libertador.*

É difícil suportar o medo de uma grande perda. Acontece muito de pacientes me dizerem que não lhes resta mais nada a não ser fazer o melhor que puderem em um mundo absurdo e caótico. Se você se sente assim, não se julgue nem se isole por causa disso. O medo crônico pode levá-lo a "pensamentos catastróficos", perturbando seu processo de luto.

Se a ideia de confrontar seu medo é apavorante, comece com pequenos passos. Busque a ajuda de pessoas em quem você confia e saiba que enfrentar seu(s) medo(s) não significa que você nunca mais o(s) sentirá. O medo volta à tona repetidamente. É normal. Confie na sua capacidade de tolerar isso. Ao entendê-lo e enfrentá-lo, você verá que tem muito amor dentro de si, e que esse é o melhor antídoto para o medo. Temos medo quando nos desconectamos de um estado de amor-próprio. Então, ao confrontá-lo em toda a sua intensidade, agarre-se ao seu poder de resistir a ele e se fortaleça com a confiança em si mesmo. O que você não quer é cair em um estado de medo constante e perpétuo, no qual vive em modo de luta ou fuga, lutando para sobreviver. Como vimos nos capítulos anteriores, isso esgotará sua saúde mental e perturbará sua recuperação do luto. Se isso já estiver acontecendo, reserve um momento para cultivar sua autocompaixão e reconhecer que você é apenas um ser humano e pode precisar de ajuda profissional para superar esse estágio.

Antes de confrontar seus medos, visualize-se abraçando a vida em um estado de amor-próprio, confiança e poder, sentindo-se livre da intensidade do medo. Você consegue se imaginar no futuro, em paz, ancorado no momento presente e feliz com a vida? Visualize-se nesse estado e evoque as emoções de força, sabedoria, capacidade e resiliência diante de toda a dor e incerteza pelas quais você navegou. O poder do seu coração e da sua mente é imenso, e você pode se preparar mental e emocionalmente para essa transição. Gosto de me imaginar enfrentando calmamente meus medos e me sentindo forte, empoderada, otimista e perspicaz. Você consegue se visualizar em um estado como esse?

Se sente que o medo está muito presente em seu corpo, dedique um tempo para reduzi-lo fazendo os exercícios do Capítulo 3. Lembre-se de que você não é o único a sentir medo. Todo mundo o enfrenta em algum momento da vida. Você não está sozinho e vai dar tudo certo, não porque o mundo e a vida são de alguma forma previsíveis, mas porque você confia na sua capacidade de se adaptar, de dar sentido às circunstâncias mais sombrias e difíceis, e de viver bem, no momento presente, aconteça o que acontecer.

Ofereça-se afirmações de autoconsolo e reconfortantes, como "Tudo bem eu me sentir assim" ou "Eu me permito ser gentil comigo mesmo hoje". Alguns preferem recorrer ao seguinte mantra:

Estou em segurança agora. Estou bem. Eu me sinto em segurança com sentimentos de amor.

Prometa-se fazer uma pausa para cultivar a autocompaixão se necessário, e que fará isso pelo tempo que precisar. Lembre-se de que você pode fazer a sua pausa de autocompaixão ao ar livre. Saia para uma caminhada de autocuidado. Descanse. Tome uma xícara de chá quente. Converse com um amigo. Passe um tempo se lembrando de seu ente querido.

Com a atitude certa, você vai superar isso.

Se o medo ficar intenso demais, pratique a respiração do "espaço seguro", faça uma pausa para a autocompaixão e retorne ao seu trabalho interno quando sentir disposição. Se não quiser passar por isso sem companhia, pense em quem pode ajudá-lo nessa fase. Se precisar falar com um profissional, é totalmente compreensível.

Cuide-se e dê cada passo com atenção, amando-se e respeitando o tempo da sua recuperação. Você vai chegar lá.

EXERCÍCIO: INICIANDO UM DIÁLOGO COM O MEDO

Quando se sentir em um estado de paz, abertura e reflexão, encontre um local tranquilo para iniciar um diálogo consigo sobre o seu medo.

Imagine dois lados seus conversando sobre a sua atitude em relação ao medo. Um lado é o seu eu compassivo e centrado no coração e o outro é o seu eu temeroso. Visualize seu eu compassivo fazendo as seguintes perguntas ao seu eu temeroso:

- Do que você tem medo? Você tem alguma prova para confirmar essa perspectiva?
- Ela se baseia em suas suposições ou você está usando sua história e suas experiências para prever o futuro?

- Você tirou conclusões precipitadas?
- Você está exagerando ou catastrofizando?
- Você está tirando conclusões generalizadas a partir de um evento específico?
- Qual é a probabilidade de esse medo se concretizar?
- Você está assumindo a responsabilidade por eventos ou pessoas que estão além do seu controle?
- Você está se culpando por não ter controle sobre fatores externos?
- Você está esperando que alguém chegue para resolver seu medo ou lhe dê segurança?
- Você acredita na sua própria benevolência, mesmo que enxergue o mundo como caótico e inseguro?

Nesse diálogo, o seu eu compassivo é um guia tranquilizador e positivo que apresenta continuamente o ponto de vista de que você tem muito mais poder do que imagina. Que você é capaz de aprender a observar seu medo, a fazer escolhas que lhe deem uma sensação de crescimento e positividade. Mesmo em circunstâncias nas quais nada parece bom, você pode optar por se valorizar com amor em vez de medo.

Lembre-se que ninguém além de você é responsável pelo que sente e pensa. Pensamentos catastróficos e causados pelo pânico permitem que seu medo cresça. Então, pare de se concentrar em pensamentos negativos que induzem o medo. Culpar a si mesmo, se for o que estiver fazendo, não é autocompassivo nem amoroso.

Pergunte-se qual pensamento positivo e de amor-próprio te tranquilizaria hoje.

Você está perdido em pensamentos do tipo "e se"? Se for o caso, concentre-se nas suas boas lembranças e no que significa para você viver bem.

O que você descobriu? Qual dádiva está escondida no seu medo?

Se preferir, dê um nome ao seu medo. Como ele se chama? Personifique-o. Humanize-o. Qual é a aparência dele?

Agora veja esse medo corporificado como um aliado. Alguém na sua vida que está tentando te ajudar, mas que faz isso em um estado de pânico. O que o seu medo está tentando te avisar ou do que está tentando te proteger?

O que o seu coração quer? Com o que você precisa se sintonizar ou o que precisa fazer para reduzir a intensidade desse medo?

Quais pensamentos você precisa ter para se libertar das garras do medo?

Talvez você precise fazer este exercício muitas vezes, especialmente quando o medo estiver presente.

Pequenas ações ajudam muito. Olhe para além de si mesmo se achar que não há esperança, apenas medo. Pela minha experiência, ajudar outra pessoa pode lembrá-lo de que todos somos apenas seres humanos, e estender a mão para aliviar o sofrimento de alguém tem um enorme valor para fazer deste mundo um lugar um pouco melhor.

Libertando-se da culpa

É normal sentir emoções negativas durante o luto, mas a culpa tende a acorrentar você ao medo. Muitas vezes a culpa está relacionada à experiência dos outros, pela qual você assume a responsabilidade.

> *Isso me lembra de Christine, que tinha quase 50 anos e não estava conseguindo desempacotar as caixas quando mudou de casa*

depois que o marido morreu de ataque cardíaco. Ela passou meses na casa nova com caixas empilhadas na sala de jantar. Christine não sabia o que fazer com as coisas do marido. Ela empacotou todos os pertences dele que não conseguia deixar para trás e levou consigo. E depois não conseguiu abrir as caixas.

Seus filhos, que tinham 20 e poucos anos e estavam ocupados com os estudos, se ofereceram para ajudá-la seis meses depois. Ela ficou furiosa com eles e disse que não queria a "interferência" de ninguém.

Na terapia, Christine ficava em um estado de raiva e resistência, rechaçando todas as tentativas de conexão. Eu não a julgava, mas não queria que ela passasse o resto da vida resistindo à sua nova realidade, recusando-se a superá-la e perdendo a oportunidade de aproveitar a vida.

Seu conflito interno era enorme. Ela argumentava comigo dizendo que havia mudado. Sim, ela se mudou de casa, mas não era dessa mudança que eu estava falando. E não estava funcionando. Nada a libertava porque sua resistência interna estava sempre presente.

Levou meses até ela conseguir se libertar da "culpa e da vergonha" que estava carregando. Ela havia "ignorado" as queixas de dor no peito do marido no dia anterior ao de sua morte e se arrependia profundamente de não ter corrido com ele para o pronto-socorro. Ruminava sobre ter ignorado as dores no peito dele achando que não passavam de uma indigestão. "Eu o decepcionei", ela repetia constantemente, e nada que eu dizia mudava sua perspectiva.

A única coisa que funcionou com Christine foi convidá-la a refletir sobre suas intenções naqueles últimos dias da vida de seu marido. Qual era a intenção dela quando decidiu não correr com ele para o pronto-socorro? Ela nunca tinha pensado nisso, e, quando percebeu que havia agido por amor, sua atitude mudou. Ela explicou que, quando tentou tranquilizá-lo, não queria ser dramática, pensar no pior ou estragar o dia de folga dele. Uma visita ao pronto-socorro nunca é agradável, e Christine realmente achava que não era algo sério. Nem ele. Foi um erro não intencional com repercussões imprevistas.

Christine precisou cavar fundo para aceitar isso. Ela passou horas se perguntando se o marido não estaria vivo se ela não tivesse sido tão ingênua e insistido em alguns cuidados médicos. Não havia como saber disso, e ela teve que se libertar das garras da culpa e reconhecer que seu relacionamento com o marido havia sido conduzido e imbuído de amor, e a morte repentina e precoce dele não mudou esse fato. Ela poderia e ainda iria amá-lo, mas também precisava amar e valorizar a si mesma. Ela não estava morta, e viver em estado de culpa e medo não estava fazendo bem a ela.

Christine decidiu desempacotar as caixas com as coisas do marido. Chorou. Convidou seus filhos para ajudar. Juntos, eles choraram e riram, compartilhando histórias do pai; depois sentaram-se na mesa e jantaram em aceitação pelo acontecido. Foi difícil, mas deu a todos uma chance de crescer além da perda.

CULPA E VERGONHA

Às vezes, a culpa e a vergonha estão interligadas. "Sinto muita vergonha porque fiquei muito aliviada quando ela finalmente faleceu", disse Ruth, que estava de luto pela perda da sua mãe, cuja morte foi dolorosa, afogando-se em seus próprios fluidos no hospital. Sentimentos de vergonha e culpa são normais.

No entanto, se não forem processados em um estado de aceitação e compaixão, levarão a comportamentos impulsivos, como beber, automedicar-se, drogar-se e comer em excesso, e talvez até altruísmo e autossacrifício extremos, como tentativas de se anestesiar ou de se sentir melhor sem processar os sentimentos e aprender com eles.

A única maneira de se livrar da culpa e da vergonha é fazer as pazes consigo. Se precisar pedir desculpas, peça. Assuma a responsabilidade pelo que é seu por direito. Concentre-se no que parece certo para você.

Pode ser útil se visualizar libertando-se do fardo da culpa e da vergonha e imaginar os sentimentos que isso evocará em você. Permita-se se aceitar.

Reconheça que, se você se condenar a viver em autocrítica, nada de bom resultará de sua dor. Você não apenas perdeu o seu ente querido como está resistindo a criar uma oportunidade de se curar, de aprender com os desafios da vida e de tirar o máximo proveito do tempo que lhe resta. É um enorme desafio, mas se recuperar requer superar o luto com o coração aberto.

A autocompaixão é indispensável. Trate-se com gentileza e compreensão. Reconheça que você é apenas humano. Pare de se acorrentar a expectativas irreais e de alimentar sua culpa.

EXERCÍCIO: LIBERTANDO-SE DA CULPA

Libertar-se da culpa no luto pode ser uma tarefa complexa e emocionalmente difícil.

Tente escrever uma carta a si mesmo, expressando sua culpa e fazendo quaisquer pedidos de desculpas que quiser. Permita-se total sinceridade nessa carta. Você não precisará fazer nada com ela. Basta escrevê-la. Reconheça como a culpa o beneficiou até agora e reflita sobre o que você aprendeu. Reflita se isso ajudou alguma outra pessoa. Reconheça que você fez o que pôde com o nível de consciência que tinha até então, com o que você sabia na ocasião e com os recursos disponíveis naquele momento.

Conclua sua carta aceitando o perdão e comprometendo-se com algo que você pode fazer para entrar em um estado de calma, paz e amor por si mesmo.

Esperança: o antídoto para o medo

Na recuperação do luto, não se espera que você abandone o que e quem é importante para você. Mas você precisa abrir mão de seus medos. Como já vimos, algumas coisas não podem ser consertadas, só podem ser carregadas. O luto é uma dessas coisas. Mas se você carregar o medo, ele vai te sobrecarregar e sabotar seus esforços para abraçar a vida.

Deborah James, também conhecida como "Bowelbabe", foi uma ativista do câncer maravilhosamente perspicaz e fundadora do Fundo Bowelbabe para Pesquisa do Câncer no Reino Unido (Bowelbabe Fund for Cancer Research UK), e escreveu belas palavras no leito de morte sobre a esperança. Sua mensagem, no livro *How to Live When You Could Be Dead* ["Como viver quando você poderia estar morto", em tradução livre], foi simples:

> *A esperança não é algo que simplesmente acontece — é algo que você deve buscar ativamente e cultivar, e ao qual deve se agarrar obstinadamente quando encontrar até mesmo o mais ínfimo ponto de apoio, mesmo nos momentos mais sombrios. Acredito piamente que a esperança traz força; quanto mais esperança você tiver, maiores serão as chances de continuar se levantando quando o vento parar de bater nas suas velas.*[2]

Nunca se desapegue da esperança. Viva com ela. Nela. Mantenha-se em conexão com ela. A esperança é a última que morre. Nunca subestime o valor da esperança. É o que vai te ajudar a reduzir o controle que o medo pode estar desempenhando em sua vida. Alimenta sua mente, seu coração, seu corpo e sua alma.

É uma emoção da qual todos nós precisamos. Principalmente quando fomos machucados pela vida.

Se você perdeu a esperança, lembre-se de que, onde quer que você esteja, seja lá o que a vida colocou no seu caminho, sempre existe a possibilidade de algo bom acontecer. Você nunca sabe quando alguém novo pode entrar em sua vida. Quando algo positivo pode acontecer com você. Para você.

Gosto de me lembrar que a vida não está apenas acontecendo *comigo*, mas *para* mim e *através* de mim. É um alento saber que os ventos da boa sorte e da paz podem vir a qualquer momento. Abraçar a esperança vai ajudar você a manter a força e o equilíbrio e vai te guiar para aproveitar as oportunidades que a vida lhe trará para ressoar com seu propósito e seus valores.

O medo esgota o seu bem-estar emocional, e acolher a esperança é a melhor maneira de se sustentar com compaixão e apreço durante esse período de dor e tristeza. A esperança não apenas vai te nutrir, como também vai evocar um estado de paz e apreciação de si e de sua vida.

Tendemos a acreditar na voz do medo, e a maioria de nós privilegia inconscientemente o pior cenário, ao mesmo tempo que desconfia dos sinais de esperança. Isso é compreensível, porque o seu pior cenário pode realmente ter acontecido. Mas a sua recuperação da perda e sua libertação das garras do medo exigem que você confie no seu potencial de cura, de amor e de crescimento.

Enfrentar o medo e a dor não significa "contornar" ou "deixar para trás", mas "atravessar". É sobre reconhecer a dor, encará-la e permitir que ela o transforme. A transformação não apaga a dor, mas a transforma em crescimento pessoal e resiliência. E a dor da perda, assim como o amor, é uma prova da sua capacidade de conexão, um lembrete de que sua existência é significativa em muitos aspectos.

EXERCÍCIO: ACOLHENDO A ESPERANÇA

É mais fácil abrir mão do medo quando você consegue acolher a esperança e o amor e evocar um estado de autocompaixão. O medo vai ressurgir. É normal. Seu trabalho é reconhecê-lo, confrontá-lo, dar-lhe um sentido e libertar-se de suas garras.

Não tenha pressa e comece a encontrar os aspectos positivos que você pode tirar com sua experiência. Pergunte-se: "Quais qualidades meu medo me permitiu desenvolver? Por exemplo, fiquei mais focado, mais resiliente, mais paciente?".

Eis algumas sugestões para você considerar. Meu próprio medo me permitiu desenvolver maior resiliência, paciência, compaixão, coragem, autoconsciência, gratidão, flexibilidade, desenvoltura, empatia, conexão, autenticidade, autoconfiança, autoestima e independência.

Agora, pergunte-se: "Como o que estou aprendendo está ajudando os outros? Como a minha experiência me tornou uma pessoa melhor e mais sábia?".

Quando sabemos que a vida pode dar muito errado, nós mudamos. Ficamos mais sábios. Mais amorosos. Você pode ser um exemplo fantástico para as pessoas de sua vida. Você pode brilhar intensamente. Você pode ser um farol, iluminando o caminho para aqueles que ainda estão presos na própria escuridão. Você pode ser uma inspiração caso se levante, sintonize-se com a esperança e se desapegue do medo e do abismo da perda.

CAPÍTULO 7

DESNORTEAMENTO NO LUTO
Reconstruindo sua identidade

*Você voltará a ser completo, mas nunca mais será o mesmo.
Você nem deveria ser o mesmo, nem vai querer ser.*
ELISABETH KÜBLER-ROSS E DAVID KESSLER

Quando conheci Frances, ela havia perdido a filha de 22 anos em um acidente de trânsito algumas semanas antes. Ela não havia perdido apenas a filha, mas também a si mesma.

Frances se sentia vazia. Perdida. Desconectada e quebrada. Cada dia era uma luta. O terrível trauma a abalou profundamente, e seu "coração se despedaçou até virar pó". Ela não tinha nenhum senso de coerência, nenhuma identidade. Por muito tempo, sentiu que não tinha papel ou propósito algum na vida. Ser mãe tinha sido seu "tudo", seu "mundo". Ela passava horas no túmulo, conversando com a filha perdida. Pedindo ajuda. Orientação. E sentia-se abandonada quando nada acontecia. A dor era insuportável.

Quando procurou terapia, perguntava-se se conseguiria sobreviver ao trauma. Se havia alguma esperança de conseguir se reconstruir e encontrar uma maneira de suportar a profunda tristeza de sua perda. Sentir-se desconectada de seu eu habitual era *completamente compreensível. A perda de um filho é devastadora para qualquer mãe ou pai, e o trauma é profundo.*

Sentir como se uma parte sua tivesse morrido com a perda é totalmente compreensível. A sensação de não saber mais como ser você mesmo e temer nunca mais ser o mesmo são respostas humanas a uma perda devastadora.

"E agora? Por que eu? O que fazer?" serão perguntas que girarão na sua cabeça. Sua identidade precisa ser reconstruída e leva tempo para juntar suas partes fragmentadas em um todo coerente. É possível que esteja se sentindo assim há muito tempo. Ou pode ter apenas começado a jornada, pois sua perda é recente. Este capítulo apresentará três passos simples para ajudar você a reconstruir sua identidade e promover um relacionamento amoroso e significativo consigo.

A maneira como a perda afeta nossa relação com nós mesmos é outro aspecto profundamente pessoal do luto. Nem todos sofrerão a perda de identidade. Uma amiga que perdeu o marido descreveu as poucas mudanças que percebeu. Ela continuava sendo quem era. A mesma pessoa. Seus papéis e deveres haviam mudado, mas ela se sentia a mesma. Caso não esteja passando por isso, sugiro que reflita sobre o quanto é compassivo com você e como nutre seu relacionamento interno.

Se você tem uma relação ambivalente consigo e oscila entre se aceitar e não se aceitar, os exercícios desta seção lhe oferecerão um roteiro para reforçar a autoaceitação e, em consequência, melhorar seu bem-estar. Mas não existem soluções rápidas. Não tenha pressa. Leve o tempo que for necessário. Procure apoio e se aprofunde nos exercícios quando sentir que tiver recursos suficientes. Não force. Respeite o seu tempo.

Passo I: Entendendo a sua identidade

Se a sua perda abalou o seu senso de identidade, saiba que é completamente normal. A perda da identidade é aterrorizante porque altera a percepção de quem se é, como se vê no mundo, o tipo de ajuda que procura e as escolhas que se faz. A perda da identidade pode ser um processo invisível e ocorrer ao longo de muitos anos.

Uma grande perda pode forçar você a fazer uma grande mudança e sofrer muitas perdas secundárias, como ter que abrir mão de antigos papéis e responsabilidades e assumir novos.

Você pode descobrir que as maneiras como costumava se descrever deixaram de fazer sentido. Por exemplo, se estiver passando por um divórcio ou se tiver perdido seu cônjuge, não poderá mais responder que seu estado civil é casado ou que faz parte de um casal. Se tiver perdido seu único filho, precisa pensar duas vezes ao se apresentar como mãe ou pai a pessoas que entrarem em contato. Se tiver perdido um irmão, talvez sinta que sua posição na família mudou e que você precisa se adaptar a dinâmicas diferentes. Se tiver perdido os seus pais, pode se sentir órfão. Nossa identidade evolui continuamente, e a maneira como a perda mudará a sua identidade será muito pessoal para você.

A identidade é moldada por vários fatores, mas principalmente pelas suas crenças e percepções sobre:

- Quem você é.
- Seus valores.

- Suas escolhas.
- A história que você conta para si mesmo sobre você.
- O que você acredita que os outros pensam de você.

É comum ignorarmos a conexão que temos com nós mesmos. Tendemos a nos concentrar nas interações com os outros e nos esquecemos de nutrir nosso relacionamento conosco. Na minha visão, esse é um grande fator que contribui para muitos problemas de saúde mental. Negligenciar sua ligação interna significa se esquecer de cuidar de si, o que, pela minha experiência, cria um ciclo no qual experiências difíceis geram tensão no corpo e promovem o desamparo e a desesperança. Esse ciclo pode ser rompido quando nos voltamos à nossa interação interna e observamos onde e como estamos negligenciando essa importante relação.

Quando reflito sobre o meu relacionamento comigo mesma, posso ver como ele mudou e evoluiu na minha vida adulta. Aos 20 e poucos anos, eu era muito mais rigorosa comigo. Eu não pensava duas vezes antes de me criticar e tinha menos empatia por mim. À medida que amadureci, próxima dos 50 anos, tenho muito mais apreço por mim mesma e tenho consciência de como a minha jornada através da perda mudou minhas prioridades na vida. Agora, cultivar os relacionamentos é muito mais importante. Tornei-me bem mais empática comigo mesma, aprendi muito e sei que ainda tenho muito a aprender com a realidade deste mundo.

O relacionamento de Leena consigo mesma também mudou com a experiência da perda:

Leena procurou a terapia cinco anos depois de perder a mãe. Ela tinha 15 anos quando a mãe morreu e se sentia "ok". Ok não é um sentimento, é claro, mas foi essa a palavra que ela usou para indicar que tinha conseguido seguir em frente. Ela mergulhou nos estudos. Entrou na faculdade. Encontrou um namorado com quem tinha um bom relacionamento. Tinha uma vida social agitada. E tinha uma visão para o futuro: queria se casar e ser professora. Ela adorava a ideia de trabalhar com crianças do ensino fundamental.

Mas não se sentia bem consigo mesma. Ela estava sofrendo com pesadelos horríveis, e por isso passou a evitar dormir e estava exausta.

Leena não contou isso a ninguém e "fingia" que estava tudo bem, mas por dentro se sentia desconectada e "bastante fechada". Ela se descreveu como um "robozinho sem sentimentos". Às vezes queria fugir de tudo e de todos, apesar do amor que sentia pelas pessoas. Isso não fazia sentido para ela, e assim começou a ficar muito preocupada.

Leena era uma mulher incrível — inteligente, carismática e afetuosa, mas em muitos aspectos estava alheia a si mesma. Eu esperava que a terapia fosse um santuário seguro onde ela pudesse se encontrar e curar a devastação que havia passado os últimos anos absorvendo.

Ela me disse: "Tem um vazio dentro de mim e parece que está crescendo. Parece que está me sugando". A morte de sua mãe roubou sua identidade. Quem era Leena de verdade? Ela não era mais a filha de sua mãe. Ou era? Sua mãe estava morta. Ela não tinha certeza. Sentia que não passava de um grande vazio. Estava perdida.

Ela dedicava muita energia para mascarar seu isolamento e desorientação. Não queria preocupar ninguém com sua angústia. Mas, para se curar, precisava enfrentar esse sentimento. Precisava compartilhá-lo. Ver o que isso estava tentando lhe dizer. Foi difícil e muitas vezes assustador. Será que ela escolheu o curso errado? Será que passou esse tempo todo mentindo para si mesma?

Parte do que ela havia internalizado foi a sensação de que ninguém fez nada nem lhe ofereceu ajuda na escola. Ela só contou a uma amiga no dia seguinte à morte de sua mãe e presumiu que o diretor da escola informaria os professores e a turma dela, mas parece que ninguém mais ficou sabendo. Ninguém conversou com ela a respeito do que aconteceu, o que foi profundamente solitário para seu eu mais jovem. Ela chorou na terapia diante dessa realidade.

Poucos meses depois da morte da mãe, uma professora substituta, que "não era muito gentil", aparentemente ficou "irritada" com Leena por "se emocionar" durante um exercício de interpretação de texto. A professora pediu que ela fosse ao banheiro para "se recompor". Ser "expulsa" foi humilhante para ela, "uma rejeição total" de seu luto.

A maneira como as escolas lidam com o luto daria um livro inteiro. O que observo é que frequentemente os professores reagem exageradamente, acionando orientadores e avaliadores psicológicos de imediato. Essa reação nem sempre é apropriada, pois a mensagem que passa para a criança ou jovem é: "Não sabemos o que fazer com você" ou "Achamos que há um problema com você".

No caso de Leena, os professores foram ao outro extremo e ignoraram o luto dela, o que também não ajudou muito. Há um equilíbrio delicado entre demonstrar a regulação emocional, com empatia e compaixão, e sinalizar a necessidade de encaminhar o aluno para apoio profissional. Nunca saberemos o que a professora de Leena estava pensando e por que foi tão dura com ela. Infelizmente, ninguém foi atrás da garota. Ela passou uma hora chorando sozinha, confusa e ansiosa. Até que outra professora, que a viu chorando, a abordou e sugeriu que conversasse com o orientador da escola, que lhe disse que ela provavelmente deveria *contar ao pai, o que ela nunca fez.* Preocupá-lo com seus problemas era a última coisa que Leena queria fazer. Ela nunca mais falou com o orientador da escola porque sentiu que ele tinha tentado "consertar" sua dor em vez de acolhê-la, fazendo-a sentir-se isolada e excluída.

A oportunidade de demonstrar compaixão e proporcionar a Leena uma experiência restauradora em relação a isso a ajudou a se voltar para si mesma e a amar aquelas partes de si que se sentiam tão negligenciadas e abandonadas. As pessoas sofrem muitas perdas e devemos ser sensíveis a suas feridas internas.

Grande parte do meu trabalho com Leena foi ajudá-la a descobrir sua identidade em meio ao luto. A visão de si mesma como a filha mais velha independente, que sempre manteve a família unida, levou Leena a nunca expressar sua dor. Ela era a adolescente que não preocupava a família com suas angústias e tristezas, dizendo a si mesma que, se pudesse enterrar sua dor de alguma maneira, seu pai ficaria aliviado, e ela achava que poderia passar por isso ilesa. Grande parte da maneira como Leena sintetizou sua identidade estava ligada a essa perda, que precisava de cura e liberação.

EXERCÍCIO: EXPLORANDO A SUA IDENTIDADE

Entender como foi o impacto da perda na sua identidade vai ajudar você a restaurar o seu ser como um todo. Mas isso requer tempo. É possível que você fique sensível, e é essencial respeitar seu ritmo. Ofereço as sugestões a seguir para convidá-lo à reflexão.

Este exercício tem três passos:

Passo I: Reconheça e observe seu relacionamento consigo
Anote suas respostas para as perguntas a seguir:

- Como você descreveria seu relacionamento consigo antes da perda?
- Como a perda afetou seu relacionamento consigo e os papéis que você costumava desempenhar?
- Os novos papéis e responsabilidades afetam a sua percepção pessoal e da sua identidade?
- Você tem sentimento de culpa, vergonha ou inadequação em relação a seu ser?
- Como esses sentimentos afetam sua autoestima?
- Qual é a sua atitude em relação à sua pessoa?

Passo 2: Entenda o impacto da perda em sua identidade

Escreva uma ou duas frases curtas para descrever como sua perda afetou você, seu relacionamento interno e sua identidade. Depois de fazer isso, releia sua(s) frase(s) e reflita sobre o que cada palavra evoca em você no que diz respeito à sua identidade e à sua perda.

Por exemplo, pouco tempo atrás, escrevi em meu diário:

> Eu sofri a perda da minha saúde, e isso roubou a minha paz interior, a minha segurança, a minha identidade como uma mãe saudável, o meu otimismo em relação à vida e a minha liberdade de socializar quando me der vontade.

Aprofundando a reflexão, considerei o que cada palavra evocava no contexto da minha perda. Eis o que veio à tona:

Eu: Evoca muita solidão. O fato de ser a única pessoa que conheço com problemas de saúde crônicos me dá a sensação de ser estranha e diferente, como se de alguma forma eu tivesse sido escolhida pelo universo.

Percebi que tinha levado essa perda para o lado pessoal e estava me julgando e me perguntando se tinha feito algo para merecê-la. Acho que não. Eu precisava me libertar dessa perspectiva.

Sofri: Essa palavra sinalizou solidão e tristeza.

Eu me sentia abatida, e tudo bem. Eu precisava aceitar isso. Validar o sentimento. Saber que faz parte da natureza humana. E deixá-lo viajar através de mim.

Perda: Me assustou. Vejo muito sofrimento no meu trabalho e me protegi presumindo que isso não aconteceria comigo, que eu estava imune. É claro que não.

Eu precisava ter compaixão pelo meu medo, e não resistir a ele.

Minha: Por que eu?

Eu precisava aceitar que "Por que não eu?" era uma pergunta igualmente válida. Cabia a mim encontrar uma maneira de navegar por isso de forma positiva. Será que conseguiria? Eu não fazia ideia. Passei muito tempo me sentindo sozinha, assustada e cansada devido à perda da minha saúde.

Saúde: Essa palavra evocava o luto. Dor e medo diante da perda da saúde. Viver com a ausência, a escassez.

Enquanto estava nessa energia, eu não estava bem. Eu precisava ver que, embora não tivesse minha saúde, não precisava ter uma mentalidade de escassez. Nada me impedia de buscar o crescimento, a sabedoria e as práticas que me dariam momentos de saúde e alegria. Isso significava assumir a responsabilidade pela minha atitude em relação a mim mesma e à minha saúde. Essa etapa do exercício me levou a avaliar profundamente como eu valorizava e cuidava da minha saúde física e mental. Sempre fui muito boa em encorajar e ajudar os outros a encontrar sua saúde, mas não tão boa em priorizar a minha. Percebi que eu poderia me valorizar mais se permitisse que minha dor viajasse através de mim.

Roubou: Essa palavra me colocou em contato com a questão fundamental: do que eu estava me privando? Eu estava me roubando da energia do amor ao me isolar, me fechar e me retrair socialmente?

A resposta era "sim". Foi um aprendizado enorme para mim.

Eu poderia continuar indefinidamente com as minhas percepções sobre cada palavra que registrei no diário, mas, como você pode ver, refletir sobre o que suas palavras evocam te ajuda a revelar sua identidade.

Passo 3: Tome medidas para promover um relacionamento positivo consigo

O que você aprendeu ao passar por isso? O que você precisa priorizar para ter um relacionamento positivo consigo?

Por exemplo, no meu caso foi:

- Aceitar que perdi minha saúde e buscar me conectar com pessoas que entendiam essa realidade.
- Dar valor a mim mesma, apesar dos meus problemas de saúde. Não usar a perda da saúde como uma medida do meu valor.
- Notar quando eu estava sendo desdenhosa comigo mesma ou me julgando.
- Garantir que meus problemas de saúde não se transformassem na maneira como eu definia minha identidade.
- Dedicar tempo a projetos que se conectassem com minhas paixões, que promovessem uma identidade positiva e me permitissem assumir funções e responsabilidades das quais eu gostava.

Quais são as suas prioridades? Você vai precisar verificar e refletir durante muitas semanas para responder a essa pergunta.

Se ainda assim você não conseguir encontrar respostas claras, pratique a meditação centrada no coração (veja a página 92) e se visualize ouvindo o que seu coração tem a dizer. O que você precisa fazer para priorizar e curar seu relacionamento interno? Como isso se relaciona com o que você quer? Como você pode fazer isso acontecer?

Se ainda se sentir com algum bloqueio, imagine-se conversando com seu futuro eu sobre as mudanças significativas que você fez e que ajudaram a promover uma vida significativa. Imagine avançar vinte anos e conhecer a si mesmo. Onde você está? Como é a sua vida? Quais mudanças você precisou fazer no seu relacionamento consigo para chegar lá? Pode parecer difícil saber, mas use a sua imaginação. Você precisa ser mais gentil consigo, mais sintonizado com suas necessidades emocionais ou físicas, mais consciente do que dá propósito à sua vida, ou mais comprometido em concentrar sua energia nos aspectos de sua vida pelos quais você tem paixão, que te motivam a sair da cama de manhã? Você se lembra do que valorizava e sonhava na infância? Sobre o que o seu eu mais velho gostaria de avisá-lo hoje? Escute-o.

Recomendo que fique de olho na maneira como cultiva um relacionamento positivo consigo todos os dias. Você se coloca no fim da sua lista de prioridades? Você critica as suas necessidades? Procure maneiras pelas quais você não cultiva o seu relacionamento consigo mesmo e com a sua identidade.

É muito importante para a sua saúde mental e para a recuperação do luto acolher a si mesmo — e todas as suas necessidades relacionadas à sua identidade — com abertura, compaixão e dando valor a si e à sua vida.

Continue refletindo: como seria se valorizar e se amar dessa forma? O que você estaria fazendo? Como seria a sua vida? O que você quer? Você é aberto e encorajador consigo mesmo em relação a esses desejos? Você está resistindo ao seu relacionamento positivo consigo mesmo ou está cultivando esse relacionamento?

Passo 2: Abraçando a autoaceitação

Sua saúde mental é diretamente determinada e impactada pelo seu relacionamento com você mesmo e pela sua autoestima. É essencial gostar de si e se valorizar. A vida tem mais sentido quando você tem uma consideração positiva por si e se alinha com o propósito da sua vida. Isso implica não apenas saber quem você é, mas também aceitar isso.

A aceitação não é um destino, mas um processo constante. É algo que você gera internamente. Você promove a aceitação cultivando uma visão positiva de si mesmo e abraçando a autocompaixão. Trate-se como trataria um bom amigo. Evite a autocrítica e seja empático consigo, reconhecendo que você é um ser humano. Se cometer erros ou tiver dificuldades, isso não deve afetar a sua autoestima.

A autoaceitação implica aceitar quem você é, acolhendo todas as suas facetas, incluindo suas fraquezas, experiências e imperfeições. Se você se tornar muito condicional consigo, nunca sentirá completude. Alguns pacientes temem que se demonstrarem "muita" autocompaixão e autoaceitação consigo, perderão sua essência. Não é verdade. Você ainda vai querer crescer e realizar seu propósito, promovendo a resiliência e a determinação para atingir seu potencial mental, físico, emocional e profissional. Se a perda destruiu seu senso de valor, lembre-se de que você tem o poder de se regenerar internamente.

Comece aos poucos. Envolva-se em pequenos atos de autocuidado todos os dias. Fazer exercícios, ter uma dieta saudável, praticar a atenção plena e meditar, entrar em contato com a natureza e realizar atividades criativas, tudo isso envia uma mensagem de que você se valoriza. Isso melhora a sua saúde mental e o seu bem-estar e o ajuda a entrar em um estado de autoaceitação e autocompaixão. Em alguns dias, sair da cama, escovar os dentes e se vestir será tudo o que você consegue fazer. E tudo bem. Seja gentil consigo mesmo.

Isso me lembra de Sangeet, que aos 60 anos foi forçada por sua empresa a se aposentar. Essa saída inesperada do mercado de trabalho abalou sua identidade e esgotou sua saúde mental. Ela se perguntava que tipo de pessoa viria a ser e como aceitaria essa nova "identidade à deriva".

Aprendi muito trabalhando com Sangeet para ajudá-la a se acolher com respeito e compaixão. Quando impomos condições para nos amar, não promovemos a autoestima ou a autoaceitação, o que significa que não evocamos o estado de autocompaixão que é tão essencial para a nossa recuperação.

Sangeet não estava pronta para abandonar sua carreira. Todos os seus amigos diziam que ela se acostumaria com isso e que era muito bom não precisar mais se esforçar tanto. Mas foi uma enorme perda para ela. Ela se sentia profundamente ameaçada pela expansividade da "idade avançada", de se tornar uma "sombra da pessoa que já foi um dia", de não ter nada que a entusiasmasse.

Para Sangeet, conviver com os colegas, empolgar-se com a correria para terminar projetos, encontrar soluções para problemas complexos e se conectar com novas ideias e pessoas mais jovens eram atividades revigorantes. Agora ela estava completamente perdida. Como isso pôde acontecer com ela? Seu desempenho não estava sendo satisfatório? Uma vida inteira de experiência não fazia diferença para ninguém?

A dor se manifestou como um grande vácuo, um enorme vazio. Ela fez tudo o que pôde para ignorar esse vazio, mas quanto mais resistia, mais intensos eram seu desamparo e desesperança.

Ela procurou a terapia cerca de nove meses depois de se aposentar porque estava "desolada e em queda livre". Nada do que tentou fazer surtiu efeito, e agora ela se perguntava se havia alguma esperança. Não era assim que Sangeet havia imaginado que sua vida seria, especialmente depois de uma carreira tão respeitável.

"Quem eu deveria ser agora? Não tenho interesse em jardinagem ou culinária."

Sangeet estava com raiva e terrivelmente magoada pelo fato de nenhum de seus colegas ter mantido contato depois de sua aposentadoria. Ela se sentiu "descartada", "rejeitada" e "substituída". Sua identidade havia se contraído. Ela não queria viajar, mesmo sabendo que tudo que a esperava em casa era uma sensação de vazio e uma rotina desinteressante. Gostava dos amigos, mas ninguém entendia seu desespero. A maioria estava ocupada com os netos e com a vida doméstica. "Não quero ser o tipo de pessoa que se esconde atrás das tarefas domésticas", ela disse. Seus filhos, já adultos, estavam vivendo suas próprias aventuras, e seu marido era quinze anos mais velho e não sabia o que dizer para "animá-la". E nada a animava.

Sangeet sabia o que havia acontecido com sua identidade, mas não conseguia aceitar. Convidei-a a refletir sobre o que ela queria fazer da vida. O que a ajudaria a se aceitar e a se valorizar mais?

Ela estava sofrendo pela perda da identidade que passou tanto tempo construindo e se julgando em silêncio por sofrer esse "luto".

Foi libertador finalmente expressar e aceitar esse fato. Ela percebeu que era totalmente normal lamentar essa perda.

Seu pai morreu assim que ele se aposentou, aos 65 anos, e ela descobriu que estava sofrendo pela morte dele de novo. Ela tinha guardado essa perda no fundo de sua mente. Era isso que a vida reservava? Velhice e morte? Ela não estava pronta para se entregar a esse destino. Sangeet refletiu sobre como internalizou a aposentadoria e sobre as suposições que havia feito sobre essa nova fase da vida.

Ela enfrentava dificuldades em lidar com a rejeição dos colegas mais jovens, e parte de sua recuperação envolveu reconhecer que ela também estava se rejeitando. Frequentemente, o que desencadeia angústia e dor em nós devido ao comportamento dos outros muitas vezes é um reflexo do que fazemos a nós mesmos.

Quando Sangeet sintonizou-se com sua dor, percebeu que a estava mascarando e que, em algum nível, estava se julgando e se rejeitando. Essa conscientização lhe permitiu aceitar o que havia acontecido e abrir espaço para algo mais em seu coração — uma mudança, uma nova esperança. Ao aceitar a mudança, ela poderia redirecionar sua energia.

Sangeet ficou em terapia por sete meses e refletiu sobre seu propósito. Não estava pronta para se aposentar, então haveria alguma função que ela poderia criar para continuar trabalhando, talvez como consultora? Ela refletiu sobre as implicações de uma nova carreira e sobre o que queria criar em sua vida. Aposentar-se da empresa não precisava ser o fim de sua vida profissional. Então percebeu que o mundo ainda tinha muito a lhe oferecer e que a melhor coisa que poderia fazer por si mesma era se manter aberta e aceitar sua necessidade de aplicar sua criatividade para encontrar novas ambições.

E foi o que fez. Ela entrou em contato com colegas e amigos e os informou que tentaria trabalhar como freelancer, criando alguns *projetos que se encaixavam em sua nova vida. O que a curou foi sua capacidade de sintonizar-se e honrar sua dor, e entender como sua perda afetou sua identidade.*

Aceitar que você não tem escolha a não ser reconstruir um novo eu é fundamental. Por meio da autoaceitação, você pode ter um relacionamento positivo consigo mesmo e com sua vida.

Uma das piores coisas que você pode fazer é se criticar. Muitos pacientes chegam à terapia fazendo várias críticas sobre si. Eles julgam suas estratégias de enfrentamento, suas ações, suas decisões e seu sofrimento. Acontece muito de, no fundo, eles não gostarem de si mesmos. A autocrítica até pode ajudá-lo a superar a crise. Pode te motivar a se empenhar mais para expandir sua capacidade física e mental. Mas não funcionará pelo resto da sua vida. Porque sustentar uma visão negativa e crítica de si te priva de seu potencial de crescimento e significado, e você acabará chegando psicologicamente exausto por se forçar a suportar toda essa tensão negativa.

Se estiver sendo difícil aceitar e valorizar a si mesmo, observe o seu verdadeiro poder de resistência e reconheça que só você está resistindo a valorizar e a gostar de si. Ninguém mais está se opondo a isso. Mesmo que pessoas do seu passado tenham feito você sentir que não era amado ou apreciado, isso não é algo em que você deva (a) acreditar ou (b) continuar reforçando em sua vida.

A dor de ser diferente, de ser rejeitado e de sentir que não é bom o suficiente ou que não é amado é terrível, e não é uma verdade objetiva. Se você continuar agindo como se fosse, certamente sentirá que é. Mas não importa o que as pessoas o levaram a sentir, isso só reflete as limitações e a incapacidade *delas* de demonstrar empatia e compaixão. Isso não significa que *você* não tem valor. É hora de abrir mão desse sentimento para poder se curar.

> **EXERCÍCIO: ABRAÇANDO A AUTOACEITAÇÃO**
>
> O que você pode fazer hoje para demonstrar que se ama, se cuida e se respeita? Pense em como fala consigo e se pergunte se falaria de forma tão crítica com outra pessoa.
>
> Anote algumas palavras todos os dias valorizando a si e sua experiência com a sua perda. Gere um sentimento de amor e cuidado e o direcione para você.
>
> Se precisar, abrace-se com amor. Reconforte-se com um abraço e/ou coloque a mão no coração e tenha pensamentos amorosos como "Eu me valorizo. Eu me aceito. Eu acredito em mim. Eu me aceito".

Passo 3: Reconstruindo a sua identidade

"As coisas que machucam instruem". Atribuída a Benjamin Franklin, essa frase é um princípio que ressoa em mim. Vi milhares de pacientes transformarem adversidades em crescimento e se reconstruírem, ancorados em um senso de propósito e significado. É verdade que a perda nos apresenta importantes lições, como coragem, humildade, humanidade, paciência, autodisciplina, amor-próprio, coragem, compaixão, apreço pela vida, flexibilidade, autoaceitação, para mencionar apenas algumas.

> *A história de Sameer é um lembrete tocante de como reconstruir a identidade é um aspecto importante da recuperação do luto. Ele*

procurou terapia porque estava passando por um divórcio inesperado e vinha tendo ataques de pânico e uma sensação de vazio que "surgiu do nada". Sua identidade como pai e chefe da família, sua "razão de ser", foi despedaçada, pois a sua esposa lhe pediu para sair de casa. Parecia que toda a sua vida tinha desmoronado e ele estava "totalmente perdido". Quando seus amigos tentaram animá-lo com sugestões otimistas como "É melhor assim. Você vai encontrar alguém melhor. Agora você pode aproveitar para se divertir um pouco", nada disso fazia sentido para ele. As sugestões o irritavam porque ele não conseguia fazer o que pareciam esperar.

Embora pudesse aceitar a perda do casamento, Sameer não se conformava com o fato de ter perdido um aspecto tão importante de si mesmo. Seu papel como pai, seu lar e o convívio com a família eram vitais para ele, e Sameer não queria abrir mão disso. Ele descreveu estar furioso consigo mesmo por não ter levado o risco do divórcio mais a sério. Estava desapontado por, de alguma forma, ter decepcionado a si mesmo e a seus filhos. Por não ter protegido a vida que era tão importante para ele. Tinha um medo profundo de nunca mais se sentir completo e positivo. Ele se referia como "um fracasso", o que o privava de esperança e eliminava qualquer clareza sobre o que fazer a seguir.

Na terapia, ele refletiu sobre a percepção que tinha de si mesmo, sobre como havia estruturado toda a sua "identidade" na paternidade e sobre como, com o intuito de atingir seu potencial e se tornar a pessoa que ele desejava ser, sua dedicação emocional e mental à identidade do "pai de família" precisava evoluir. Ele teve que abandonar a versão antiga de sua identidade e construir uma nova, com rotinas diferentes, em uma realidade muito diferente.

Sameer achava "indescritivelmente doloroso" não ver os filhos todo dia de manhã e não jantar com eles. Não queria perder um minuto da infância deles e passar por esse divórcio parecia ter tirado de Sameer tudo o que se empenhou tanto para ter. Ele se sentia assustado, desorientado e emocionalmente exposto.

O desafio de se libertar do apego à sua identidade de "pai de família" exigiu coragem, determinação, esperança, otimismo e abertura. Ele precisava reconstruir uma nova versão de si mesmo, imerso em seu propósito autêntico. Isso significava conversar com os filhos todos os dias por telefone e/ou vídeo para manter contato com eles. Essas conversas foram muito importantes, pois lhe permitiram sentir que ainda poderia ser um pai presente, participando da vida das crianças. Ser um pai ausente, excluído da vida dos filhos, diminuía seu senso de propósito e sua identidade.

A reconstrução de sua identidade aconteceu ao longo do tempo e foi orientada pelo princípio que significava muito para ele: cultivar o vínculo amoroso que mantinha com os filhos, mesmo morando separados. Quando os filhos estavam sob sua guarda, Sameer priorizava as necessidades deles e o tempo de qualidade com a família, concentrando-se em atividades para reforçar os vínculos, como praticar esportes juntos ou realizar atividades divertidas de que todos gostavam, compartilhando interesses e histórias sobre a vida escolar e a vida social dos filhos. Ele deixava claro que os valorizava, que os amava incondicionalmente e que estaria sempre disponível a qualquer momento que precisassem ou quisessem. O que ele pensava e sentia sobre o tipo de pai que era estava totalmente sob seu controle, e isso lhe deu muita força, confiança e motivação para ser criativo e expressivo com os filhos.

Com o tempo, Sameer percebeu que seus medos eram infundados e que sua prioridade era continuar cuidando e interagindo com os filhos em alinhamento com seus valores pessoais.

Quando perdemos nossa identidade, é difícil saber como reconstruí-la. Recentemente, uma paciente me procurou sentindo que perdeu grande parte de si mesma quando sua melhor amiga morreu de repente com um problema cardíaco não diagnosticado. A morte da amiga levou todas as memórias de infância que elas compartilhavam. A perda era dolorosa e, para a minha paciente, reconstruir sua identidade consistia em valorizar o tempo que ainda temos neste mundo e conviver ativamente com amigos e entes queridos para acumular e compartilhar memórias juntos.

EXERCÍCIO: RECONSTRUINDO A SUA IDENTIDADE

Comece aproveitando a oportunidade agora para ponderar sobre os pontos de reflexão a seguir:

"Quando penso no futuro, me vejo como..."

Por exemplo, você se vê como viajante, como alguém que quer ajudar as pessoas a lidarem com as dificuldades da vida, alguém que reconstrói a família e volta a encontrar o amor, ou que encontra uma nova profissão, ou se muda, ou dá esperanças às pessoas, ou se conecta mais ou gera maior riqueza para melhorar a vida...? As possibilidades são infinitas.

O que é mais importante para você agora e indica o tipo de pessoa que quer se tornar?

Se você se sente em estado de perda, com a sensação de peso pela dor da sua perda, lembre-se:

- Quando você era mais jovem, o que imaginava para a sua vida? Quais eram as suas paixões?
- O que você gostaria de fazer antes de morrer?

Refletir sobre como expressar seu propósito moldará sua nova identidade. Pergunte-se:

- O que me dá propósito em meio à minha dor?
- O que quero criar na minha vida agora? Quero me curar, me recuperar, encontrar uma maneira de voltar a rir, me conectar mais, aprender com a vida, ser um amante, esposa, marido, pai, amigo mais presente?
- O que posso fazer para seguir esse chamado? Quais escolhas estarão alinhadas com essa nova identidade?

Faça bom uso de sua perda e a utilize como um trampolim para refletir sobre como você tem o poder de construir uma nova identidade e promover significado e propósito na sua vida. Quanto mais específico conseguir ser, melhor.

Sua identidade está em constante evolução. Quais novas possibilidades você pode criar agora para sentir que está crescendo e evoluindo? Não deixe de se engajar em novas oportunidades. Você não tem como reconstruir sua identidade se não aproveitar as chances de crescer e de mudar. Pode ser que precise se distanciar um pouco e se lembrar das suas paixões no passado.

Pense nos pequenos passos que você pode dar agora para honrar essa nova versão de si mesmo. Se você se sintonizar e ouvir o que o seu eu reflexivo — o seu eu capaz de introspecção, autorreflexão e autoconhecimento — tem a dizer, saberá qual direção tomar.

Não sei quais respostas você encontrará, mas espero que essas perguntas tenham ajudado a revelar possibilidades sobre o que fazer a seguir. Se você sente uma desconexão e distanciamento de qualquer senso de si mesmo e de identidade, procure a ajuda de um profissional. Às vezes, é no diálogo com o outro que nos reconstruímos aos poucos.

CAPÍTULO 8
SOLIDÃO NO LUTO
Construindo conexões

*Uma única pessoa está ausente,
mas o mundo inteiro parece vazio.*

JOAN DIDION

Há uma grande ironia no fato de o luto ser ao mesmo tempo uma experiência humana universal e uma das coisas mais solitárias pelas quais se pode passar. Seu impacto estende-se além do indivíduo, repercutindo nas famílias, nas amizades e nas comunidades de maneiras sutis e profundas. O luto tem o poder de moldar toda a estrutura social da sua vida, desestabilizando seus relacionamentos e alterando a dinâmica entre você e as pessoas do seu convívio.

No luto, é possível se isolar socialmente ou descobrir que estar perto de outras pessoas oferece conforto na familiaridade, uma distração ou um alívio da solidão. Alguns vínculos sociais não sobrevivem ao luto e outros são reforçados pela humanidade compartilhada da perda. Cada história de luto é tão individual e única quanto cada vida, mas muitos tipos diferentes de perda levam aos mesmos desafios sociais.

Este capítulo vai ajudá-lo a navegar por esses desafios. Veremos como lidar com o luto no trabalho, como lidar com as amizades, como ter conversas sobre o luto. Também veremos como lidar com as mídias sociais e o que fazer com as pessoas que não entendem, que insistem em sugerir que você deve tentar "consertar" sua dor em vez de enfrentá-la, e como perdoar aquelas que o magoaram.

Mudanças na sua vida social podem ocorrer de maneira quase imperceptível e ao longo de muito tempo. Por exemplo, você pode sentir que alguns amigos se afastaram ou que colegas ficaram indiferentes à sua dor. Ou o contrário: pessoas que você não conhecia bem lhe deram tanto apoio que você estreita os vínculos com elas. Ou você pode não ter energia para seguir as normas sociais, as coisas que costumava fazer com amigos e familiares perdem o sentido, e você se sente socialmente distante. Muitos pacientes que sofrem perdas se sentem socialmente desconectados, isolados e, de certa forma, estigmatizados, pois a correria da vida moderna não permite que nos preparemos para os desafios de longo prazo do luto. Ouço versões das seguintes histórias repetidamente na clínica:

> "Não reconheço mais a minha vida", disse Helen, que me procurou enquanto enfrentava um câncer de mama e um divórcio. "O dia em que recebi meu diagnóstico marcou o fim da vida que eu conhecia e me vi completamente sozinha. Naquela mesma semana meu marido tinha anunciado que estava apaixonado por uma mulher mais jovem e que estava me deixando. Eu nem tinha tido a chance de contar a qualquer amigo ou parente sobre isso. E então fiquei sabendo que estava com câncer e nem sabia o que dizer. Era demais. Eu não queria que as pessoas tivessem pena de mim, não queria ser a mulher com câncer cujo marido abandonou, e não queria passar o tempo todo falando sobre isso. Contei para

os meus familiares e duas melhores amigas, que foram ótimos. Aos poucos percebi que meus outros 'amigos' pareciam querer se envolver com o drama da minha vida, mas não queriam realmente saber da minha experiência emocional. Sempre que falava sobre a minha desesperança e desespero, eles ficavam me dizendo para ser otimista. Eu me sentia completamente solitária."

Andrea, que estava lidando com o suicídio de seu marido, disse: "Perdi muito mais do que o meu marido. Meus amigos pararam de ligar. Eles me mandam uma ou outra mensagem perguntando como estou, mas não sei o que dizer. Eles não conseguem se identificar com o que estou passando. Minha família quer que eu siga em frente, que continue com a minha vida. Já se passaram treze meses, mas não parece tanto tempo para mim. Não consigo seguir em frente. Sinto muita falta dele. Não tenho como mudar o que sinto. Eu só quero ficar triste e poder sentir minha dor. Outro dia, uma vizinha atravessou a rua, fingindo que não tinha me visto. Acho que ela não sabia o que dizer. A solidão da perda é devastadora. É muito ruim me sentir rejeitada e julgada. Já seria difícil o suficiente sem isso".

Em uma entrevista recente para o The Times, o ator Richard E. Grant refletiu sobre sua experiência de não poder contar com o apoio dos amigos após perder sua esposa, Joan Washington, depois de 35 anos de casamento, para o câncer de pulmão em 2021. Ele descreve a sensação de vazio quando seus amigos atravessavam a rua para não falar com ele: "Se eles acham que vou ter uma crise no meio da rua na frente deles, eu não sei... mas nunca mais vou falar com eles".[1]

Não ter nosso luto reconhecido é profundamente doloroso. Achei inspirador que Richard E. Grant tenha sido tão franco e aberto sobre esse aspecto que continua sendo um tabu e que poucos têm coragem de revelar.

Embora possa parecer exaustivo e difícil, recorrer a relacionamentos positivos é muito importante na jornada do luto, pois você tem a chance de se conectar com as pessoas, expressar sua dor, evocar um estado de autocompaixão e se curar. Nem todo mundo será capaz de demonstrar empatia e compreensão emocional. Isso é complicado por si só. Mas é importante demonstrar autocompaixão e confiar que haverá alguns relacionamentos que vão te nutrir com amor e cuidado.

Como a solidão afeta a recuperação do luto

Você não pode esperar se recuperar em isolamento e solidão. A solidão é angustiante por si só. Pode ser causada pela ausência de vínculos sociais significativos ou pela falta de intimidade e apego nos relacionamentos.[2] Também se constatou repetidamente que esses fatores causam depressão[3] e são precursores de outras condições de saúde mental. No sentido evolutivo, precisamos da proteção do nosso grupo para sobreviver, e a ameaça da solidão é um fator importante da deterioração da saúde mental.

Em muitos casos, a solidão não é expressa ativamente, e as pessoas solitárias sentem-se profundamente desapontadas e magoadas com essa realidade.

> *Annie sentia-se profundamente isolada em sua dor. Ela tinha 48 anos e seu marido havia falecido três anos antes, após uma doença repentina. Seus dois filhos agora eram adolescentes, e seus amigos e parentes pareciam presumir que ela já deveria estar bem. Mas ela se*

sentia muito perdida, sozinha, triste e transtornada pelas dificuldades da vida. Enfrentava problemas financeiros, a exaustão de cuidar dos filhos sozinha, a solidão, a falta de intimidade e conexão humana e o estresse. Sua vida estava longe de ser o que esperava e, apesar de trabalhar duro, ter alcançado a estabilidade e fornecido um lar amoroso para seus filhos, por dentro Annie se sentia arrasada e com raiva por ter que passar por tantas dificuldades sozinha. Era difícil. Ela sentia que não tinha ninguém a quem recorrer em busca de conforto, ajuda ou os simples prazeres da vida e momentos de alegria.

A terapia de Annie foi focada em ajudá-la a se valorizar e a refletir sobre o que ela poderia fazer para lidar com a solidão. Foi um processo difícil porque ela se sentia "presa" às circunstâncias de sua vida e não achava que alguém realmente se importasse a ponto de ajudá-la. Ela tinha todo o direito de se sentir assim, mas, ao mesmo tempo, percebia que sua solidão não estava ajudando em sua recuperação. Usou a terapia para expressar suas emoções negativas a respeito. Eram emoções intensas, e foi importante manter um espaço seguro para validá-las. Ao fazer isso, Annie conseguiu se conectar com sua própria necessidade de amor e conexão.

Exploraremos algumas estratégias que Annie usou para reduzir sua solidão mais adiante neste capítulo. Ao final de nosso trabalho juntas, achei a abordagem dela absolutamente inspiradora.

A história de Annie é muito comum. Em meu consultório, recebo pessoas que enfrentam a solidão do luto quase todos os dias. Acredito que a sociedade ocidental tende a marginalizar o luto. Depois da pandemia de covid-19, tenho observado que as pessoas estão vivendo cada vez mais em silos, cronicamente estressadas, muitas vezes sozinhas ou em famílias monoparentais, e viciadas em ver notícias negativas que, como estudos constataram, prejudicam a saúde mental.[4] A prevalência de *burnout* nunca foi tão alta.

Um estudo de três anos conduzido pela seguradora britânica AXA UK e pelo Centro de Pesquisa Empresarial e Econômica relatou que o *burnout* e problemas de saúde mental resultaram em 23,3 milhões de dias de trabalho perdidos.[5] Quase metade do Reino Unido corre o risco de ter um *burnout* — outra estatística que vejo sendo confirmada no meu consultório.

As estatísticas sobre saúde mental falam por si. Cerca de 50 milhões de estadunidenses adultos sofreram de algum problema de saúde mental em 2023; metade não recebeu ajuda psicológica, e 12 milhões relataram ter tido pensamentos suicidas.[6] As estatísticas no Reino Unido não são muito diferentes: entre 2021 e 2022, 1,81 milhão de pessoas foram encaminhadas para atendimento psicológico só na Inglaterra, e 1,24 milhão entraram em tratamento psiquiátrico de curta duração.[7] Algo deu errado, e pessoas de todas as idades, classes sociais, gêneros e origens sofrem com problemas de saúde mental, muitas vezes sozinhas, isoladas, afastadas e em silêncio. Não importa se você está sofrendo com a dor da perda, a solidão é um dos principais fatores que levam a essas estatísticas.

"Não quero ser a pessoa que puxa todo mundo para baixo", "Não quero que me achem fraco" e "Não quero ser julgado" são temores que se repetem no meu consultório. Mas projetar um eu inautêntico por medo de ser julgado e rejeitado leva a uma grande solidão. Será essencial para a sua recuperação encontrar conexões positivas e sentir-se amado e valorizado por ser quem você é.

Encontrando conexões positivas

Pessoas com conexões positivas desfrutam de saúde mental melhor e vivem mais. O mais extenso estudo da Harvard para investigar a felicidade demonstrou que os relacionamentos positivos são o principal fator para uma vida mais longa e feliz.[8] Não é o sucesso, o romance ou a escolaridade que promovem o bem-estar e a felicidade, mas as "boas conexões". Muitos pacientes me dizem que acham exaustivo socializar durante o luto, mas conexões positivas com pessoas de confiança nos elevam emocionalmente, nos reconfortando na humanidade compartilhada da perda.

Então, apesar de ser difícil, é imprescindível manter sua vida social em momentos de crise e perda. Os relacionamentos precisam ser cultivados e é importante encontrar o equilíbrio certo. Ser gentil consigo requer priorizar as conexões em que você pode confiar e as pessoas a quem você pode revelar suas emoções e se mostrar vulnerável para poder receber ajuda.

Waldinger e Schulz, da Harvard Medical School, criaram uma lista do que é necessário para construir e manter conexões positivas.[9] Gosto muito da lista deles e a uso com frequência na minha clínica. Todos os seres humanos precisam que essas condições estejam presentes para promover sentimentos positivos e boas conexões:

- *Segurança e proteção:* sentir-se em segurança e à vontade com os outros.
- *Crescimento:* ter incentivo do outro para correr riscos, ter seus objetivos, vontades e desejos valorizados e apoiados com cuidado e compaixão.
- *Proximidade emocional e intimidade:* sentir que pode revelar suas emoções com abertura e franqueza.
- *Experiência de vida compartilhada:* ter experiências compartilhadas e sensação de apreciação pelo outro.

- *Ajuda:* receber ajuda prática ou conselhos para resolver problemas e superar desafios.
- *Diversão e descontração:* sentir-se à vontade e relaxar, curtindo momentos de diversão e rindo juntos.

Mesmo se tiver todo o dinheiro do mundo, você continuará sentindo o vazio da perda se não houver relacionamentos significativos capazes de atender a essas necessidades.

É muito importante encontrar pessoas que te entendam. Que te ouçam. Que saibam quem você realmente é. Que te valorizem. Que te encorajem. Que lhe deem apoio e sejam testemunhas da sua coragem e determinação na vida. Nós, seres humanos, somos "programados" para prosperar quando temos o apoio da nossa "tribo", e eu o encorajo a identificar as pessoas que você poderia incluir na sua tribo.

Não é preciso de muita gente, apenas algumas boas pessoas às quais se possa recorrer, compartilhar suas experiências, conectar-se, tirar a máscara confiando que elas vão nos aceitar e entender. É essencial encontrar pessoas assim para se curar. Com isso, você continua evocando esse estado de apreciação e compaixão por si mesmo.

> *Annie se deu conta de que precisava criar oportunidades de conexão por meio de atividades. Ela adorava música e descobriu que poderia entrar em um coral — uma atividade que achava revigorante e que a conectou com pessoas que pensavam da mesma forma. Ela também procurou duas de suas melhores amigas e lhes contou como estava se sentindo. Elas não tinham notado quanto Annie estava solitária, pois presumiam que ela ocupava seus fins de semana e sua energia com amigos e filhos. Ter essa conversa sincera com as*

duas reenergizou Annie e a lembrou de que ela também precisava se responsabilizar pela forma como cultivava suas amizades.

A outra coisa que Annie se permitiu fazer foi usar um aplicativo de namoro. Porém, foi preciso muito incentivo e ajuda para fazer isso, o que era compreensível. Ela não encarava esse movimento como um exercício para encontrar o parceiro perfeito, mas como uma oportunidade de conhecer pessoas interessantes, flertar, ter relações sexuais prazerosas, caso acontecessem, e se permitir desfrutar do contato humano.

A compaixão por si mesma a levou a reconhecer sua solidão, a lhe dar voz e a ouvir o que ela estava sinalizando. Annie tomou medidas positivas e foi deliberada em suas escolhas. Espero que esta história lembre você de não apenas de se valorizar, mas também de se permitir desfrutar do melhor que sua vida social tem a oferecer.

EXERCÍCIO: ENTRANDO EM UM GRUPO

Assim como Annie entrou no coral, considere entrar em um grupo como uma maneira de expandir seu círculo social. Marque a opção a seguir que lhe parecer mais atraente e pesquise na internet para encontrar um grupo na sua cidade ou bairro. Mergulhe de cabeça e se inscreva — pode ser difícil no começo, mas eu garanto que os benefícios serão praticamente imediatos.

Então, que tal se juntar ao:

- ☐ Coral.
- ☐ Clube de atividades.
- ☐ Grupo de artesanato.
- ☐ Time esportivo.
- ☐ Banda.
- ☐ Clube do livro.

- [ ] Grupo religioso.
- [ ] Grupo de meditação.
- [ ] Aulas de ioga.
- [ ] Grupo de caminhada.
- [ ] Oficina de escrita criativa.
- [ ] Estúdio de arte.
- [ ] Grupo de apoio ao luto.

São incontáveis as maneiras de criar e cultivar conexões com pessoas de confiança. Qual combina mais com você?

Além de buscar novas conexões, dedique um tempo para reconhecer com quantas pessoas você se abriu de forma honesta e autêntica. Quando pergunto isso aos meus pacientes, eles costumam dizer: "Ah, sim, tenho muitos amigos e parentes". Mas, quando lhes pergunto o que eles realmente revelaram sobre sua dor, muitas vezes respondem: "Não muito". Principalmente homens. Não estou julgando isso. De maneira alguma. Às vezes, tudo o que você quer é dar boas risadas, relaxar, distrair-se da dor e estar com pessoas que lhe permitam alguns momentos de descontração. É totalmente compreensível. Mas, se esse for um padrão de comportamento, você acabará entrando em depressão e em solidão, pois não estará deixando que as pessoas realmente saibam pelo que está passando. Sermos ouvidos, aceitos e compreendidos pelas pessoas com quem formamos vínculos significativos é vital para nossa saúde mental e nosso bem-estar. No luto, compartilhar nossa dor com pessoas que demonstram empatia e carinho é essencial para nossa recuperação.

Você não pode esconder seus sentimentos e esperar que as pessoas leiam a sua mente. É preciso sentir que suas interações te nutrem, promovendo a sensação de ser valorizado e amado por aqueles ao seu redor. Seguir sozinho pode parecer sua única opção, mas não é. Já vi milhares de pacientes se sentirem isolados e solitários em seu luto, mas, assim que se sintonizam com sua esfera social, percebem que precisam fazer mudanças em sua vida. As mudanças precisam ser individuais, mas a conclusão é que você deve cultivar boas conexões que te apoiem e lhe permitam viver sua dor com amor e apreço.

Sugiro que analise sua vida social e identifique como você tem contribuído para a solidão que está sentindo, especialmente se estiver lutando contra ela. Permitir-se ter uma rede de apoio quando essas ondas de tristeza o atingirem é de grande ajuda. Apresentarei um exercício para lidar com esse problema, mas antes gostaria de falar sobre como a solidão pode afetar principalmente os homens.

Embora afete qualquer pessoa, os papéis de gênero, as expectativas sociais e as normas culturais rotulam os homens como autossuficientes, frios e durões, fatores que contribuem para a solidão. Em um levantamento realizado recentemente no Reino Unido, 77% dos mil participantes relataram sentir que tinham um problema de saúde mental diagnosticável e 40% nunca falaram com ninguém sobre sua saúde mental porque se sentiam "envergonhados" para conversar a respeito.[10] Vejo isso em pacientes homens da The Grief Clinic, que dizem que não têm ninguém com quem conversar sobre sua saúde mental, que seu círculo de amigos é pequeno e que não querem correr o risco de serem vistos como fracos por outros homens. Comentários insensíveis disfarçados de brincadeiras, como "Você vai começar a chorar agora?" ou "Você é um homem ou uma menininha?" ou "Todo mundo morre, para que ficar remoendo isso?" são difíceis de os homens lidarem, especialmente os jovens.

> *Tim, cujo bebê de 10 dias morreu devido a complicações graves no parto, disse que se sentia intensamente solitário com sua dor porque queria ser um porto seguro para a esposa e não tinha ninguém com quem compartilhar seus sentimentos.*

Expressar vulnerabilidade não é uma fraqueza, e precisamos normalizar a expressão emocional dos homens. Quanto mais normalizarmos isso, menor será o estigma associado aos homens que procuram ajuda. Muitos se permitem sentir apenas uma gama limitada de emoções e tendem a socializar em torno de interesses restritos e centrados em atividades como esportes, que não são ideais para criar e nutrir conexões emocionais.

As estatísticas atuais sobre a saúde mental dos homens mostram uma triste realidade de um mundo que os isola e os deixa na mão. Em 2020, três quartos de todas as mortes por suicídio registradas no Reino Unido foram de homens.[11] Temos muito o que melhorar.

É encorajador ver uma crescente conscientização em torno da saúde mental dos homens, com campanhas como a CALM (Campaign Against Living Miserably, algo como "Campanha contra a vida infeliz") e revistas on-line como *The Book of Man* ["O livro do homem", em tradução livre] combatendo a masculinidade tóxica, mas precisamos fazer mais para evitar a deterioração da saúde mental dos homens.

> *Chris não tinha ninguém a quem recorrer em busca de apoio depois de perder seu filho de 19 anos para uma overdose acidental de drogas. Sua esposa estava mergulhada em uma depressão profunda. "Não quero levar meus problemas para ela. Ela já está sofrendo demais", ele me disse quando me procurou, dez meses*

depois da perda. Ele queria ser uma fortaleza para a esposa, mas, para isso, estava internalizando a maior parte de sua dor. O casal não fazia ideia de que seu filho estava se drogando e, quando receberam a ligação da polícia, o mundo deles caiu. No início, concentraram-se em serem fortes para o resto da família, incluindo os filhos mais novos, que estavam lidando com as provas na escola. Mas o abismo entre Chris e sua esposa estava se tornando outra perda dolorosa na vida dele.

Ele se sentia sozinho e isolado. Embora não quisesse preocupar ninguém, também não queria viver mais nesse estado. Seus pais já eram idosos e não suportavam vê-lo sofrendo; seu irmão sofria de alcoolismo e tinha os próprios demônios para enfrentar. Ele não queria se abrir com ninguém no trabalho. Sendo um líder sênior de uma grande empresa, tinha uma vida profissional agitada, e seus colegas não eram, nas palavras dele, as pessoas "certas" para pedir ajuda emocional. Chris se sentia responsável pelos colegas e subordinados na empresa. Tinha ótimos amigos, mas nenhum havia sofrido esse tipo de perda, então ele sentia que não tinha com quem conversar de verdade. Quando se encontrava com os amigos, muitas vezes era no campo de golfe ou no bar, ou seja, locais não apropriados para conversar sobre o luto.

Uma das razões que o levou a procurar terapia foi apenas para ser ouvido. Para ser amparado e reconhecido. Com o tempo, ele percebeu que não fazia sentido e que não fazia bem à sua saúde mental projetar uma versão falsa de si mesmo para seus entes queridos, especialmente para sua esposa. Ele reconheceu que, ao esconder sua dor dela, havia criado um profundo sentimento de desconexão entre eles. O relacionamento dos dois estava definhando aos poucos. Chris precisava acreditar que o amor deles era sólido o suficiente para lhe permitir compartilhar sua dor sem que isso fosse um fardo. Quando finalmente revelou suas emoções à esposa, ela ficou aliviada e disse que essas conversas não eram, de maneira alguma, um fardo para ela. Na verdade, ele disse que a oportunidade de serem vulneráveis juntos os aproximou. E ela comentou que se ressentia dele por sua aparente frieza diante da perda e estava confusa com o fato de o marido nunca querer falar disso com ela.

Muita coisa evoluiu entre eles, e conversar abertamente sobre as mudanças e os sentimentos lhes permitiu entender a jornada de luto um do outro. Eles compartilharam suas experiências individuais com aquela perda devastadora e o desafio indescritível representado por ela. As conversas abriram a possibilidade de oferecer conforto um ao outro; e isso os ajudou a se conectar e a cultivar memórias preciosas, a valorizar os momentos felizes e a sentir-se menos sozinhos.

Essa experiência mostrou a Chris que os laços são reforçados quando encontramos maneiras de compartilhar nossas experiências de forma autêntica. Quando, mais tarde, ele se abriu e expressou suas emoções a alguns de seus amigos mais próximos e teve conversas abertas e francas sobre sua dor, a amizade deles se aprofundou. Eles foram gentis e solidários. Não queriam se intrometer em sua dor — vendo que ele evitava falar sobre o assunto —, mas assim que tiveram permissão, ofereceram um apoio profundo, gentil e solidário que o ancorou emocionalmente. Para Chris se recuperar do luto, foi importante reconhecer que ele precisava do apoio moral e emocional das pessoas.

Quando qualquer um de nós — e não apenas os homens — acredita que precisa usar uma máscara por medo de ser rejeitado, criticado, julgado ou, pior, magoado pelas pessoas, sentimos que o nosso bem-estar é ameaçado. Podemos achar que não temos ninguém a quem recorrer e, como já vimos que guardamos as emoções no nosso corpo, engolimos e internalizamos a dor da solidão, o que mais cedo ou mais tarde se manifesta na forma de problemas de saúde, como doenças autoimunes, pressão alta, fadiga crônica, distúrbios do sono, distúrbios de apetite e doenças cardíacas. Como uma psicóloga especializada em luto, sei que o isolamento e a solidão se manifestam como ansiedade, depressão, doenças relacionadas ao estresse ou, pior, vícios, isolamento social ou ideação suicida.

Se você se sente desconectado e isolado, a única maneira de se curar é se permitindo encontrar uma nova tribo e acessando oportunidades para contribuir com sua nova comunidade de maneiras deliberadas e significativas. A vida parece melhor, mais feliz, mais próspera e significativa quando temos conexões autênticas. Por meio de relacionamentos sinceros, nos sentimos amados; experimentamos a satisfação e a energia reconfortante de um profundo senso de pertencimento.

Curar-se do luto implica passar pela transformação de encontrar uma nova tribo — pessoas que entendem o que estamos passando, que não se afastam quando estamos mal, que reconhecem nossas falhas e nossa coragem de se agarrar à vida por um fio tênue. A ideia é se permitir reconhecer as conexões significativas que realmente fazem diferença.

Quando fiz minha pesquisa de doutorado sobre perdas traumáticas, um dos principais temas que surgiram foi o valor e o potencial de cura proveniente de conexões autênticas com pessoas de confiança. Essas conexões muitas vezes surgiam de maneiras inesperadas na vida dos participantes da minha pesquisa. Quase todos me contaram algo como: "Eu não teria conhecido fulano se tal coisa não tivesse acontecido, e minha vida melhorou muito por causa disso". Acolher o amor e a amizade após a perda ajudou meus pacientes a se curarem.

Quando as pessoas se conectam de maneira autêntica, elas espalham boas vibrações por toda parte. São essas amizades que nos sustentam e nos levam adiante.

A cura consiste em aceitar nossa humanidade compartilhada com humildade, respeito e compaixão. O exercício a seguir vai ajudar você a se sintonizar com seu círculo social para nutrir e reequilibrar seus relacionamentos e conexões.

EXERCÍCIO: CONHECENDO SUAS CONEXÕES SOCIAIS

Compreender as relações sociais que você possui permitirá que identifique quaisquer ajustes necessários a fim de fortalecer as conexões durante seu processo de recuperação e de enfrentamento do luto.

Passo 1: Observe sua rede de apoio

Anote as respostas às perguntas a seguir em seu diário de luto:

- Com quem você se sente emocionalmente seguro e confortável?
- O que essas pessoas têm que promove a sensação de segurança? Descreva as características e os traços de cada um que você incluiu em sua resposta.
- Quais dessas pessoas o incentivam a correr riscos na vida e o encorajam a lutar pelos seus objetivos? Como elas te apoiam?
- Em quem você confia? O que você escolhe dizer a essas pessoas?
- Com quem você pode ser sincero e vulnerável?
- Com quem você compartilha suas experiências e sentimentos?
- Quem te ajuda em suas funções, responsabilidades e rotinas?
- A quem você recorre para pedir conselhos, apoio e ajuda prática?
- Com quem você tem momentos de descontração, se diverte e dá risada?

- A quem você recorre para ter intimidade romântica?
- Quem demonstra gentileza e empatia pela sua perda?

As pessoas que você mencionou em suas respostas pertencem ao seu círculo íntimo. São as suas conexões mais importantes, que o apoiam e o amam. Se você tiver algumas conexões como essas, ótimo. Se percebeu lacunas em suas conexões sociais, seja gentil consigo e reflita sobre como pode preenchê-las.

Não precisamos de muitas pessoas, apenas de algumas de confiança. Até mesmo uma única pessoa fará uma diferença enorme. Pergunte-se: "Quem na minha vida poderia ser uma boa conexão? O que posso fazer para aprofundar essa conexão? Posso me abrir mais?".

Se você não tiver ninguém a quem recorrer, considere ingressar em um grupo de apoio ao luto, um grupo comunitário ou qualquer grupo que traga pessoas para sua vida.

Passo 2: Saiba como você recebe a proximidade emocional e a intimidade

As perguntas a seguir vão ajudá-lo a descobrir se você mesmo criou a solidão que está sentindo ou se ela é o resultado direto de circunstâncias e condições sociais. Anote as respostas em seu diário de luto:

- De quem você se sente emocionalmente próximo? O que a pessoa tem que promoveu essa proximidade? Como você se expressa nessa amizade/relacionamento? Você é diferente com essa pessoa de uma maneira que afeta seus sentimentos de proximidade emocional?
- Quem está faltando na sua rede de apoio emocional? Por quê? Quais circunstâncias podem ter contribuído para essa ausência? Como você lidou com essa ausência, se é que lidou?

- Como você pode ter contribuído para essa dinâmica? Você pode estar tirando conclusões precipitadas ou fazendo suposições sobre essas pessoas?
- Você tem demonstrado honestidade sobre o tipo de apoio emocional de que precisa ou espera dessas pessoas?
- O que você gostaria que esses amigos soubessem sobre a sua dor?
- Se você pudesse se abrir com eles agora, o que gostaria de dizer e de ouvir em resposta? Você consegue ter essa conversa na vida real ou decidiu abandonar essas conexões?

A proximidade emocional requer cultivo e prática. Não é algo que simplesmente acontece. Especialmente porque todo mundo está ocupado com as próprias prioridades.

Passo 3: Tome medidas para desenvolver conexões positivas

Responda às questões a seguir:

- Com quem você gostaria de ter mais proximidade?
- Quais atividades você aprecia e quais gostaria de compartilhar com seus amigos e familiares?
- Como você gostaria que suas conexões próximas o apoiassem em sua perda?
- Como você gostaria que seus amigos e familiares honrassem a sua perda? Você gostaria que eles conversassem mais com você? Oferecessem ajuda prática? Lembrassem de sua perda e mostrassem que estão abertos para conversar sobre as suas emoções?
- Como você gostaria de incluir as pessoas mais próximas em seus rituais de luto (como memoriais ou encontros para ver álbuns de fotos)? Por que a participação dessas pessoas específicas seria importante para você?

- Você participa de práticas culturais nas quais gostaria de envolver seus amigos?
- Você poderia participar de um grupo ou atividade, como os sugeridos nas páginas 249 e 250?
- De tudo o que você refletiu, o que considera prioritário? Experimente enviar uma mensagem agora mesmo para alguém com quem gostaria de voltar a interagir dizendo do que você precisa.

Navegando pelo luto em família

Embora você e seus entes queridos possam estar sofrendo a mesma perda, cada um passará pelo luto de uma maneira profundamente pessoal e única. Famílias em luto por entes queridos se curam com mais rapidez se tiverem uma história compartilhada sobre o que aconteceu e por que, e se conversarem sobre como estão superando a situação.

Você conversou sobre sua perda com sua família? Você poderia falar mais com eles a respeito? A cura em família envolve tecer emoções individuais em uma narrativa compartilhada de crescimento, amor, resiliência e esperança. Conversas abertas e sinceras ajudam a família a entender o que aconteceu e a cultivar a empatia entre seus membros.

> *Uma família que ajudei recentemente estava tendo dificuldade de encontrar uma perspectiva em comum após a morte acidental de Leah, que tinha 21 anos e era a mais velha de duas filhas. Ela havia falecido em um acidente de carro quando ia encontrar uma amiga tarde da noite. A polícia ainda estava investigando o caso e havia dúvidas sobre o motivo do acidente. A mãe, o pai, a irmã e a tia sentiam-se*

isolados e perdidos em seu luto, cada um com uma perspectiva diferente sobre o que havia acontecido naquela noite, por que e como.

A irmã de Leah, de 19 anos, perguntava-se se Leah não havia batido impulsivamente com o carro em um poste depois de uma briga terrível com uma amiga sobre um rapaz.

A mãe de Leah achava que o acidente não fora um suicídio, mas poderia ter sido resultado da filha dirigindo em um estado de ansiedade grave, aliado a um episódio de depressão. Ela se sentia culpada, perguntando-se se poderia ter feito alguma coisa para evitar o acidente, e não sabia da briga com a amiga.

O pai de Leah estava profundamente angustiado com a possibilidade de o comportamento dela ter sido resultado de misturar álcool com antidepressivos. Ele havia lido que os efeitos colaterais da medicação psiquiátrica que a filha estava tomando poderiam incluir tendências suicidas e queria uma investigação sobre seu tratamento psiquiátrico. A mãe dela estava aflita sobre o assunto e não queria discuti-lo. Os dois estavam brigando muito, e os desentendimentos estavam desgastando o relacionamento deles.

A tia de Leah, que morava com a família, sabia de um problema na vida pessoal da sobrinha que a havia devastado e do qual o resto da família desconhecia. A tia sentia muita culpa por não ter percebido o tamanho do problema e por não ter insistido para que conversassem mais sobre o assunto. Ela se perguntava se Leah poderia ter se acalmado e tivesse preferido ficar em casa naquela noite caso as duas tivessem conversado.

Reunir a família para conversar sobre a perda e criar uma narrativa comum sobre os acontecimentos ajudou todos a se curarem. Cada um revelou a perspectiva dos eventos que levaram à morte, e todos ouviram com amor e atenção. Eles se ouviram com respeito e conseguiram entender melhor o que Leah estava enfrentando e aceitar o que aconteceu e por quê.

As sessões com essa família foram difíceis, pois cada pessoa levou muita dor para o espaço terapêutico, mas a compaixão e *compreensão de cada um acelerou o processo de cura para todos. Uma das orientações que dou às famílias que atendo é não culpar nem julgar, apenas ouvir com abertura, compaixão e respeito. Ao ouvir as diferentes perspectivas, todos perceberam que estavam sofrendo pela perda de um tipo de relacionamento com Leah e sendo forçado a abrir mão de um futuro diferente.*

Juntos, refletiram sobre o que a família poderia fazer para honrar e celebrar o belo legado deixado pela pessoa afetuosa, gentil e generosa que Leah havia sido, e compartilharam muitas memórias dela para se consolar. Conversar os ajudou a honrar a vida dela, não a ruminar sobre sua morte. E isso os ajudou no processo de cura.

EXERCÍCIO: UNINDO A FAMÍLIA

Se você precisar reunir a família, lembre-se de que o objetivo não é encontrar culpados, criticar ou desprezar os sentimentos dos outros, mas criar um espaço de empatia, para que cada um compartilhe o que sabe sobre as circunstâncias que levaram à perda, demonstrando compaixão pela perspectiva e experiência uns dos outros. É uma oportunidade de cultivar sentimentos positivos e de incluir os membros da família que estão retraídos ou solitários na experiência compartilhada da perda.

A maneira de fazer isso é individual. Conheço famílias que organizam reuniões memoriais, nas quais se encontram em datas importantes para falar sobre o ente querido e participam juntas de atividades beneficentes. É possível até mesmo se envolver em atividades em grupo que honrem o legado da pessoa amada, como trabalho voluntário ou ainda a montagem coletiva de um álbum de fotografias da família. Esses momentos unem os membros da família em um processo de cura mútua. Às vezes, um simples encontro em mais de uma ocasião apenas para compartilhar a perda funciona.

Aqui vão três sugestões para iniciar a conversa:

Lembrando juntos: "Em família, vamos nos reunir por um momento para compartilhar nossos pensamentos e sentimentos sobre a nossa perda. Como a perda impactou cada um de nós? Quais são algumas memórias ou momentos especiais que queremos lembrar? Ao compartilhar nossa dor, podemos encontrar alento no fato de não estarmos sozinhos nessa jornada."

Honrando o legado e compartilhando histórias sobre a pessoa: "A ideia deste encontro é celebrar a vida do nosso ente querido que não está mais conosco. Cada um de nós tem memórias e histórias únicas para compartilhar. Qual lembrança traz um sorriso ao seu rosto? Compartilhar essas histórias pode nos ajudar a manter vivo o espírito do nosso ente querido e fortalecer nossos laços familiares."

Acolhendo nossos sentimentos e abrindo um espaço para o luto: "Quando as coisas são difíceis, é importante nos comunicarmos abertamente. Vamos criar um espaço seguro em que possamos compartilhar nossas emoções sem julgamento. Como cada um de vocês está se sentindo hoje? Quais momentos ou desafios foram mais difíceis? Ao compartilhar nossos sentimentos, podemos consolar uns aos outros e encontrar força na união."

Lidando com o vazio das amizades perdidas

Distanciar-se de amigos é doloroso porque perdemos muitas pessoas boas ao longo da jornada da vida. Senti que perdi conexões importantes com bons amigos porque, com o agravamento dos meus problemas de saúde, ficou claro que alguns não estavam sendo empáticos, não se importavam com o meu sofrimento, não estavam dispostos a se adaptar às mudanças que eu precisaria fazer no meu estilo de vida, ou não entendiam as minhas novas limitações e necessidades. Era um lado da perda para o qual eu não estava preparada, e a solidão resultante doeu muito.

Se você percebeu que alguns amigos se afastaram da sua esfera social desde a sua perda, reflita se isso é algo aceitável para você. Seja fiel aos seus princípios. Reconheça que, às vezes, as pessoas podem fazer parte da sua vida apenas por um determinado tempo. Em outras ocasiões, você deve tomar a iniciativa e ajudar seus amigos a demonstrarem mais empatia e atenção. Para isso, você precisa aceitá-los e administrar suas expectativas sobre o tipo de apoio que eles têm a oferecer. Por exemplo, uma pessoa surda não consegue ouvir uma bela peça musical, por mais que você queira que ela ouça, mesmo se for um pianista brilhante.

Crenças diferentes, prioridades conflitantes, pontos cegos, estilos de vida pessoais, medo, traumas pessoais, aspectos da história de alguém que você desconhece, problemas de neurodivergência, problemas de saúde mental, esgotamento mental — muitos fatores podem impedir que seus amigos te ajudem em determinado momento. Portanto, não considere automaticamente os comportamentos, as escolhas e as ações das pessoas para o lado pessoal. Ajuste suas expectativas.

> *Julie ficou com o coração partido quando perdeu o pai, de 70 anos, em decorrência de um derrame. Fazia um ano que ele estava doente, sofrendo com alguns problemas de saúde. Quando ele morreu, Julie se sentiu aliviada. Ele poderia descansar do sofrimento. Mas ela também sentiu uma profunda tristeza pelo fato de a vida do pai ter sido interrompida. Ele havia se aposentado apenas um ano antes, e ela ficou muito chateada por ele não ter conseguido aproveitar a aposentadoria. Sua mãe havia morrido quando ela tinha 18 anos e Julie e seu pai planejavam viajar juntos e aproveitar os frutos de seu trabalho.*

Julie tinha 35 anos, não namorava nem tinha filhos. Morava sozinha em um pequeno apartamento em Londres e percebeu que, com o tempo, apenas uma amiga a procurava regularmente para oferecer ajuda. Eram tempos de covid-19 e as pessoas estavam em isolamento social, mas ela ficou decepcionada porque nenhum outro amigo telefonava para ajudar. A maioria deles parecia tão preocupada com a própria vida que se esqueceu dela.

Ela não sabia o que fazer em relação a isso. Estava exausta e com medo de passar a vida completamente sozinha. Então usou a terapia para refletir sobre o que poderia fazer. Julie achava que seus amigos não faziam ideia da profundidade do vínculo que ela tinha com o pai e das viagens que os dois sonhavam em fazer juntos. Ela julgava sua amizade com o pai incomum — adorava a companhia dele, tipo de relação que alguns de seus amigos podiam não ter.

Julie sabia que os amigos estavam esgotados com as restrições impostas pela pandemia e o estresse e a ansiedade decorrentes, mas ainda estava com raiva. Irritada porque eles se esqueceram dela. Porque não pareciam entender que agora ela estava completamente sozinha.

Sintonizar-se com essa raiva lhe possibilitou reconhecer que ela poderia tentar fazer amizades com outras pessoas, que entendiam e se identificavam com a situação dela. Julie entrou em um grupo de caminhada para solteiros e começou a fazer novas amizades com pessoas dispostas a ajudá-la.

Ao se dar permissão para lamentar a morte do pai, ela também se viu em luto pela perda secundária de muitos amigos que haviam se afastado. Julie aceitou que não podia fazer nada sobre a decisão deles de se distanciar. Ela os perdoou (o perdão é um tema importante, que abordaremos mais adiante neste capítulo) e aceitou que também havia permitido o distanciamento e que era hora de fazer novas amizades.

Algumas das reflexões que ela levou à terapia incluíam questões sobre como ela havia contribuído para a sua própria solidão e as amizades perdidas. "Será que comuniquei claramente quais eram as minhas necessidades sobre o tipo de ajuda que esperava deles?", ela se perguntou. "Não", foi sua resposta. Mas a ausência dos amigos havia abalado a confiança dela no valor dessas amizades. Ela concluiu que, se eles puderam passar semanas a fio sem mandar sequer uma mensagem depois de ela ter perdido o pai, o único membro restante de sua família, então a amizade não tinha bases sólidas e não valia a pena lutar pela relação.

"É melhor encontrar outras maneiras de lidar com isso", Julie disse a si mesma. "Não existe certo e errado. Você tem todo o direito de fazer as escolhas que achar melhor."

No final, ela entrou em contato com duas boas amigas e as confrontou sobre a ausência delas. As conversas difíceis que se seguiram lhe permitiram recuperar a fé nessas amizades. A lição que ela aprendeu com isso foi que também cabia a ela ser sincera e aberta com seus amigos para que eles pudessem saber de suas necessidades e, com isso, aprofundar seu vínculo com eles.

Navegando pelas perdas no trabalho

Zahra, de 38 anos, perdeu a mãe na pandemia devido a complicações de covid-19 enquanto se tratava de câncer de pulmão. Quando a mãe morreu, Zahra recebeu muitas condolências de amigos e colegas. Depois de algumas semanas, ela voltou ao trabalho, que era em uma grande empresa de Londres, e se surpreendeu quando apenas uma colega lhe deu um abraço quando ela chegou ao escritório, mas as duas nunca mais falaram sobre o assunto, e nenhum outro colega a abordou para perguntar como estava. Zahra ficou em choque. Ela presumiu que seus colegas não queriam abrir a ferida ao falar sobre o que aconteceu ou achavam que conversar sobre morte no trabalho não era apropriado, mesmo assim ficou chateada, afinal, passava a maior parte do dia no escritório e trabalhava há muitos anos com aquelas pessoas.

Esse silêncio por parte dos colegas fez com que ela se sentisse afastada, isolada e solitária na empresa. Ela levou sua decepção para a terapia e perguntei como era seu local de trabalho.

Zahra explicou que era comum ela ter que prender o choro no escritório quando se lembrava da morte da mãe. Ela chorava escondida no banheiro, com medo de ser exposta ou julgada. Estava sendo muito difícil passar pelo luto sozinha. Ela queria que fosse diferente, mas não tinha energia para enfrentar o silêncio dos colegas. Informou ao RH que os serviços de aconselhamento da empresa poderiam melhorar, mas nada mudou.

Essa falta de conexão humana a levou, por fim, a deixar o emprego.

Embora o papel da família e dos amigos no nosso luto possa significar muito para nós, passamos muito tempo de nossa vida no trabalho, e as interações com nossos colegas quando estamos enfrentando uma perda terão um enorme impacto na nossa recuperação. Muitos pacientes temem que as emoções prejudiquem sua identidade no ambiente profissional. Que mundo é este que não aceita que uma mãe sofra pela perda do filho no trabalho? Como isso pode ser uma ameaça potencial à sua imagem profissional?

A decisão de comunicar sua dor no trabalho é muito pessoal. Já trabalhei com pessoas que preferiram manter a privacidade e não dizer nada, aceitando que seus colegas não são seus amigos. E com outros que decidiram correr o risco e se abriram a suas equipes e colegas, e um universo de solidariedade e compaixão se abriu para eles em todos os níveis da organização.

Roger, que lutava contra a ansiedade, procurou a terapia porque não processou a morte do pai na adolescência e, à medida que se aproximava da idade do pai quando este faleceu, sua ansiedade se agravava. Uma sequência de eventos adversos na infância após a morte do pai, bem como sua ascensão social, que o levou à decisão de esconder suas origens humildes dos colegas, estavam causando enorme tensão e preocupação de não pertencimento. Ele escolheu correr o risco de ser sincero e compartilhou suas preocupações com seu gerente, e sentiu um grande alívio quando o chefe revelou sua própria luta contra a depressão. Isso criou uma oportunidade para os dois realmente se tratarem com respeito, gentileza e apoio, sem diminuir suas identidades profissionais, funções ou talentos.

Tenho visto ondas de autenticidade varrerem o mundo do trabalho. Quando uma pessoa é aberta e sincera, ela inspira outras e, com o tempo, o clima no ambiente profissional se torna muito mais amigável, solidário, colaborativo e criativo. Quando as pessoas passam por um luto, a oportunidade de compartilharem, processarem, serem ouvidas e ajudadas pelos colegas promove um senso de comunidade, uma profunda validação da humanidade compartilhada e de serem valorizadas como seres humanos, o que leva a uma maior produtividade e a um desempenho mais dinâmico da equipe. Uma equipe que valoriza seus integrantes em nível humano é forte e adaptável. Em ambientes como esses, as pessoas sentem-se genuinamente apreciadas pelas lideranças e pelos colegas, e são leais, se empenham e são determinadas a dar o melhor de si no trabalho. Na ausência desse fator humano, as empresas perdem talentos que se sentem julgados, abandonados e usados. Essa é uma mudança de atitude que precisa acontecer, uma vez que a economia do Reino Unido perde 118 bilhões de libras por ano devido a problemas de saúde mental, o que representa nada menos que 5% do PIB do Reino Unido,[12] e o custo do presenteísmo (comparecer ao trabalho com saúde mental ou física debilitada e não ser totalmente produtivo) é enorme em escala global.

O que você pode fazer para lidar com o luto no seu local de trabalho? Você tem a liberdade de conversar com a sua equipe? Com o seu chefe? Com o RH? Sua empresa oferece programas de assistência aos funcionários? Assuma o controle do que você gostaria de ver no seu trabalho e reflita sobre o exemplo que deseja dar a seus colegas e como quer contribuir para o seu ambiente de trabalho.

Lidando com as redes sociais durante o luto

Como psicóloga especializada em luto e traumas, publico informações nas redes sociais para ajudar as pessoas a lidarem com as perdas e com problemas de saúde mental. Uma das minhas maiores paixões é conversar sobre o que podemos fazer juntos para conscientizar as pessoas sobre a psicologia da perda. No entanto, descobri que me fez mal revelar a perda crônica da minha saúde, um aspecto profundamente pessoal e difícil da minha vida. As redes sociais não constituem um espaço compartilhado onde podemos ter discussões positivas sobre a vida, com diálogos produtivos sobre como realmente é a experiência de lidar com a perda. Mensagens de texto e comentários na internet oferecendo apoio e solidariedade só ajudam até certo ponto.

É verdade que as pessoas nos estágios iniciais da perda apreciam as mensagens de apoio e as sinceras condolências que recebem em grande quantidade. Estas podem, é claro, ser avassaladoras, mas não deixam de ser uma forma de validação. Um reconhecimento. Um gesto de solidariedade. Mas, com o passar do tempo, meus pacientes me dizem que o que é postado nas redes sociais é usado como um simulacro de amizade, com muitas pessoas não fazendo contato, presumindo que está tudo bem, e sem interações recíprocas. Para quem está enfrentando a dor da perda, os domingos são os piores dias da semana. "Está todo mundo ocupado com a própria vida e o tempo parece não passar", disse Claire, uma viúva que cria duas filhas sozinha e está de luto pela perda de seu marido, que morreu subitamente de ataque cardíaco há um ano.

As mídias sociais nos possibilitam saber o que nossos amigos estão fazendo e ter um vislumbre da vida deles, mas não nos permite compartilhar esses momentos com eles. Um estudo recente[13] entrevistou 1.649 adultos em Reino Unido, Noruega, Estados Unidos e Austrália para investigar a relação entre a solidão e o uso das redes sociais. Os pesquisadores descobriram que as pessoas que usavam as redes sociais para cultivar amizades e conexões relataram níveis mais elevados de solidão do que as pessoas que usavam as redes sociais para outros fins. As mídias sociais não são o melhor lugar para desenvolver vínculos fortes. Podem ajudar se bem utilizadas, mas provavelmente aumentarão sua solidão em vez de reduzi-la.

Nos meus workshops, acho importante explicar que as postagens nas redes sociais nem sempre refletem autenticamente a verdadeira experiência do luto. As pessoas podem parecer "normais", ocupadas, felizes, socialmente ativas e engajadas com a vida, mas isso não representa necessariamente um reflexo de seu estado emocional. As plataformas digitais podem ser usadas para mascarar o sofrimento e a dor. E, sem dúvida, podem ocultar a dor da solidão que tantos enlutados sentem.

Tendemos a pensar na solidão como a ausência de conexões sociais, mas é possível ter conexões sociais e sentir falta de proximidade, de intimidade. Além disso, as postagens nas redes sociais são cuidadosamente selecionadas. Se um ente querido estiver passando pelo luto, lembre-se de que as postagens da pessoa provavelmente não serão uma expressão sincera ou um reflexo de sua dor. Se você estiver passando pelo luto, liberte-se da expectativa de que precisa "lidar bem com a perda" e que está conseguindo fazer isso nas redes sociais.

Para alguns, as redes sociais ajudam porque há a sensação de conexão com pessoas que estão vivendo ou já viveram uma perda, mas para muitos, as plataformas lhes permitem ver voyeuristicamente quanta perda há no mundo, sem necessariamente dialogar e se envolver em conexões reais para promover o crescimento e a recuperação em um espaço de autocompaixão.

Ali, cuja esposa havia morrido de AVC depois de algumas semanas no hospital, excluiu todas as suas contas nas redes sociais, pois as interações e mensagens que recebia não pareciam oferecer uma expressão autêntica de apoio. Ele recebeu muitas mensagens perguntando como estava e ficou estressado porque não sabia como responder. "Não sei como estou", ele me explicou, "e não posso continuar respondendo a mesma coisa. Não dá para fazer isso nas redes sociais. Meus sentimentos são profundos e complexos demais e não dá para explicar digitando em uma rede social." Ninguém consegue condensar sua dor em uma simples mensagem de texto.

Amalia, de 26 anos, contou que, um ano depois de o seu namorado ter tirado a própria vida, alguns amigos dela questionaram a intensidade de seu luto, sugerindo que ela tinha "seguido em frente" só porque ela tinha parado de postar fotos dele e de falar sobre saúde mental. Amalia havia começado a postar fotos de momentos felizes de sua vida para ter uma sensação de normalidade, mas suas postagens certamente não refletiam sua dor e o sofrimento que ela sentia sozinha na cama à noite. Ela não queria divulgar isso nas redes sociais, pois achava que era algo muito íntimo e que a deixaria vulnerável, já que todo mundo, inclusive pessoas que não a conheciam muito bem, parecia ter opinião sobre o que ela deveria fazer e pensar.

Seja por luto ou não, muitas pessoas substituíram as conexões reais e autênticas por amizades digitais e por "curtir" e "comentar" nas redes sociais. Na minha clínica, não faltam exemplos de pacientes que se sentem incompreendidos, rejeitados, silenciados, julgados, rejeitados ou ignorados por pessoas de quem esperavam apoio e que interagem com eles nas redes sociais. Entre os jovens do sexo masculino, o medo é que, se revelarem sua dor, sejam vistos como fracos e se tornem objeto de piadas, e, entre as mulheres, o medo é que sejam vistas como emotivas demais, carentes e negativas. É comum as pessoas expressarem sua frustração com o que conseguem realmente compartilhar sobre a profundidade e a amplitude de seu luto, tanto no mundo real quanto digitalmente. Na sociedade ocidental, perdemos nossa humildade quando se trata de apreciar o processo natural do luto depois do primeiro ano, fazendo com que as pessoas sintam que "não estão conseguindo atingir os marcos do luto" e não têm ninguém a quem recorrer, o que, por sua vez, afeta a imagem que eles apresentam nas redes sociais. Esses aplicativos perpetuam esses preconceitos e temores, tornando-se plataformas nas quais os indivíduos mostram o que acreditam que os outros valorizarão em suas vivências, em vez de compartilharem abertamente e se engajarem em atos de apoio emocional. Utilize as redes sociais de forma que sejam adequadas a você e se certifique de não usar comentários, curtidas e tuítes como indicadores de sua dor ou de sua autoestima. Ter cuidado e moderar sua exposição a pessoas tóxicas, a *trolls*, a comentários negativos ou a gatilhos é uma importante prática de autocuidado.

À medida que você progride em seu luto, talvez perceba mudanças em seu uso das mídias sociais. De vez em quando, exclua tudo aquilo com que você não queira se engajar ou ser exposto.

Acolhendo o perdão

Ao longo deste capítulo, vimos que amigos, familiares ou colegas às vezes podem não dizer as melhores coisas, ter uma visão diferente de você e de como está lidando com a situação, ou ter atitudes que magoam.

> *Um dia desses, Lindsay ficou muito chateada porque alguns de seus amigos mais próximos ignoraram seus posts no Facebook sobre o aniversário de morte de sua mãe, e isso fez com que ela se sentisse negligenciada, ignorada e magoada.*

> *Outro paciente, John, descobriu que seus pais haviam se voltado contra sua ex-esposa e começaram a dizer coisas indelicadas e despropositadas sobre ela para o resto da família. Eles estavam infelizes com o divórcio e descontaram sua raiva nela.*

> *Kelly ficou profundamente magoada com sua melhor amiga, que nunca falou com ela sobre sua dor, a não ser para dizer que ela já deveria ter superado porque já havia se passado três anos.*

Encontro muitas histórias de luto aliadas a mágoas, tristezas, mal-entendidos e traições. Algumas perdas parecem erradas. Outras parecem injustas. Há as que exigem que você seja a pessoa mais elevada. Que abra mão de algo. Que perdoe. O perdão é uma parte essencial da vida, especialmente se a perda aconteceu sem você ter feito nada. Se você não perdoar, vai se apegar ao passado, e mais cedo ou mais tarde acabará se prejudicando, pois essa tensão o mantém em um estado de raiva e decepção, o que deteriora sua saúde mental.

O perdão é um tema extenso, mas para refletirmos sobre o seu âmbito social e como você pode lidar com amigos e familiares que o decepcionaram, é importante separar a pessoa, o ser humano, da ação. Talvez você não seja capaz de perdoar as ações; não precisa. Mas, como Desmond Tutu sugeriu eloquentemente em seu *O livro do perdão*, você pode perdoar um ser humano perturbado que não consegue ver as coisas com clareza ou que está mental, psicológica ou espiritualmente confuso.

Infelizmente, algumas pessoas têm dificuldade de saber a diferença entre o certo e o errado.

> *Madeleine, de 52 anos, procurou terapia porque sua saúde mental havia se deteriorado após a perda de sua prima, uma de suas melhores amigas, que caiu de um cavalo. Madeleine teve uma vida difícil, tendo sofrido abusos sexuais do avô desde a infância. Seus cuidadores não acreditavam quando ela relatava o que estava acontecendo, e ainda era repreendida por inventar histórias. Ela sofreu abusos por muitos anos, até ter idade suficiente para lutar contra o avô.*
>
> *Na terapia, Madeleine passou por um processo difícil para suportar a realidade de que sua prima maravilhosa, gentil, amorosa e maternal havia morrido tão subitamente aos 48 anos,*

enquanto "o monstro do seu avô" viveu até os 90 anos. Ela nunca havia falado sobre seu martírio com ninguém socialmente, e ter um espaço seguro para refletir sobre esse trauma e como o carregava em seu coração e mente foi muito importante para sua recuperação do luto. Seu senso de autoestima era muito negativo, sabotado pelos traumas da infância. Quando perdeu a prima, Madeleine descobriu que não tinha nenhum senso positivo de identidade para se apoiar, e grande parte de sua recuperação envolveu tentar entender como seria a cura, se o perdão fazia sentido para a sua situação, e o que ela precisava pensar para se libertar do trauma do passado.

Naturalmente, não era de se esperar que ela perdoasse a violência, a degradação e o trauma que seu avô lhe infligiu. Sua cura exigia que ela demonstrasse profunda compaixão e amor por aquele eu mais jovem que havia suportado o abuso repetidamente. Ela também precisava mostrar respeito, amor e compaixão ao seu eu adulto por ter sobrevivido e construído a própria vida apesar das dificuldades.

Madeleine passou anos em situação de rua, sem abrigo e em relações abusivas, e só agora estava estabilizando sua vida, trabalhando com animais. Sua prima tinha sido um apoio crucial, e Madeleine era profundamente grata pelo seu amor e carinho. Durante o processo de recuperação, ela começou a interpretar o lado maldoso de seu avô como um reflexo de sua profunda confusão, imperfeição e desorientação, decorrente de fracassos e traumas que ele viveu em sua própria infância. Essa perspectiva não torna aceitável que ele infligiu tal abuso a ela — o ato em si nunca será perdoado —, mas ela poderia perdoar o ser humano muito imperfeito que o avô havia se tornado. Isso significava que Madeleine poderia parar de ver as ações dele como um reflexo de seu próprio valor e começar a vê-las como um reflexo dos limites dele. Ao promover essa perspectiva, ela pôde processar a dor e recorrer à ajuda de pessoas boas.

> *Madeleine sentia que sua vida havia lhe mostrado que as pessoas só podem agir a partir do seu nível de consciência com o conhecimento que possuem no momento. Seu dever agora era valorizar e amar a si mesma.*

Quaisquer que sejam as circunstâncias da sua perda, lembre-se de que há algumas coisas que você não poderia ter evitado, e perdoar as circunstâncias imprevisíveis ou as escolhas pessoais de outras pessoas que impactaram a sua vida faz parte da recuperação do seu bem-estar.

Perdoar implica abrir mão da crença de que as pessoas e a vida sempre farão sentido. Nem tudo faz sentido. Às vezes, acontecem consequências inesperadas que não poderiam ser previstas; outras vezes, danos e mágoas podem ser causados intencionalmente. De todo modo, cabe a você se curar, se acolher e abraçar o seu potencial de crescimento.

EXERCÍCIO: ACOLHENDO O PERDÃO

Embora este exercício incentive o perdão, você não precisa perdoar ninguém nem qualquer situação, a menos que queira e acredite que isso seja significativo. Você terá mais clareza sobre isso depois de fazer o exercício. Veja algumas dicas que podem ajudá-lo a refletir sobre como acolher o perdão:

- O que e a quem você precisa ou deseja perdoar?
- O que aconteceu foi resultado de má-fé? Você não precisa perdoar atos de pura maldade.
- O que aconteceu foi resultado de cegueira emocional ou de falta de consciência que involuntariamente foi prejudicial para você? ▼

- Você pode perdoar esse ponto cego?
- Você se sente em paz para perdoar ou a situação ainda dói muito?
- Quais pensamentos e sentimentos surgem em você em relação a isso?
- Sintonize-se com seus sentimentos para observá-los. Você sente raiva, traição, tristeza, mágoa, pesar, ressentimento, frustração, ódio? Anote as emoções no seu diário e veja o que elas estão sinalizando para você. Se, por exemplo, você estiver triste, o que essa tristeza lhe diz? O que poderia reduzir essa tristeza?
- Você consegue deixar os comportamentos e escolhas difíceis ou angustiantes dos outros com eles, sem pegá-los para si? Lembrando que as escolhas ou ações das pessoas não são uma medida do seu próprio valor, e você não precisa corrigi-las, nem interagir ou se envolver com algo ou alguém que tenha te prejudicado ou magoado.
- Se sentir que há espaço para uma conversa respeitosa sobre o que foi dito e feito, com o objetivo de criar uma perspectiva compartilhada, pense no que você precisaria dizer. Anote tudo, até ter uma perspectiva clara sobre isso.
- Quais lições de vida e percepções pessoais você tirou dessa experiência? Como ela afetou os seus valores e o tipo de pessoa que você é?
- Se você perdoar essa pessoa ou situação, o que imagina que pode acontecer a seguir? As suas expectativas são realistas?
- Se há esperança de uma verdadeira mudança, como você se sente em relação a isso?
- Se não houver esperança de uma verdadeira mudança, o que te protegeria de mais mágoas dessa pessoa ou situação?
- Você já foi perdoado? Como foi isso? O que essa experiência lhe ensinou?
- Há alguém com quem você possa discutir essas questões envolvendo o perdão?

> Libertar-se de ressentimentos ajuda na recuperação do luto, mas o perdão é uma escolha profundamente pessoal e só você sabe se faria sentido agora.

Protegendo-se da negatividade

A questão da negatividade vem à tona com muita frequência na terapia. Dói muito quando entes queridos e amigos dão conselhos sugerindo que de alguma forma você precisa superar o estágio de luto no qual se encontra. As pessoas que sofrem perdas são repetidamente marginalizadas e aconselhadas a deixar o sentimento para trás, a seguir em frente, a simplesmente continuar a vida, como nos tempos de guerra, a parar de falar a respeito, e assim por diante.

Pela minha experiência, tudo o que as pessoas enlutadas querem é algum alívio da perda. Livrar-se dessa dor, pelo menos por um tempo. E a única qualidade que ajuda a aliviar a dor da perda é a empatia. Se as pessoas do seu convívio não tiverem empatia ou, pior, forem insensíveis, rejeitando ou julgando seus sentimentos, pratique tratar a si mesmo com empatia e compaixão. Converse com um bom amigo, reserve um dia para cuidar de si mesmo ou faça algo que o energize, o distraia ou melhore seu humor. Pode ser interessante fazer um passeio ao ar livre, visitar um lugar bonito, aprender algo novo, revisitar um local favorito ou tirar um dia de luto para se conectar com seu ente querido. Independente de qual seja a sua escolha, seja gentil consigo mesmo.

Oferecemos empatia aos outros, mas não podemos nos esquecer de oferecer essa mesma empatia a nós mesmos também.

EXERCÍCIO: EVOCANDO A EMPATIA

Há três níveis de empatia:

1. O primeiro nível é o da *empatia cognitiva*, no qual você observa, entende e aprecia o impacto mental, emocional e físico da perda em si mesmo e na sua vida. Você tem cultivado esse nível de empatia ao longo deste livro.
2. O segundo nível é o da *empatia emocional*, no qual você se expressa, aceita sua dor e nutre a compaixão, a aceitação e a bondade por si mesmo. Você também tem praticado isso neste livro.
3. A forma mais profunda é a *empatia comportamental*, que é muito importante, pois é nesse nível que você sente a necessidade de fazer algo para cuidar de si mesmo e aliviar a dor da sua perda.

Evoque a empatia trabalhando nesses níveis. Você pode tentar buscar amparo, apoiar-se em memórias queridas, passar um tempo na natureza ou se permitir ter um dia de luto — qualquer coisa que mostre sua profunda compaixão por si mesmo.

Ao lidar com comentários negativos, priorize suas necessidades, sejam elas mentais ("Preciso de paz e tranquilidade"), físicas ("Preciso descansar") ou emocionais ("Preciso de um dia de luto" ou "Preciso para fazer alguma coisa para relaxar e me descontrair"). Para estabelecer limites claros com pessoas que não o apoiam, é importante reconhecer suas próprias necessidades psicológicas e priorizá-las para exercitar o autocuidado e a autocompaixão.

Às vezes basta dizer "não" às pessoas que tentam "consertar" o seu luto, que se recusam a entender a sua experiência, que não demonstram empatia e não adaptam as expectativas que têm em relação a você para demonstrar apoio. Lembre-se de que você merece essa empatia e suporte.

Ajudando os outros durante a perda

Se estiver lendo este livro para ajudar alguém que está passando por uma perda, este capítulo provavelmente já lhe deu muito o que pensar, mas agora eu gostaria de me dirigir explicitamente a você. Obrigada por escolher este livro. Ao apoiar um amigo, colega ou familiar que está passando pela perda, você pode fazer uma grande diferença ajudando a pessoa a se sentir menos sozinha, o que, como vimos, pode ser transformador.

A seguir estão as melhores dicas que conheço para ajudar alguém durante uma perda.

Faça perguntas diretas

"O que está acontecendo?" pode ser mais fácil do que "Como você está se sentindo?". A pessoa pode não ter palavras para expressar seus sentimentos, mas uma pergunta simples e aberta como "O que está acontecendo?" pode abrir as portas para uma conversa franca.

Evite a compulsão de "consertar" a dor da perda

Aceite que não há como consertar isso. Nada que você diga pode reduzir ou eliminar a perda. Seu papel é ter compaixão, reconhecer a perda e permitir que a pessoa se sinta ouvida, compreendida e validada. Isso vai ajudar você a criar uma sensação de segurança, proximidade e apoio.

Ouça sem julgar

Não tire conclusões precipitadas, não faça suposições e não compare a experiência de luto da pessoa com outras experiências. Isso isola e afasta a pessoa. Seu trabalho é apenas ouvir com paciência e empatia.

Não monitore a dor da pessoa

Dedique bastante tempo para entender o sofrimento da pessoa e como ela está lidando com a dor, e não tenha nenhuma expectativa sobre o que deve acontecer em seguida, nem faça comentários que sugiram que a pessoa está retrocedendo de alguma forma. A perda não tem um prazo para terminar. Cada um tem seu tempo e seu jeito de lidar com o luto.

Não diga às pessoas o que fazer ou o que pensar

Apesar das suas boas intenções, é melhor apenas ouvir sem julgar.

Não presuma que os posts da pessoa nas redes sociais são uma evidência de sua recuperação

Não são. Trata-se apenas de imagens meticulosamente selecionadas que não revelam necessariamente as dificuldades pelas quais a pessoa está passando.

Não diga que é hora de seguir em frente ou superar isso

Mesmo que você realmente ache que a pessoa já sofreu o suficiente ou que tem certeza do que fala, essa é uma postura muito condescendente. Quando alguém está sofrendo a dor da perda, a última coisa que quer é que lhe digam que está errado sentir o que está sentindo. Isso fará com que a pessoa se feche e se afaste. Às vezes, ao lidar com doenças crônicas, muitos dizem: "Você poderia estar morto, mas está vivo, então deveria estar feliz", um raciocínio que despreza os desafios e a dor de viver com uma doença crônica.

Não faça perguntas tendenciosas

E não mude o foco da conversa para você. Ouça com o coração aberto.

Fale sobre quem ou o que a pessoa perdeu

Seja explícito e não tenha medo de mencionar nomes. Permita que a pessoa se lembre de quem ou do que perdeu e compartilhe lembranças felizes.

Lembre-se de aniversários e eventos importantes

A pessoa pode não mencionar sua dor na ocasião, mas isso não significa que a dor não esteja presente.

Reconheça que pode ter momentos em que a dor está mais ou menos presente

Não faça suposições sobre o que isso significa em termos do que a pessoa está disposta a compartilhar no momento. Esteja sempre disponível para falar a respeito, se ela quiser.

Ofereça-se para ajudar com aspectos práticos

Esse é um ato generoso, especialmente logo depois da perda. As pessoas podem ficar alheias às tarefas cotidianas quando passam pela fase aguda da perda, de modo que qualquer ajuda que você puder oferecer, na forma de refeições, caronas ou tarefas domésticas, será muito bem-vinda.

Não faça perguntas sobre luto por mensagens de texto

Quando alguém está sofrendo a dor da perda, é impossível responder a uma pergunta como "Tudo bem com você?" por mensagem de texto. Não substitua conversas por telefone, vídeo ou presenciais por mensagens de texto.

Envolva-se

Participe de qualquer ato de lembrança e apoie quaisquer eventos que a pessoa possa querer realizar em memória do ente querido que perdeu.

Lembre-se de datas significativas

Demonstre que você está ciente do significado dessa data para a pessoa.

Tenha empatia

O mais importante: lembre-se de que empatia é uma habilidade e é possível desenvolvê-la.

Se você também está vivendo essa perda ou lidando com suas próprias perdas, aja com franqueza e diga à pessoa enlutada que você também está ou esteve nessa situação, ou que você também está passando por algo pessoalmente difícil. Pergunte se a pessoa gostaria de ouvir sobre a sua experiência. Explore a possibilidade de compartilhar histórias e percepções sobre as suas experiências com o luto. Pode ser que a pessoa esteja magoada demais para ter essa conversa, mas a sua abertura também pode ser uma tábua de salvação para lhe mostrar que há esperança e que as coisas vão melhorar.

A disposição de ouvir e a força de vontade de se envolver na humanidade compartilhada de qualquer experiência pessoal, evocando e promovendo um sentimento de conexão autêntica, perspectiva compartilhada e apoio mútuo, são vitais.

CAPÍTULO 9

À DERIVA NO LUTO
Recuperando o sentido da vida

A tristeza não nos muda, ela nos revela.

JOHN GREEN

É possível que sinta que a sua vida perdeu o significado, a direção e o propósito como resultado de sua perda, mas saiba que não é só você que se sente assim. Muitas vezes o luto traz à tona questões profundas sobre o sentido da existência, e muitas pessoas são dominadas por uma intensa sensação de vazio. Encontrar uma maneira de se reconectar com o propósito da vida é essencial para a recuperação da perda.

Todo mundo precisa de um propósito. Se estiver sentindo que sua vida está sem propósito, é porque *você* anseia se sentir útil, não insignificante.

A importância da atitude

Depois de sobreviver por três anos em quatro campos de concentração diferentes na Segunda Guerra Mundial, para a qual perdeu os pais, o irmão e a esposa grávida, o renomado psiquiatra Viktor Frankl escreveu eloquentemente em seu livro *Em busca de sentido*:

> *A única coisa que sobrou é "a última liberdade humana" — a capacidade de escolher a atitude pessoal que se assume diante de determinado conjunto de circunstâncias.[1]*

Vi isso acontecer em milhares de histórias de perdas. Concordo com Frankl: o que nos salva do absurdo de uma vida sem sentido é aceitar que somos livres para escolher a nossa atitude — não importa o que aconteça. Não temos como controlar os eventos externos que moldam a nossa vida, mas podemos controlar nossas respostas internas a esses eventos.

Quando você percebe que pode ter uma atitude que valoriza a sua humanidade, valoriza a sua coragem e a sua dignidade e lhe dá um profundo sentimento de respeito por si mesmo e liberdade, você cria significado e propósito para si mesmo e para sua vida. Recuperar-se de uma perda não requer perfeição, mas envolve adotar uma perspectiva que te permita gostar de si, valorizar-se, proteger-se e dar sentido à sua vida, mesmo que não haja muito conforto ou muitos motivos para se sentir feliz. Não é possível escolher o que vai acontecer com você, mas você pode decidir sua atitude em relação aos eventos da sua vida. Tenho observado repetidamente que quando as pessoas adotam uma atitude de compaixão por si mesmas e pela própria vida, elas encontram coragem, virtude, dignidade e esperança, e criam um significado positivo para a vida. Muitos pacientes me inspiraram a seguir em frente e a acolher minha vida com esperança e amor.

Quando minha saúde se deteriorou, percebi que em vários dias eu era tomada por um estado de tristeza, desânimo ou falta de energia. Passei uma década me sentindo esgotada, e o diagnóstico tirou minha esperança de voltar a me sentir bem. Meu cansaço físico me deprimia — eu ansiava por aquela versão mais jovem de mim mesma que conseguia manter todos os pratinhos equilibrados.

Foi desolador no início. "Para que viver assim, sabendo que a minha vida se resume a enfrentar uma série de limitações e dificuldades?" é uma pergunta que ouço com frequência em terapia. Qualquer um que está enfrentando circunstâncias desafiadoras, dor, perda e desesperança se identifica com essa pergunta, e ela também ecoou em mim.

O que me salvou dessa visão negativa foi meu trabalho, minhas conexões significativas e a minha compreensão do princípio fundamental, apresentado por Nietzsche em *Crepúsculo dos ídolos*,[2] de 1889, em que ele diz que, quando as pessoas têm algo pelo que viver — em outras palavras, quando têm um *porquê* —, elas conseguem suportar qualquer *como* — ou seja, podem superar qualquer sofrimento. É possível que você tenha perdido o que considerava sua razão de viver. Talvez as circunstâncias atuais da sua vida pareçam desanimadoras ou sem perspectivas positivas. Nesse caso, é importante que se trate com compaixão e cuidado e reconheça que sua atitude moldará a sua vida, não importa o que aconteça. Quando você se ama e se valoriza, está em uma posição muito melhor para forjar um sentido para o seu luto e a sua vida.

Em busca de sentido

Experimentar a perda do sentido é muito comum em todos os tipos de luto. Na minha clínica, muitos pacientes descrevem se sentir à deriva, perdidos, desorientados e desconectados de seu propósito. Isso é totalmente compreensível, já que, quando perdemos algo ou alguém, tudo que nos traz conforto e segurança emocional, nossas estruturas de apoio e nossos relacionamentos muitas vezes são abalados. Mas saiba disto: perder o sentido no luto não significa que você o perdeu para sempre.

Sua tarefa agora é aplicar tudo o que aprendeu com este livro até aqui e reconstruir seu sentido. O sentido de quem você almeja se tornar. O sentido dos seus relacionamentos. O sentido do que você cria e contribui. O sentido que a sua vida assumirá. O sentido do que você deixará de legado. Antes, quero dizer que encontrar um sentido não vai aliviar sua tristeza ou a intensidade da sua dor, mas vai oferecer um senso de dignidade, coragem e integridade que é vital para a sua recuperação.

Como declarou o filósofo existencial francês Jean-Paul Sartre em *O ser e o nada* em 1946: "A existência precede a essência".[3] Primeiro existimos e depois damos sentido à nossa vida.

Se não imbuirmos nossa vida de sentido, ele não existirá. O sentido da vida não é dado. É criado, muitas vezes cocriado, por meio de experiências compartilhadas e conexões significativas. Qualquer significado que criar para si mesmo é pessoal para você. O que é significativo para uma pessoa pode não ser para outra. Eu considero significativo conviver com a minha família e escrever este livro, enquanto amigos e familiares consideram outras coisas significativas, como compor música, manter-se em forma, ser criativo, ser artístico, cozinhar, ensinar outras pessoas, criar os filhos ou se voluntariar com idosos doentes. Cada pessoa tem a própria bússola para indicar o que é mais importante na vida.

Ricky tinha 19 anos quando começou a fazer terapia porque achava que sua vida "não tinha sentido". Ele bebia muito, usava drogas com frequência, foi processado judicialmente por causar lesões corporais graves em uma briga de bar e era imprudente com sua segurança, muitas vezes dirigindo de moto em alta velocidade. Sua namorada havia terminado o relacionamento algumas semanas antes de ele procurar terapia porque ela não suportava vê-lo "destruir sua vida", e ele se sentia perdido.

Sua mãe faleceu um ano após seu nascimento e seu pai havia morrido após travar uma longa batalha contra o câncer quando Ricky tinha 16 anos. Após a morte de seu pai, ele foi deixado à própria sorte. Ninguém cuidou dele, e ele encontrou um senso de pertencimento em sua "gangue", mas dois de seus amigos perderam a vida esfaqueados, e ele estava "vazio de propósito". Ricky ainda estava na escola, mas faltou às provas e "desperdiçou" a oportunidade de estudar. O dinheiro que havia herdado do pai estava acabando e ele não sabia o que fazer.

Ricky se sentia à deriva. Não sabia como nem por que deveria continuar vivendo. Pensava em acabar com tudo, mas achava que ainda poderia ter uma chance. "Existe algum sentido?", ele me perguntava repetidamente. Dava para sentir seu desespero.

Para Ricky, a vida parecia surreal, sua existência parecia "aleatória". Ele queria simplesmente desaparecer e bebia até cair porque isso era "um alívio. Um ato de desaparecimento para o nada."

Quando perguntei o que o levou à primeira sessão, vislumbrei um desejo de encontrar uma saída para seu sofrimento. Seu espírito, sua alma, aquela luz em seus olhos ainda estavam lá. Foi o que o levou à terapia e o que o motivava, inconscientemente, a encontrar uma maneira de se curar. Ele disse que precisava de alguém que "entendesse desse assunto" para ajudá-lo a encontrar um propósito na vida e impedi-lo de se perder totalmente.

Conversamos sobre como, ao buscar fazer terapia, ele estava cuidando de si mesmo, e que aquele era um importante ato de autocuidado. Seu sorriso ao se dar conta disso marcou o início de uma jornada de dois anos para aprender a se amar e a abraçar seu potencial para recuperar o sentido da vida.

Na terapia, Ricky trabalhou vários aspectos, mas principalmente focou em descobrir seus valores pessoais, seus porquês. Ao refletir sobre isso, percebeu que valorizava a amizade, a conexão, a criatividade e a autenticidade.

Ele descobriu que seus amigos eram muito importantes para ele, assim como sua esperança em encontrar o amor e constituir sua própria família. Deu-se conta de que não era a pessoa que suas experiências o fizeram acreditar que era, e queria retribuir, dar sentido ao seu sofrimento ajudando meninos marginalizados. Ele também queria viajar e usufruir da beleza do mundo natural.

Seus demônios sempre estiveram presentes, mas ele os recebeu com abertura e consciência. Depois que entendeu o que a necessidade de se entorpecer representava para ele, Ricky pôde transformar sua perspectiva e tomar medidas para se distrair da compulsão de desaparecer e se concentrar em algo positivo, como uma atividade ou exercício que lhe dava prazer ou entrar em contato com um amigo em busca de ajuda.

Ricky era um jovem maravilhoso, sábio, gentil e afetuoso e, quando abrimos um espaço para ele empatizar com sua infância difícil e a perda de seu pai, ele encontrou uma maneira profundamente significativa de conhecer seus valores e de valorizar a si mesmo e à sua vida.

Ricky se empenhou muito para mudar as coisas. Pediu desculpas às pessoas que havia prejudicado, perdoou o pai por sua frieza emocional e expressou seu amor por ele, de quem tanto *sentia falta. Reconheceu que podia fazer diferença no mundo e que poderia se valorizar fazendo boas escolhas na vida. Reduziu o consumo de álcool, parou de usar drogas, entrou em um curso técnico e conseguiu um emprego remunerado. Reformou a casa, encontrou um inquilino para ganhar um dinheiro extra e se conectou com seus amigos em busca de apoio e incentivo para se manter nesse novo caminho.*

Uma das decisões mais curativas de Ricky foi reunir seus amigos para espalhar as cinzas de seu pai em um ritual para honrar e celebrar sua vida. Ele tinha guardado as cinzas em um saco plástico em um armário durante anos. Então planejou um dia na praia com os amigos mais próximos, e cada um disse algumas palavras sobre a vida. Foi muito importante para ele se despedir de seu pai dessa maneira e aprofundar suas conexões com as pessoas que tanto lhe apoiaram.

ENCONTRANDO SEUS VALORES

Os valores são a essência da nossa humanidade e, como Ricky descobriu, uma vida alinhada com nossos valores promove o bem-estar, especialmente em momentos de crise e perda. Descobrir os seus é o primeiro passo para encontrar significado.

Para ajudar você, listo a seguir os meus valores. Eles formam a base do meu trabalho e da minha abordagem neste livro. Esses valores estão no meu coração, pois sei, por experiência própria, que eles ajudam na recuperação e trazem esperança, e faço questão de escrever regularmente no meu diário sobre as oportunidades que estou criando para expressá-los.

Aceitação. Um dos meus valores mais importantes é a *aceitação*. Refiro-me a aceitar a possibilidade de crescimento, felicidade, saúde mental e bem-estar, não importa o que aconteça. Eu não poderia fazer meu trabalho se não aceitasse que a mudança e o significado fossem possíveis, mesmo em meio à tragédia e à dor. Eu valorizo a aceitação porque, por meio dela, posso cultivar um estado de compaixão e de apreciação pela vida, promovendo saúde e bem-estar.

Abertura. A *abertura* é outro valor, e com isso quero dizer expressar emoções, ser sincera, pedir e receber apoio e validar os sinais que as emoções do luto estão comunicando. Ao abraçar a abertura, posso cultivar o significado, aceitar a mudança e ajudar os outros, e tudo isso reforça minha resiliência e otimismo.

Ajudar os outros. Dar esperança e cuidar das pessoas me revigora nos meus dias mais sombrios e aumenta minha capacidade de paciência, reflexão e compaixão, o que, por sua vez, me ajuda a crescer como ser humano.

Há muitos outros valores que considero importantes, mas estes são os mais relevantes para o nosso trabalho conjunto deste livro.

Quais são os seus valores? Você já passou algum tempo refletindo sobre eles? O exercício a seguir vai ajudá-lo a descobrir seus valores e a reconhecer as oportunidades que você está criando para expressá-los.

EXERCÍCIO: ENCONTRANDO SEUS VALORES

Pode ser difícil identificar seus valores se estiver nas profundezas de uma vida aparentemente sem sentido. Você pode resistir no início, mas persevere. Essa é a única maneira de abraçar a vida. Afirme para si que seus valores são a sua bússola, indicando a direção que deseja que sua vida tome.

Use as perguntas a seguir como pontos para reflexão e anote todas as palavras que vierem à mente em seu diário de luto:

- O que é profundamente importante para você? São os relacionamentos, o trabalho, as conquistas pessoais, as amizades?
- O que isso tem de importante para você?
- Por que isso lhe proporciona satisfação e alegria?
- O que te motiva em dias sombrios e difíceis?

Dedique um tempo para pensar no que as suas respostas indicam sobre os seus valores. Você valoriza conexão, igualdade, lealdade, aprimoramento, doar-se aos outros, amor, gratidão, coragem, justiça, integridade, honestidade?

Quaisquer que sejam os seus valores, permita-se se alinhar com eles ao dar seus próximos passos. Você poderia harmonizar melhor suas escolhas de vida com os seus valores? Por exemplo, se você valoriza a integridade, está fazendo escolhas que refletem esse sentimento de sinceridade e integridade em você? Ou, se estima a empatia, você a pratica consigo? Se valoriza a responsabilidade, você se respeita por isso e faz escolhas que lhe permitem agir de maneira responsável?

Se hesita em abraçar seus valores, reflita sobre o motivo dessa resistência. É difícil para você se permitir apreciar a vida plenamente? Você consegue lembrar quais eram as suas paixões da infância e da juventude? O que o revigora e o energiza na vida agora? Ao pensar no futuro, que tipo de pessoa gostaria de ser? Como deseja que os outros se lembrem de você?

Refletir sobre sua bússola é um exercício para a vida toda. Convido você a revisitar essas reflexões depois de algumas semanas para analisar se e como os seus valores mudam.

ENCONTRANDO SEU PROPÓSITO MAIS AMPLO

"Por que isso aconteceu?" é uma pergunta totalmente natural, mas é como questionar "Por que nascemos?", o que é impossível de responder. Não dá para saber por que algumas pessoas morrem jovens, por que eventos imprevisíveis acontecem e por que coisas ruins acontecem a pessoas boas.

É totalmente compreensível se revoltar com a falta de sentido de tudo isso. Não sabemos se existe algum plano cósmico para explicar o motivo de coisas ruins acontecerem conosco. É melhor apenas aceitar que não temos como controlar o que os outros farão ou quando uma perda acontecerá, e entendo que seja profundamente angustiante encarar essa realidade. A única maneira de sair desse buraco é reconhecer que, apesar de não ter como controlar a perda, você pode controlar sua atitude em relação a ela e o significado que atribui a ela.

Do ponto de vista psicológico e por razões evolutivas, nossa mente precisa dar sentido a tudo o que encontramos, desde as situações mais triviais até as mais complexas. Caso contrário, não conseguiríamos sobreviver em um mundo caótico. Então, quando algo não faz sentido, nós questionamos. "Como não percebi que isso iria acontecer?", "Como ele pôde fazer isso comigo?" e "Por que isso aconteceu?" são perguntas absolutamente comuns. Quais são as respostas? Quem sabe?

Sempre fico impressionada com os pacientes que, em meio a tanto desespero e tanta dor, ainda conseguem se curar e continuam retribuindo e crescendo em sabedoria, cuidado e amor. É gratificante testemunhar a capacidade humana de continuar a dar sentido para a vida, de seguir em frente com um profundo senso de propósito, mesmo nas circunstâncias mais surreais e desumanas. E fazer isso com amor, não ódio. Eles criam um sentido positivo, sem magoar nem minimizar os outros.

Como encontrar um propósito na vida após a perda é sua escolha. Nas páginas a seguir, você vai ler histórias de quatro pacientes que enfrentaram perdas difíceis e ainda assim encontraram uma maneira significativa de voltar a abraçar a vida. Foi a determinação deles em tomar decisões alinhadas com os valores pessoais que dissipou a sensação de vazio e falta de sentido.

Joy procurou a terapia depois de perder sua irmã de 28 anos para uma doença rara, o que a levou a um dilema pessoal: mudar-se ou não de cidade para cuidar de suas sobrinhas agora órfãs. Caso se mudasse para a cidade das sobrinhas, ela poderia cuidar das meninas sem tirá-las de casa e da escola e, com isso, Joy honraria sua irmã, o que queria muito fazer, além de dar estabilidade e continuidade à vida das meninas — um valor que ela também prezava. Mas, para isso, ela precisaria mudar de casa e de emprego, onde ganharia muito menos, morar longe de alguns de seus melhores amigos e terminar seu relacionamento com seu novo namorado.

Ao decidir cuidar das sobrinhas, ainda que em meio a uma perda dolorosa e a outras perdas secundárias, ela pôde sentir-se bem por priorizar os valores da família: amor, cuidado, respeito, proteção, estabilidade, vínculos seguros, compaixão, respeito pelo legado de sua irmã e confiança em sua própria capacidade de lidar com a situação e tomar as decisões parentais adequadas. Foi uma mudança desafiadora em sua vida, mas profundamente significativa para ela, que lhe permitiu sentir-se forte e segura no novo rumo de sua vida.

Tanya estava lidando com a perda repentina de seu marido, que havia morrido aos 39 anos em um acidente de moto, deixando-a viúva aos 32 anos e com três filhos pequenos. Ela precisava escolher entre se mudar para um bairro mais humilde e trocar a escola dos filhos ou encontrar um novo emprego que lhes permitisse permanecer na casa atual. Tanya sabia que o novo emprego implicaria mais responsabilidades e que ela teria menos tempo para cuidar das crianças.

Essa decisão a colocou em um conflito interno com valores importantes para ela — ser uma mãe estável, amorosa e disponível, e proporcionar estabilidade e um ambiente seguro em um bairro seguro. Ela não sabia qual era a melhor decisão, mas acabou decidindo priorizar a segurança da família e a educação dos filhos. Tanya teria de contratar alguém para cuidar dos filhos à noite, enquanto fazia horas extras, mas decidiu investir em "fins de semana de qualidade" com os pequenos.

Permitir-se aceitar que a segurança financeira era mais importante do que passar todas as tardes com os filhos, já que ela seria a única provedora da família, tranquilizou Tanya de que era uma boa mãe, apesar de não poder estar tão presente em todas as atividades das crianças como gostaria. Sua decisão se tornou significativa quando ela permitiu que isso acontecesse.

Robert tinha 88 anos e estava lidando com a perda repentina de sua esposa, muito mais jovem, para um derrame. Sentindo-se solitário, ele dedicou sua energia ao planejamento urbano e fez o que pôde para preservar a natureza de seu bairro, protegendo-o do desenvolvimento urbano e sentindo que estava contribuindo com a comunidade. Esse projeto lhe deu um foco, um senso de pertencimento e a esperança de que a sua contribuição estivesse protegendo o bairro que ele e sua esposa tanto amavam. Esses valores eram muito importantes para ele, e o propósito que o projeto lhe dava o protegeu da falta de sentido provocada pela perda súbita da esposa, oferecendo-lhe uma razão para seguir em frente.

Alex criou um grupo de apoio ao luto no trabalho. Ele perdeu a esposa e agora cuidava do filho sozinho, uma tarefa terrivelmente solitária. A ideia então era ajudar pessoas que estavam sofrendo com perdas semelhantes. Auxiliar os outros validava sua humanidade, e ele realmente valorizava isso. Alex começou no intervalo para o café com alguns colegas e foi expandindo para um grupo muito maior, que incluía participantes de todos os níveis da organização, formando grupos de apoio mútuo ao luto com facilitadores.

Mesmo se essas histórias forem diferentes da sua, espero que tenham lhe ajudado a mostrar que encontrar um significado é (a) uma jornada pessoal e (b) essencial para a sua recuperação.

Você pode estar achando que sua perda foi devastadora, que procurar um sentido parece inútil, mas a base da minha abordagem é que todos nós podemos nos curar. Não importa quais sejam suas circunstâncias, acredito que você pode criar, sim, uma vida significativa. Não há outro caminho para superar a perda a não ser acolher o significado. Sua alma precisa disso, do mesmo modo como seu corpo precisa de ar.

ENCONTRANDO SIGNIFICADO NAS PEQUENAS COISAS

O significado não precisa ser em alguma escala cósmica. Você não precisa dedicar sua vida ao voluntariado ou participar de todas as maratonas do mundo. Encontrar um significado pode envolver encontrar as pequenas coisas diárias às quais você pode dedicar sua energia e que o ajudam a se sentir otimista em relação à vida, que lhe permitam sentir-se com positividade sobre a maneira como está lidando com seus desafios e que lhe dão um senso de crescimento e determinação.

A história de Ângela mostra que nem todas as buscas por sentido precisam envolver uma reviravolta monumental em sua vida ou gastar recursos que você não tem:

> Ângela procurou a terapia depois que seu irmão se suicidou aos 28 anos, quando ela tinha 29. Foi uma perda que não conseguia entender. Ela estava com o coração em frangalhos e assustada por não ter visto os sinais. Ângela não se conformava e ansiava por ter o irmão de volta. A sua dor era palpável, e seu anseio de reverter a decisão catastrófica do irmão estava prejudicando sua saúde mental, que se deteriorava gradualmente com sintomas de depressão e ataques de pânico. Ela reagiu à intensidade de sua perda afastando-se dos amigos — eles não entendiam o ponto de vista dela — e desconectando-se da família, preferindo não "sobrecarregá-los" com sua dor. Ângela se descreveu como "totalmente desmotivada no trabalho", trabalhando "no automático", e estava recebendo reclamações de seu chefe.
>
> Dois meses antes de seu irmão tirar a própria vida, Ângela havia se divorciado da esposa. Os documentos do divórcio estavam esperando para ser assinados, mas ela não suportava olhar para eles. Os papéis ficaram em sua mesa por semanas, e ela estava dominada pelo medo — medo de nunca mais ver seu irmão e de que também estivesse entrando em um colapso mental. A vida parecia não fazer sentido.
>
> Acompanhá-la nesse processo foi intenso e por vezes assustador. Passei muitas horas ajudando-a a processar mental e emocionalmente a falta de sentido da morte, enquanto explorávamos como ela poderia dar sentido à própria vida. Foi um processo muito difícil.
>
> Convidei-a a pensar no que daria sentido ao seu futuro e seu presente e como ela poderia demonstrar algum apreço e autocompaixão. Ela percebeu que, para se recuperar, precisava encarar e aceitar a perda. Ângela parou de desejar voltar no tempo para

reverter a morte do irmão ou trazê-lo magicamente de volta à vida, e se concentrou em juntar as peças da história dele para entender o que havia contribuído para a deterioração da saúde mental. Conversamos sobre a vida dele, como ele lidou com experiências difíceis na infância e a subsequente doença mental grave. Também falamos da empatia que ela tinha por ele e como ela tendia a carregar os sentimentos negativos dos outros em seu coração e corpo na esperança de que isso pudesse resgatá-los — uma fantasia, é claro. Ela percebeu que fazia isso esperando ser amada.

Para se libertar dos sentimentos paralisantes da depressão e da desesperança, Ângela precisava desenvolver a autocompaixão e reconhecer que não podia se responsabilizar pelos sentimentos do irmão ou pelas escolhas que ele fez. Foi devastador, mas aceitar isso fez parte da sua recuperação.

A justiça era um valor importante para ela, e perceber que estava violando esse valor ao se culpar a ajudou a rever sua perspectiva sobre o que tinha acontecido e como aceitar a morte do irmão. Ela vinha se julgando silenciosamente, culpando-se por não ter intuído o plano de suicídio de seu irmão. Sentia profunda culpa e vergonha por ter "falhado" dessa maneira.

É claro que Ângela não falhou — nunca podemos ser responsabilizados pelas decisões das pessoas, e como ela poderia ter impedido o irmão de tomar essa decisão se ele foi tão bom em mascará-la? —, mas ela havia interpretado a ação dele por essa lente, e essa perspectiva a deixava desesperada e desamparada. No fundo, ela precisava se permitir sentir compaixão por essa perda, por sua dor, e se libertar do peso da responsabilidade pela decisão dele. Precisava trazê-lo ao seu coração repetidas vezes e aceitar que, embora a morte de seu irmão não tivesse sentido, a vida dele tinha.

Ela o descreveu como "uma alma inocente, vulnerável e sensível que não suportava viver neste mundo tóxico, alguém que sofreu muito". A vida dele não tinha sido nada fácil, e as vozes que ele ouvia devido à sua esquizofrenia paranoide eram furiosas, assustadoras e insuportáveis. Ela esperava que agora ele estivesse em paz.

Ao buscar um sentido em meio à devastação causada pelo suicídio do irmão, Ângela descobriu que tinha uma profunda capacidade de amá-lo incondicionalmente. Isso significava muito para ela. Ela percebeu que fazia bem ser sincera com a sua dor e se permitiu compartilhá-la com os amigos. Isso também se tornou um grande propósito, pois ela valorizava muito suas conexões e amizades.

Ângela percebeu que, mesmo desejando que as coisas fossem diferentes, ainda era possível dar valor à vida, honrar a perda e entrar em um estado de apreciação e amor por si mesma, por seus entes queridos, por sua comunidade e pela vida.

Para Ângela, as pequenas coisas ajudaram muito: uma conversa sincera, uma experiência compartilhada, um momento de profunda conexão e cuidado, um lampejo de alegria, uma refeição deliciosa.

Se abraçar o significado lhe parecer uma meta grande demais, inspire-se na história de Ângela e comece pelas pequenas coisas. O que seria significativo para você hoje? Pode ser algo tão simples como: "Hoje vou sair de casa, vou levar o cachorro para passear e vou preparar uma refeição saudável e gostosa". Ou: "Vou arrumar meu quarto e vou dar aquele telefonema".

Encontrar uma maneira digna de sobreviver e superar o luto é, por si só, uma jornada repleta de significado. O truque é estar presente em um espaço de apreciação por si mesmo.

Abandonando o ego

Um dos aspectos mais importantes para dar sentido à vida e se valorizar é tomar decisões guiadas pelo seu coração, não pelo seu ego. Como vimos no Capítulo 5, é o seu coração que guarda a sabedoria da sua vida emocional e, com a perda, você precisa sintonizar-se com ele para ouvir do que ele precisa todos os dias.

Muitos pacientes têm medo de serem vistos como egoístas se priorizarem o autocuidado e o próprio bem-estar, mas há uma diferença entre o amor autêntico movido pelo coração e o amor egocêntrico.

Quando estamos em um estado de amor autêntico, somos altruístas, não usamos as pessoas em nosso benefício e gostamos de ajudar. Nesse estado, nos preocupamos com as necessidades dos outros tanto quanto com as nossas. Valorizamos a justiça, a compaixão, o cuidado, a cura e o crescimento, e nos tratamos com dignidade, respeito e humildade.

Quando estamos em um estado de egocentrismo, nos concentramos no que vamos ganhar. Vivemos e nos engajamos com o mundo como se tudo fosse uma troca, uma transação, o tempo todo avaliando como as pessoas podem satisfazer nossos desejos, necessidades e perspectivas. Ficamos furiosos quando nossas necessidades não são priorizadas e acusamos os outros de não nos ajudarem, sem assumirmos qualquer responsabilidade pela maneira como podemos ter contribuído para a dinâmica do relacionamento. Podemos até demonstrar empatia e amor, mas apenas sob condições específicas, forçando nossos entes queridos a colocarem nossas necessidades em primeiro lugar. Se eles não fizerem o que queremos, nós os punimos emocional ou mentalmente, e às vezes até fisicamente.

Somos totalmente alheios ao caos que criamos. O ego não é objetivo — ele é incapaz de refletir sobre o próprio estado egoico —, mas é egocêntrico, prejudicando as pessoas na eterna tentativa de controlá-las. A versão extrema disso é o narcisismo.

No meu trabalho, meu papel muitas vezes é ajudar os pacientes a encontrarem esperança e amor por si mesmos em um estado guiado pelo coração, redirecionando-se a esse estado de autocompaixão, com gratidão pela vida. Aceitar que a vida é para ser vivida é uma boa prática de autocuidado, mesmo que viver implique lidar com a tristeza.

Quando as pessoas não se amam ou sentem que não são boas o suficiente, podem acreditar que não merecem a felicidade ou a alegria, o que torna o fardo da falta de sentido ainda mais pesado.

O poder da oração

A oração pode ajudar muito a lidar com as perdas e aliviar qualquer fardo. Os seres humanos recorrem às orações desde o início dos tempos. Para milhões de pessoas, religiosas ou não, a oração é uma prática diária. Foi demonstrado que, tal como a meditação ou a atenção plena, orar ajuda a acalmar o sistema nervoso e gera benefícios para a saúde.[4] Quando as pessoas rezam, concentram-se na gratidão, no perdão, no amor e na compaixão, sentimentos que nos ajudam a superar qualquer adversidade e a curar o corpo e a alma.

> **EXERCÍCIO: MOBILIZANDO O PODER DE CURA DA ORAÇÃO**
>
> Você pode orar por tudo que precisar — pode pedir cura, orientação, clareza, crescimento, amor e cuidado. Pergunte-se: "Qual prática de oração me ajudaria a me acolher com amor e a me ancorar na busca pelo sentido da minha existência?".

Incluo a seguir algumas orações das quais gosto, mas use o que fizer mais sentido para você. E não faz diferença para quem você prefere orar. Você pode optar por orar ao seu Deus, ou a um deus ou deusa específico, ao Criador, a uma divindade feminina ou masculina, a todos os anjos ou a um anjo específico, ao universo ou a entes queridos que já se foram.

Oração para expressar a tristeza da sua dor

Querido(a) ..., ouça minha dor e me ajude a superá-la. Meu coração está partido, meu corpo, triste. Derramo minhas lágrimas e clamo por seu amor. Dê-me alento com sua luz. Guia-me com sua sabedoria. Permita-me encontrar aceitação e crescimento. Minhas lágrimas são de amor e não têm para onde ir. Peço-lhe que lhes dê um lar e me ajude a passar por isso. Abrace-me com seu amor. Que o seu amor por mim seja eterno. Guia-me e mostra-me o caminho.

Oração para pedir ajuda e cura

Querido(a) ..., eu me abro para receber sua cura. Sua bondade ressoa em mim e confio em sua orientação para me recuperar e crescer. Meu coração está partido, meu corpo, triste. Peço que você me cure e me dê a orientação e a força das quais preciso para permanecer forte em meu poder de amar e viver. Envolva-me com sua luz. Cure-me com seu amor. Permita-me ser curado.

Oração para pedir aceitação e esperança

Querido(a) ..., peço a sua orientação para encontrar minha aceitação e minha esperança. As lágrimas da minha dor procuram esperança e peço a sua ajuda para encontrá-la em mim. Para crescer. Para me curar. Para me voltar ao futuro com aceitação e amor. Clamo por sua ajuda. Mostre-me seus sinais. Mostre-me o caminho. Eu oro por aceitação. Busco a esperança. Receba-me em sua sabedoria. Mostre-me o perdão. Mostre-me o caminho. Permita-me ser curado.

Encontrar um significado e se alinhar com seus valores e seu propósito é um portal para o amor-próprio e o amor pela vida. Se você estiver se sentindo à deriva e angustiado, aceite que isso reflete seu desejo de não permanecer em desorientação, solidão, na escuridão ou desespero o tempo todo. Confie na sua capacidade de amar e de encontrar um significado que lhe mostrará o caminho.

CAPÍTULO 10
CRESCENDO NO LUTO
Abraçando a vida enquanto se convive com a perda

As lágrimas regam nosso sofrimento.
WILLIAM SHAKESPEARE

O *luto vai acabar algum dia?* Essa questão surge repetidamente na minha clínica. Não há uma resposta para todos. A sua dor e a frequência na qual ela ressurgirá na sua vida é algo pessoal.

Sinceramente, pode-se dizer que o luto nunca acaba, porque reflete o seu amor, e você nunca deixa de amar. O amor é infinito, não é mesmo? O mesmo vale para o luto. Mas o que acontece é que você se acostuma, aprende a honrá-lo e a conviver com ele.

O que eu sei é que, apesar de a jornada através da perda durar a vida toda, há espaço para a dor e a vida coexistirem. Você vai se curar, voltar a rir e abraçar novas oportunidades, novos amores e novos começos. Chamei este capítulo de "Crescendo no luto" porque a recuperação não tem a ver com superar o luto, mas com aceitá-lo. A perda deixou uma cicatriz na sua alma, mas você ainda pode abraçar a vida com amor e compaixão e preencher o vazio com significado e propósito.

Algumas perdas são mais difíceis de curar, mas crescer além do luto implica se nutrir em um estado de apreciação e saber como lidar com essas ondas de tristeza e dor quando elas surgirem.

Este capítulo lhe oferecerá estratégias para consolidar tudo o que você aprendeu até agora, aprofundando a sua capacidade de amar, mantendo uma compaixão ainda maior por si mesmo e se abrindo para voltar a abraçar a vida. Vou começar contando a história de Myra porque acho que ela ilustra o desenrolar da perda e do luto de uma maneira que fará muito sentido para você.

Honrando seu amor

Eu não esperava atender Myra novamente, mas ela voltou à terapia dez anos depois de ter perdido a filha para a anorexia. Naquela época, fez algumas sessões para processar sua dor, e agora estava voltando para lidar com a tristeza profunda e avassaladora em seu coração. Ela percebeu que a tristeza vinha aumentando fazia um ano, mas tentou se distrair. Manteve-se ocupada. Disse a si mesma que isso passaria. Ela disfarçou a dor porque não queria "sobrecarregar" a outra filha, que estava ocupada planejando o casamento. Mas, para Myra, toda a empolgação com o casamento trouxe uma infinidade de sentimentos conflitantes: alegria e felicidade pelos planos de uma filha, e raiva e profunda tristeza pela perda da outra. Nosso coração pode conter emoções conflitantes, e pode ser difícil decifrá-las e processá-las.

Myra chorava e só queria que a dor passasse. Embora sua mente tivesse aceitado a perda — ela não esperava mais encontrar a filha no tempo e no espaço —, seu coração doía ao ver tudo o que sua filha estava perdendo. Ela tinha dias difíceis nos quais se perguntava se chegaria a um ponto de aceitação em algum momento. Não sabia direito o que queria dizer com isso. Myra nunca ficaria totalmente bem com o que tinha acontecido e já tinha desistido da "aceitação". Mas podia aceitar que a vida havia sido imprevisível e que ela tinha feito tudo o que podia para salvar a filha. Nesse sentido, ela tinha atingido a aceitação.

A aceitação é sempre sutil e específica para cada história de luto. Na terapia, Myra percebeu que lidar com a ausência da filha foi exaustivo. Ela nunca tinha admitido isso, nem valorizado seu coração pelo fardo que vinha carregando.

Ela reconheceu que em certo nível tinha sido imensamente forte, mas em um nível mais profundo, ainda sentia muita falta da filha, e agora estava tendo dificuldade de suportar essa falta.

Sugeri para ela um exercício envolvendo sintonizar-se com a inteligência de seu coração sobre a dor, acolher a tristeza e chorar muito.

O que mais a ajudou foi se apegar a todo o amor que ela sentia no coração pela filha e refletir sobre o significado disso, a preciosidade desse amor. Ela sentiu algum alento ao encontrar uma maneira de incluir a filha nos planos de casamento — a noiva costuraria um pedaço de tecido azul da camiseta favorita da irmã em seu vestido de noiva —, mas elas decidiram não deixar uma foto dela no salão do casamento, pois isso poderia ser muito triste e elas não queriam esse sentimento presente no dia. No entanto, elas a incluiriam nos discursos e reconheceriam sua ausência.

Uma semana antes do casamento, Myra levou flores ao túmulo da filha e lhe contou sobre os planos. Ela chorou muito e disse à filha falecida: "Chorei muito por você. Agora vou me concentrar na sua irmã... Sinto sua falta. Mas, por enquanto, vou deixar você em paz. Você está sempre no meu coração e sempre a levarei comigo".

É impossível perder um ente querido e evitar a tristeza de sua ausência, especialmente em momentos importantes da vida. Não importa o que surja para você, acolha esse sentimento com gentileza. Quando expressar sua dor, sua intensidade se dissipará, e você poderá se sentir um pouco mais leve. Mas a realidade da perda é que você nunca vai deixar de sofrer, porque sempre sentirá emoções em relação a isso. É um processo que dura a vida toda, com altos e baixos.

O que as pessoas não falam muito é como a perda fica mais difícil à medida que a vida melhora. Você nunca se acostumará com a ausência. Você pode se acostumar a suportá-la, mas é um processo que leva tempo e muita autocompaixão. Você aprenderá a lidar com suas emoções, mas nunca vai deixar de sentir falta do que ou de quem perdeu. Na verdade, o sentimento de perda pode até se intensificar. Isso é totalmente normal, especialmente se o vínculo que tinham era muito importante na sua vida. Uma mãe nunca vai deixar de sentir falta de seu filho perdido, um filho sempre sentirá falta da mãe, uma irmã sempre sentirá falta do irmão, um melhor amigo sempre sentirá falta da amizade... Amar é inerente à natureza humana. E é vital encontrar uma maneira de honrar seu amor.

QUAL É A SUA HISTÓRIA?

A jornada da perda não tem atalhos. Não existe uma pílula mágica para curar um coração partido. A única cura que observei, milhares de vezes, é o poder de se manter em um estado de amor humano e incondicional, reconhecendo sua própria fragilidade humana e enfrentando sua dor com cuidado e respeito pelas dificuldades, com honestidade e compaixão.

Em cada capítulo deste livro, eu convidei você a ter autocompaixão em seu processo de luto. Espero que isso tenha ressoado em seu coração e moldado sua sabedoria e compreensão. Nunca conheci ninguém que tivesse se recuperado e encontrado a saúde mental em um lugar de raiva, tensão, desespero, angústia ou medo. Se você está em um estado de desespero, a recuperação será difícil, porque o que você precisa é encontrar uma maneira de voltar a sentir felicidade e alegria. Se se sentir preso ao desespero, acreditando que não tem outra escolha a não ser viver com isso, perderá a motivação, a esperança e a autoestima. Como vimos no Capítulo 5, é muito importante aprender a liberar seus sentimentos. Mas o mais importante aqui é te lembrar de que o amor — o amor humano incondicional — será a fonte da sua cura. A sua cura não virá das minhas palavras. Virá de sua experiência de ser seu eu autêntico e de sua apreciação de como é viver a sua história.

Qual é a sua história? É uma história de amor e perda? Você consegue apreciar a força e a coragem que demonstrou até agora e como não precisa mais resistir à aceitação? Espero que aceitar a perda como um fato da vida te ajude a lidar com a sua dor. Percorrer a jornada do luto é escrever uma história da sua vida que ressoe com você, que lhe permita crescer com esperança e criar uma vida que lhe faça algum sentido. Isso honra o seu amor. Seu vínculo.

Sua tristeza sempre terá um lar em seu coração, mas isso não significa que você não possa viver uma vida com significado — um significado por meio de esperança, amor, conexão, sabedoria, cuidado e compaixão. Você tem o poder de escrever sua própria história, com o tema que quiser. Você escolhe o rumo da sua vida. Mas precisa ter clareza sobre isso.

Para onde quer ir? Você precisa saber para chegar lá. Como vislumbra o seu futuro?

A minha história é de esperança. Como qualquer pessoa, eu também sofri perdas, mas, ao honrar minha experiência praticando um ritual diário de sintonia com meus sentimentos e o autocuidado holístico, nutrindo a mente, o corpo e o coração com amor e bondade, cheguei a um ponto no qual minha vida é imbuída de positividade e otimismo, não importa o que aconteça.

A perda é o maior contraste com a vida. Na perda, encaramos os nossos limites, sentimos a dor profunda da ausência, de não conseguirmos localizar nossos entes queridos no tempo e no espaço, e descobrimos que o amor nunca morre. Esse amor pelo que já se foi, seja um ser humano, um animal de estimação, um lugar ou uma situação, sempre pode ser cultivado em nosso coração, que nos orienta a honrá-lo.

Se você conseguir navegar pela dor da sua perda com consciência e abertura a esse amor, poderá transformar esse sentimento do absurdo da vida, essa angústia, desespero, medo e sofrimento, em sabedoria, em algo humano, algo suportável. Você nunca vai deixar de sentir a dor. Ela continuará ressurgindo. Quando isso acontecer, sintonize-se com ela, decifre seus sinais e cure-a, um pequeno passo de cada vez. Você pode reduzir o impacto negativo da dor no seu bem-estar ao recebê-la com humildade, autocompaixão, aceitação, cuidado e amor.

Pode ser útil pensar assim: quando uma criança se machuca, nós imediatamente a reconfortamos com um abraço, um ato de cuidado e qualquer apoio que considerarmos apropriado. Ou seja, nos ancoramos no amor e fazemos tudo o que podemos para aliviar o problema ou a dor dela.

O mesmo princípio se aplica a você e seu luto. Acione seu cuidador interno, a orientação do seu coração, para lhe oferecer amor e compaixão. Aceite que o amor e a compaixão são a única maneira de encontrar a cura. Se enfrentar o luto em um lugar de medo, você vai julgar, reprimir, criticar, mascarar, diminuir, projetar ou automedicar sua dor. É muito mais saudável escolher o amor. Quando fizer isso, sua saúde mental vai melhorar e sua recuperação da dor será mais administrável.

Você pode gerar esse estado de amor por si mesmo de várias maneiras. Como vimos ao longo deste livro, ele pode ser gerado por meio da compaixão física — reconhecendo quando precisa descansar, quando precisa acalmar seu sistema nervoso —, ou por meio da meditação, para acalmar sua mente e gerar segurança interior; por meio da conexão com pessoas amorosas que demonstram empatia e compreensão; por meio do contato com a natureza para sentir o conforto das forças motrizes da vida, os ciclos da vida que são muito maiores do que você; por meio da tranquilidade, com a mentalidade de aceitação, em vez de julgamento; por meio do cuidado com o corpo, com exercícios leves, uma boa dieta, sono de qualidade e estabelecimento de limites saudáveis. Você decide.

A ideia é decidir que tudo isso importa. E só você pode chegar a essa conclusão.

EXERCÍCIO: CRIANDO LAÇOS ETERNOS

A criação de um vínculo emocional contínuo e amoroso com a pessoa que você perdeu, como Myra fez, fornece uma ancoragem profunda e uma válvula de escape importante para sua dor. Esse vínculo permite que você se apoie no amor — amor pela pessoa, pelos momentos que vocês passaram juntos, pelos valores e pelo legado dela. Encontrar maneiras significativas de manter seus laços afetivos vai ajudar você a manter a calma. Tente as sugestões a seguir.

Visualize seu(s) ente(s) querido(s)

Passo 1: Crie uma imagem simbólica de onde você acredita que seu ente querido está agora, uma imagem que lhe dê conforto e esperança. O que você vê? Se achar que não consegue visualizar seu ente querido no reino espiritual, pense em um momento de sua vida. Procure esse momento, a energia que o marcou como parte da sua história. Ele está sorrindo? Vocês estão abraçados? Ele está ocupado fazendo algo que ama? Seja o que for, crie uma imagem que o encha de amor e gratidão pela presença de seu ente querido.

Passo 2: Agora, visualize seu ente querido lhe dizendo que está bem. Ele viveu o que tinha para viver neste mundo e está satisfeito com isso. Tudo está acontecendo exatamente como deveria ser. Tudo o que aconteceu permitiu que seu ente querido se transformasse em amor. Permitiu que ele exista na energia do amor. No seu coração. Na sua mente. Nas suas memórias. Permita-se iluminar por essa imagem e ouça as palavras de seu ente querido. Escreva o que ele lhe diz. O que é?

Faça algo em homenagem a ele(s)

Saber que você não precisa abrir mão de seu vínculo com a pessoa amada é muito importante para se libertar da tensão negativa da perda.

Em vez de desejar que seu ente querido estivesse aqui, concentre-se em criar algo em sua homenagem.

Talvez você queira plantar uma árvore. Ou ajudar alguém em nome dele. Pode querer compor uma música, criar uma peça teatral, pintar um quadro ou fazer um filme. Talvez queira reunir pessoas queridas para uma noite de alegria e celebração em nome dele. Pode ser que queira escrever um livro. Pode querer realizar um projeto, um evento de caridade, um baile...

▼

Seja o que for, o que importa é a energia com que você faz isso. Sintonize-se com seu amor pela pessoa amada.

Faça algo em sua homenagem, em seu nome e espalhe a energia positiva dele pelo mundo. No meu caso, este livro faz parte disso. Estou o escrevendo para transformar todo o sofrimento e toda a dor que acolhi em uma onda de energia positiva para as pessoas que não pude ajudar pessoalmente. Para espalhar a mensagem positiva de amor na perda. Para dar às pessoas uma semente de esperança.

E você? O que você pode fazer?

Acolha a alegria

Viver em estado de medo pode se tornar seu novo normal, exaurindo e esgotando seu corpo e mente a cada dia que passa. Às vezes isso ocorre porque você está tendo uma resposta normal a uma situação anormal, na qual a vida ainda não voltou ao seu cenário previsível, e a reta final para a recuperação da perda parece distante.

Para muitos dos meus pacientes, o apego ao medo e ao modo de sobrevivência que os impedia de abrir um espaço para a alegria em sua vida era inconsciente. É algo sobre o qual eles não refletiam.

> *Jim tinha 19 anos e procurou a terapia depois de terminar um namoro de três anos. Na mesma semana, seus pais anunciaram que estavam se divorciando. Mais ou menos na mesma época, ele também brigou com seu melhor amigo.*
>
> *Tudo isso o deixou arrasado. Ele não fazia ideia de que seus pais estavam infelizes no casamento, estava sentindo falta do apoio e do conforto da sua namorada, e seu círculo de amizades estava todo do lado de seu amigo.*

Ele estava profundamente mergulhado em sua dor pelas perdas, isolado, ansioso e deprimido. Não tinha a quem recorrer em busca de conforto, e sua saúde mental ia de mal a pior. Procurou a terapia porque se isolou tanto a ponto de se sentir deprimido.

Jim tentou se animar saindo de férias com um novo amigo, mas acabou se sentindo entorpecido. Apesar de sempre associar uma viagem de férias a momentos felizes, qualquer prática de autocuidado só nos ajuda a enfrentar o luto se estivermos sintonizados com a dor da perda. Sem isso, mudar de ares e fazer algo diferente não passa de uma distração que até pode ajudar a aliviar, mas não nos ajudará a superar a dor, que continuará voltando. Jim esperava que a viagem o deixasse feliz, mas infelizmente suas férias não fizeram nada além de adiar sua dor e fazê-lo sentir um grande vazio.

A experiência dele é totalmente compreensível. Foram muitas conexões importantes perdidas ao mesmo tempo, e Jim caiu em um estado de isolamento e desconexão. Desconectar de seu próprio estado interior e não se envolver com as emoções faziam parte do problema.

Uma perda pode virar nosso mundo de cabeça para baixo e é totalmente normal cair em depressão. Foi nisso que decidi concentrar a terapia de Jim. Em nossas conversas, ficou claro que ele se criticava por estar se sentindo tão perdido e deprimido e, em vez de sintonizar-se com suas emoções e reconhecê-las, ele as estava reprimindo e mascarando. Jim precisava reconhecer que só estava exacerbando o sentimento de isolamento e solidão ao se desconectar da dor, e que se isolar socialmente e se distrair viajando não estavam ajudando. Ele estava fazendo escolhas com base em medo e autocrítica, em vez de apreciação e compaixão pela experiência vivida.

Jim não gostava do que estava sentindo, mas não sabia o que fazer a respeito. Ele acreditava que a terapia lhe daria ferramentas na forma de soluções para seus problemas externos. Em outras *palavras, queria que a terapia o ajudasse a contornar suas emoções. Que de alguma forma eu lhe dissesse o que pensar para superar sua dor.*

A jornada dele foi o contrário do que esperava. Não tenho um tapete mágico para colocá-lo no outro lado da sua jornada, simplesmente porque isso não é possível. Meu trabalho com Jim envolveu ajudá-lo a parar de se julgar por suas emoções e sentimentos, e a compreendê-los e compartilhá-los. Ele achou que seria uma experiência terrível.

Depois, ele me contou que foi muito melhor do que esperava e que acabou sendo um grande alívio. Revelar nossas emoções é um alívio, porque sempre faz bem à alma quando nos sentimos reconhecidos e cuidados.

Quando Jim aprendeu a fazer isso sozinho, conseguiu navegar pela tensão de suas perdas. Isso não significava que deixaria de sentir emoções difíceis. Ele sentia. Mas aprendeu a ouvi-las. Aprendeu a entrar em sintonia com seus sentimentos em um lugar de amor, respeito e compaixão pela experiência da perda.

Quanto mais fazia isso, mais conseguia gerar oportunidades autênticas de alegria em sua vida. Fazer mudanças simples, ter conversas abertas com pessoas importantes em sua vida e compartilhar sua dor se revelaram grandes fontes de alegria e satisfação. Entrar em contato com bons amigos, cuidar da sua saúde e falar abertamente com seus pais sobre sua tristeza pelo divórcio deles ajudou Jim a se valorizar, o que, por si só, deu-lhe um sentimento de alegria. Não veio na forma como ele esperava — viver uma vida hedonista, viajar de férias ou dançar e beber até cair —, mas confrontando suas perdas e sendo aberto consigo e com os outros.

Para se curar, pode ser preciso fazer um esforço deliberado para acolher a alegria em sua vida. Fique atento aos momentos de alegria que surgem em seu dia. Podem ser momentos fugazes, quando nota a beleza da natureza ou tem uma conversa com uma pessoa querida. Acolha esses momentos, deixe-os entrar. Permita que eles aconteçam. Sintonize-se com eles. Aproveite-os.

EXERCÍCIO: CRIANDO MOMENTOS DE ALEGRIA

Pense em um momento recente que provocou uma onda de alegria ou uma sensação de paz e tranquilidade. O que aconteceu? Você consegue evocar os sentimentos dessa lembrança? Lembre-se de que a alegria pode se manifestar de forma diferente do que você espera.

Ao pensar em seu momento de paz, calma ou alegria, pergunte-se: "Qual é a dádiva desse momento? Como essa dádiva me nutre? Como seria ficar para sempre neste lugar?".

Permita que esse sentimento de alegria, paz e restauração o percorra e o ancore no momento presente.

Se não estiver conseguindo se lembrar de um momento de alegria, pense no que lhe proporcionaria um momento de restauração e alegria nesta semana. Quem sabe um tempo para si? Conversar com um ente querido? Tomar um bom e demorado banho? Ter uma refeição saudável? Dar-se um mimo? Fazer uma massagem? Um passeio em contato com a natureza? Planejar uma viagem de férias? Conversar com alguém que eleva seu humor? Envolver-se em alguma atividade criativa? Fazer uma atividade que lhe dê energia e te distraia da dor? Poderia ser fazer algo de bom para outra pessoa? Presentear alguém? Dizer algo encorajador a alguém que você se importa e sabe que precisa? Contar uma piada? Seja o que for, saiba que você merece ser feliz.

Criando oportunidades de novas conexões

Criar oportunidades de conhecer pessoas novas — talvez um novo amor — em meio ao luto é um processo delicado, porém transformador. A dor da perda pode fazer com que você hesite em abrir seu coração para novas conexões, sejam elas novos relacionamentos amorosos, novos parceiros sexuais ou novos amigos que ainda não sabem o que aconteceu com você e como está vivenciando a perda. É importante manter em mente que sua perda não precisa definir toda a sua vida; faz parte da sua jornada, não é seu destino.

> *Pouco mais de um ano depois de Graham perder a esposa, Lesley, de 37 anos, para o câncer, ele se casou com uma das irmãs dela. Falando sobre como eles acabaram juntos, ele contou: "Foi fácil, porque ela já sabia sobre Lesley, então eu não precisava dizer nada e, se eu só quisesse passar a noite toda chorando, ela entenderia".*
>
> *Vinte anos depois, eles ainda têm fotos de Lesley na casa deles.*

Abrir-se para um novo amor não significa substituir o amor que você perdeu ou deixar a pessoa para trás; pelo contrário, é um reconhecimento de que a vida continua e segue oferecendo oportunidades de crescimento, conexão e felicidade. E, como vimos no Capítulo 8, expandir seu círculo social é uma parte importante de sua jornada de cura.

Envolver-se em hobbies e atividades de seu interesse pode levar você a conhecer pessoas com ideias afins. Você pode querer se conectar com novas comunidades como uma forma de desenvolver sua identidade ou pode preferir permanecer em ambientes familiares para se sentir em segurança de perguntas indesejadas. Seja qual for o seu caso, permita-se guiar pelas suas necessidades e emoções. Se quiser conhecer novas pessoas para fazer novas atividades ou descobrir novos aspectos de si, isso é totalmente compreensível.

EXPERENCIANDO NOVOS RELACIONAMENTOS ROMÂNTICOS

Se quiser encontrar uma nova pessoa, seja porque seu par faleceu ou porque você se separou, isso é completamente compreensível e você tem todo o direito de ter a vida que quiser. Infelizmente, a dor da perda de um filho pode ter um efeito prejudicial nos relacionamentos amorosos. Há muitas pessoas cujos relacionamentos desmoronaram após esse tipo de perda. Quaisquer que sejam as suas circunstâncias, reconheça que a sua capacidade de amar e ser amado é uma bela homenagem em memória das pessoas que você ama e perdeu.

As questões em torno de um novo relacionamento amoroso costumam se centrar em dois fatores: como lidar com a pessoa perdida e como lidar com o sexo.

Meu princípio orientador é assegurar à nova pessoa que o seu amor por ela não diminui devido ao seu luto. Seu coração tem uma capacidade infinita de amar, assim como o de todos nós. Se a pessoa também tiver perdido um ente querido, ela poderá se identificar com os seus sentimentos. Se ela se incomodar com a sua dor pela perda, converse abertamente sobre como é seu luto e pergunte o que a preocupa. Se ela preferir deixá-lo sofrer sozinho e se isso for aceitável para você, tudo bem. Se ela se incomodar com o seu sofrimento, pode ser interessante se perguntar se é um relacionamento adequado para você. Se ela se intrometer na sua dor, ou a condenar, ou tentar controlá-la, você tem todo o direito de estabelecer limites. Se ela tentar monitorar a sua dor e te punir por senti-la com distanciamento ou raiva, novamente: eu questionaria se esse relacionamento é adequado para você.

Quanto ao sexo, é muito importante saber o que é ou não confortável para você e falar abertamente com a pessoa a respeito. Pratique a sinceridade. Pode ser que ela não seja compatível sexualmente como você esperava, ou pode ser que você queira apenas uma conexão sexual sem desenvolver uma intimidade emocional. Cada um tem a própria jornada pela dor da perda.

Por fim, encontrar um novo amor em meio à dor da perda é um lembrete de que mesmo nos momentos mais sombrios há potencial para a esperança, a conexão e a renovação.

EXERCÍCIO: PROCURANDO UM NOVO AMOR – ORIENTAÇÕES

No seu próprio tempo e ritmo, considere as recomendações a seguir:

Honrando o passado

Reconheça o amor que você tinha e a importância do relacionamento perdido. Se a pessoa faleceu, entenda que não há problema algum em valorizar as lembranças do tempo que vocês passaram juntos e mantê-las em seu coração. Como essa pessoa te moldou? Quais aspectos positivos desse relacionamento você gostaria de manter?

Se vocês se separaram, use as perguntas anteriores para investigar como foi esse relacionamento amoroso para você e o que aprendeu sobre as suas necessidades em uma relação.

Explorando novas conexões

Pense no que você gostaria em um novo relacionamento. Quais qualidades, valores ou experiências são importantes para você? Se estiver de luto pela pessoa que era sua parceira ou por um filho, até que ponto é importante para você que essa nova pessoa entenda e acolha a sua dor? Reflita sobre o tipo de amor e conexão que você imagina para o seu futuro. Como você pode honrar o passado e ao mesmo tempo se abrir a um novo amor? Permita-se se abrir para um novo amor. Pense no que você quer e do que precisa.

Estabelecendo limites

Saiba que você não precisa apressar nem forçar nada para viver um novo amor. É importante estabelecer limites saudáveis para proteger seu bem-estar emocional. Quais limites você deseja estabelecer para garantir que se sentirá confortável quando um novo amor entrar em sua vida? O que isso significaria especificamente no que diz respeito ao que você pretende compartilhar sobre a sua perda, como pretende envolver a nova pessoa em sua dor e em sua vida familiar, apresentando-a, por exemplo, a ex-cônjuges ou aos filhos?

Quando for a hora certa, você se abrirá. Se precisar de um pouco mais de tempo para se curar, tudo bem também. Não tenha tanto rigor consigo. Você vai superar isso, um passo de cada vez.

Encontrar uma maneira significativa de voltar a abraçar a vida requer criar oportunidades de crescimento, evolução e esperança. Isso é ao mesmo tempo profundamente pessoal e coletivo. A história nos mostra que os seres humanos que enfrentam tragédias e as mais horríveis adversidades são capazes de superá-las, abraçar seu potencial e criar uma vida em busca de algo melhor, algo significativo e com propósito. Você tem seus próprios valores e está vivendo sua própria jornada de transformação. Você e eu temos em comum a experiência de sofrimento e perda que, apesar de dolorosa, levará ao crescimento pessoal e à superação.

Curar-se após uma perda é uma experiência profundamente pessoal. A sua própria experiência é válida, seja ela qual for. Se precisar de mais tempo, tudo bem. Tenha autocompaixão. Você vai superar isso.

Finalizarei estas páginas com uma última meditação para te ajudar a se curar e a voltar a abraçar sua vida.

EXERCÍCIO: PRATICANDO MEDITAÇÃO DE CURA

Encontre um lugar tranquilo e confortável para sentar-se ou deitar-se. Feche os olhos e respire fundo algumas vezes para se ancorar no momento presente.

Visualize uma luz quente te envolvendo. Imagine que essa luz é um símbolo de amor, força e cura.

Respire profundamente e, ao expirar, libere qualquer tensão ou tristeza que esteja guardando em seu corpo. Solte o peso da perda.

Imagine um lindo jardim. Ele representa o potencial de novos começos e crescimento. Você está na entrada do jardim.

Ao entrar nesse jardim e caminhar por ele, repare nas cores vibrantes, no aroma das flores e na brisa suave. Cada elemento simboliza um aspecto positivo da vida.

Pare diante de uma flor desabrochando. Essa flor representa um momento alegre ou uma oportunidade em sua vida. Permita que o sentimento de alegria e satisfação preencha seu coração.

Continue percorrendo o jardim e parando em diversas flores que representam diferentes aspectos da sua vida, como amor, amizades e crescimento pessoal. Deixe que elas te nutram. ▼

Por fim, sente-se no centro do jardim e sinta a paz te envolvendo. Aqui você pode refletir sobre a sua jornada de cura e expressar sua gratidão pelo amor que vivenciou.

Respire fundo algumas vezes, volte lentamente ao momento presente e abra os olhos.

Espero que você tenha ficado com um sentimento de amor incondicional pela sua vida e pelo tempo que passou nela.

CONCLUSÃO

Eu tenho sido quebrado e dobrado, mas espero alcançar uma forma melhor.

CHARLES DICKENS

Espero que este livro tenha ajudado, inspirado e acolhido você. Minha intenção foi encorajar que se valorizasse e que acolhesse seu estado interior com amor e apreço, e apresentei um roteiro para orientá-lo em sua jornada de cura.

Como vimos, acredito que a recuperação da perda envolve entender sua dor, proteger sua saúde mental, regular seu corpo para acalmar os sintomas físicos da perda, ajudar o cérebro a assimilar a perda e então recorrer à sabedoria do seu coração para obter orientação sobre o que fazer em seguida. É sobre gerenciar seu medo, reconstruir sua identidade, fazer novas conexões sociais, encontrar significado e, no fim, juntar tudo isso para que você possa se curar e crescer.

Use os exercícios que você aprendeu aqui para não se deixar dominar pelos altos e baixos da dor da perda e navegar por eles em um estado de apreço e amor. Se precisar de mais ajuda, não hesite em procurar. Você importa. Obtenha ajuda.

Você nunca deixará de sofrer, amar ou evoluir. Então, siga em frente, com autocompaixão, tratando-se com carinho, gentileza e compreensão. A autocompaixão lhe permitirá pensar em novos começos e criar um dia melhor. Independentemente do que fizer, nunca deixe de cuidar de si.

Enfrentar as perdas é doloroso, mas honrar as lições aprendidas e abraçar a vida como uma dádiva, apesar de tudo, é uma vitória.

Compartilhar minha abordagem para a recuperação da dor da perda com você também foi uma dádiva. Reunir todas essas informações me permitiu aprimorar minha prática na clínica e me ajudou a identificar as melhores estratégias para a recuperação do luto.

Se tivéssemos a chance de nos encontrar em terapia, percorreríamos esse nosso processo juntos. Convido você a entrar em contato para me dizer como está (para isso, acesse o site da The Grief Clinic em www.the-grief-clinic.com, em inglês).

Agradeça a si por seu compromisso com esta jornada. Use as lições que ressoam em você. Cuide-se. Avance pela jornada, um pequeno passo de cada vez. E mantenha-se firme.

Com enorme gratidão e respeito,
Chloe

AGRADECIMENTOS

Eu jamais teria conseguido escrever este livro sem o incentivo e o apoio inabalável da minha incrível editora, Cyan Turan. Obrigada por acreditar neste livro. Serei eternamente grata a você pela oportunidade. Também agradeço à maravilhosa Lydia Good pelas edições finais e a Lizzie Henry pela formidável orientação na edição. Foi incrível poder trabalhar com a equipe da HarperCollins, que me deu todo o encorajamento e apoio dos quais eu precisava para concluir este projeto. Este livro foi escrito a várias mãos e sou profundamente grata a todos vocês!

Quando comecei a escrever *A dor da ausência*, eu não fazia ideia do que passaria para concluí-lo. Mas faria tudo de novo sem hesitar, e sou humildemente grata a todos os meus familiares e amigos que me apoiaram pacientemente enquanto dei tudo de mim. Este livro substituiu incontáveis férias, jantares, saídas à noite, passeios com a família e fins de semana. Sou abençoada por poder contar com pessoas tão amorosas na minha vida e profundamente grata pelo amor e carinho de cada um deles. Jod, palavras não são suficientes para agradecer por todo o seu amor, sempre me incentivando a acreditar em mim mesma. Aos meus adoráveis filhos, Oliver e Athena, vocês são tudo para mim. Vocês são absolutamente incríveis, estarão para sempre em meu coração, e espero que este livro também possa ajudá-los quando as perdas da vida tristemente baterem à porta. Mãe, pai, não tenho palavras... Agradeço do fundo do meu coração por todo incentivo, por acreditarem em mim e me apoiarem ao longo da vida. Tudo isso fez de mim a pessoa que sou hoje. Louisa, Nasso e as meninas, obrigada por estarem sempre presentes e me lembrarem de que esta é uma conquista incrível, e por sempre me receberem em sua casa pelo tempo necessário para que eu pudesse trabalhar. Jenny, você é uma fonte inesgotável de otimismo e incentivo. Obrigada por tudo. Agradeço a todos os amigos que me apoiaram, me ofereceram amizade e, acima de tudo, me encorajaram a seguir em frente nos momentos em que eu estava exausta e sem esperança. Vocês sabem quem são, mas gostaria de deixar uma menção especial a Dora, Maria, Merwede, Carol, Nicki, Clare, Simon, Stephanie, Sam, Liz, Harriet, Sian, Zoe, Becky e Lynn.

À minha agente literária, Eleanor Birne, da PEW Literary, obrigada por acreditar neste livro e por me aceitar! Shirley, obrigada por suas orientações sobre nutrição, você sempre foi uma inspiração para mim. Mark Harrison, obrigada pelas fotos que me fazem parecer muito mais glamorosa do que realmente sou. Valerie, você tem sido minha supervisora, amiga e orientadora desde a primeira semana do meu treinamento, e sou profundamente grata por ter você na minha vida. Grande parte do meu trabalho se baseia em nossas conversas e eu nunca teria conseguido sem você! Angie, sua sabedoria é um tesouro e luz na escuridão. Obrigada por sua generosidade e por me ensinar sobre a verdadeira cura energética.

Por último, mas não menos importante, um enorme agradecimento do fundo do meu coração a todos com quem tive o privilégio de trabalhar. O fato de me permitirem entrar em sua vida e confiarem em mim para guiá-los quando vocês mais precisavam dá sentido e propósito ao meu trabalho. Este livro é o resultado de anos de prática e agradeço a todos vocês.

NOTAS

CAPÍTULO I: A PSICOLOGIA DO LUTO

1. Y. Neria e B.T. Litz, "Bereavement by Traumatic Means: The Complex Synergy Of Trauma And Grief", *J. Loss Trauma*, v. 9, n. 1, 2004, p. 73-87.
2. Disponível Ibid em: https://www.gov.uk/government/news/men-urged-to-talk-about-mental-health-to-prevent-suicide.
3. *Ibid.*
4. *Ibid.*
5. *Ibid.*
6. G.A. Bonanno e N.P. Field, "Examining the Delayed Grief Hypothesis Across 5 Years of Bereavement", *The American Behavioral Scientist*, v. 44, n. 5, jan. 2001, p. 798.
7. A. Coelho e A. Barbosa, "Family Anticipatory Grief: An Integrative Literature Review", *Am. J. Hosp. Palliat. Med.*, v. 34, n. 8, 2017, p. 774-785.
8. K. J. Doka, "Disenfranchised Grief in Historical and Cultural Perspective", em M.S. Stroebe *et al.* (org.), *The Handbook of Bereavement Research and Practice: Advances In Theory and Intervention* (American Psychological Association, 2008).
9. Meg Arroll, *Tiny Traumas: When You Don't Know What's Wrong But Nothing Feels Quite Right* (Thorsons, 2023) [Ed. bras.:

Pequenos traumas: Superando as barreiras emocionais que afetam a nossa saúde mental. Trad. de Elisa Nazarian. Rio de Janeiro: Vestígio, 2023].
10. P. A. Corden e M. A. Hirst, "Economic Components of Grief", *Death Studies*, 2013, p. 725-49.
11. M. Krarun Lenger *et al.*, "Poor Physical And Mental Health Predicts Prolonger Grief Disorder: A Prospective Population Based Cohort Study on Caregivers of Patients at The End of Life", *Palliative Medicine*, v. 34, n. 10, dez. 2020, p. 1416-24.
12. M. Aoyama *et al.*, "Factors Associated With Possible Complicated Grief And Major Depressive Disorders", *Psycho-Oncology*, v. 27, n. 3, 2018, p. 915-21.

CAPÍTULO 2: PERDA E SAÚDE MENTAL

1. Irvin D. Yalom, *Existential Psychotherapy* (Basic Books, 1980).
2. Rangan Chatterjee, *Happy Mind, Happy Life* (Penguin, 2022).
3. B. W. Dunlop e C. B. Nemeroff, "The Role of Dopamine in The Pathophysiology of Depression", *Arch. Gen. Psychiatry*, v. 64, n. 3, mar. 2007, p. 327-37.
4. D. R. Wilson, "Everything you Need to Know About Serotonin", *Healthline*, disponível em: https://www.healthline.com/health/mental-health/serotonin.
5. US National Institute of Health, 2023.
6. K.V. Smith e A. Ehlers, "Prolonged Grief and Post-Traumatic Stress Disorder Following The Loss of a Significant Other: An Investigation of Cognitive and Behavioural Differences", *PLoS One*, v. 16, n. 4, abr. 2021; DOI: 10.1371/journal.pone.0248852.
7. E. Bui (org.), *The Clinical Handbook of Bereavement and Grief* (Humana Press, 2018).

8. D. C. Rubin e N. Feeling, "Measuring the Severity of Negative and Traumatic Events", *Clin. Psychol. Sci.*, v. 1, n. 4, 2013, p. 375-89.
9. M. Frumkin e D. Robinaugh, "Grief and Post-Traumatic Stress Following Bereavement", em E. Bui (org.), *op. cit.*
10. P. Koutsimani *et al.*, "The Relationship Between Burnout, Depression, and Anxiety: A Systematic Review and Meta-Analysis", *Front. Psychol.*, 13 mar. 2019; Sec. *Organizational Psychology*, n. 10, 2019.
11. Gabor Maté, *The Myth of Normal: Trauma, Illness and Healing in a Toxic Culture* (Vermilion, 2022) [Ed. bras.: *O mito do normal: Trauma, saúde e cura em um mundo doente*. Trad. de Fernanda Abreu. Rio de Janeiro: Sextante, 2023].

CAPÍTULO 3: ADOECIMENTO PELO LUTO

1. C. Tan *et al.*, "Recognizing the Role of the Vagus Nerve in Depression From Microbiota-Gut Brain Axis", *Front. Neurol.*, v. 13, n. 10, nov. 2022, p. 151-75.
2. B. E. Kok *et al.*, "How Positive Emotions Build Physical Health: Perceived Positive Social Connections Account for the Upward Spiral Between Positive Emotions and Vagal Tone", *Psychol. Sci.*, v. 24, n. 7, jul. 2013, p. 1123-32.
3. R. J. S. Gerritsen e G. P. H. Band, "Breath of Life: The Respiratory Vagal Stimulation Model of Contemplative Activity", *Front. Hum. Neurosci.*, v. 12, 9 out. 2018, p. 397.
4. *Ibid.*
5. P. Alhola e P. Polo-Kantola, "Sleep Deprivation: Impact on Cognitive Performance", *Neuropsychiatr. Dis. Treat.*, v. 3, n. 5, 2007, p. 553-67.

6. D. Veale, Professor of Psychiatry at South London and Maudsley NHS Trust and Visiting Professor At King's College, Londres, no encontro "Wellbeing Lunches with Alla Svirinskaya", Londres, 2023.
7. Rangan Chatterjee, *The 4 Pillar Plan: How to Relax, Eat, Move, Sleep* (Penguin, 2018).
8. M. Pitharouli *et al.*, "Elevated C-Reactive Protein in Patients With Depression, Independent of Genetic, Health, and Psychosocial Factors: Results from the UK Biobank", *American Journal of Psychiatry*, v. 178, n. 6, 2021, p. 522-3.
9. Chatterjee, *op. cit.*
10. S.H. Ahmed *et al.*, "Sugar Addiction: Pushing The Drug–Sugar Analogy To The Limit", *Curr. Opin. Clin. Nutr. Metab. Care*, v. 16, n. 4, jul. 2013, p. 434-9.
11. C. Mikstas, "What To Know About Sugar and Depression", 2023, disponível em: https://www.webmd.com/diet/what-to-know-about-sugar-and-depression.
12. W. El Ansari *et al.*, "Food, and Mental Health: Relationship Between Food and Perceived Stress and Depressive Symptoms Among University Students in The United Kingdom", *Cent. Eur. J. Public Health*, v. 22, n. 2, 2014, p. 90-7.
13. A. Knüppel *et al.*, "Sugar Intake From Sweet Food and Beverages, Common Mental Disorder, and Depression: Prospective Findings from the Whitehall II Study", *Sci. Rep.*, v. 7, n. 1, jul. 2017, p. 6.287.
14. Mental Health Foundation, "Alcohol And Mental Health", disponível em: https://www.mentalhealth.org.uk/explore-mental-health/a-z-topics/alcohol-and-mental-health.
15. A. Macmillan, "What Are The Effects of Alcohol Consumption on The Brain?", revisado por Keri Peterson MD, 2002,

disponível em: https://www.health.com/condition/alcoholism/effects-of-alcohol-on-the-brain.

16. Qing Li, *Into the Forest: How Trees Can Help You Find Health and Happiness* (Penguin, 2019).

17. Bessel van der Kolk, *The Body Keeps the Score: Mind, Brain And Body In The Transformation of Trauma* (Penguin, 2015) [Ed. bras.: *O corpo guarda as marcas: Cérebro, mente e corpo na cura do trauma*. Trad. de Donaldson M. Garschagen. Rio de Janeiro: Sextante, 2020].

18. Peter Levine, "Connecting to Our Body as Healer", palestra para o YouTube na Universidade de Stanford, fev. 2023, disponível em: https://www.youtube.com/watch?v=jV1QTPwodmk.

19. Van der Kolk, *op. cit.*

20. Molly Maloof, *The Spark Factor: The Secret To Supercharging Energy, Becoming Resilient and Feeling Better Than Ever* (Piatkus, 2023).

21. Joan Price, *Sex After Grief: Navigating Your Sexuality After Losing Your Beloved* (Mango, 2019).

22. A. Radosh e L. Simkin, "Acknowledging Sexual Bereavement: A Path Out of Disenfranchised Grief", *Reproductive Health Medicine*, v. 24, n. 48, nov. 2016, p. 25-33.

CAPÍTULO 4: DESORIENTAÇÃO PELO LUTO

1. F.A.C. Azevedo *et al.*, "Equal Numbers of Neuronal and Nonneuronal Cells Make The Human Brain an Isometrically Scaled-Up Primate Brain", *J. Comp. Neurol.*, v. 513, n. 5, abr. 2009, p. 532-41.

2. Mary-Frances O'Connor, *The Grieving Brain: The Surprising Science of How We Learn From Love and Loss* (HarperOne, 2023) [Ed. bras.: *O cérebro de luto: Como a mente nos faz aprender com a dor e a perda*. Trad. de Laura Folgueira. Rio de Janeiro: Principium, 2023].

3. M.-F. O'Connor e S. H. Seeley, "Grieving as a Form of Learning: Insights From Neuroscience Applied to Grief and Loss", *Curr. Opin. Psychol.*, v. 43, fev. 2022, p. 317-22.
4. O'Connor, 2023, *op. cit.*
5. Daniel Z. Lieberman e Michael E. Long, *The Molecule of More: How a single Chemical in Your Brain Drives Love, Sex, and Creativity and Will Determine The Fate of The Human Race* (BenBella Books, 2019) [Ed. bras.: *Dopamina: A molécula do desejo*. Trad. de Paulo Afonso. Rio de Janeiro: Sexante, 2023].
6. T. van Schaik *et al.*, "The Effect of The Covid-19 Pandemic on Grief Experiences of Bereaved Relatives: An Overview Review", *Omega* (Westport), 2022.
7. O'Connor, 2023, *op. cit.*
8. *Ibid.*
9. Robert D. Stolorow, *Trauma and Human Existence: Autobiographical, Psychoanalytic and Philosophical Reflections*, Psychoanalytic Inquiry Book series, v. 23 (Routledge, 2007).
10. O'Connor, 2023, *op. cit.*
11. A. Le Roy *et al.*, "Implications for Reward Processing in Differential Responses to Loss: Impacts on Attachment Hierarchy Reorganization", *Personality and Social Psychology Review*, v. 23, n. 4, 2019, p. 391-405.
12. O'Connor, 2023, *op. cit.*
13. Tara Swart, *The Source: Open Your Mind, Change Your Life* (Vermilion, 2019).

CAPÍTULO 5: FRAGMENTAÇÃO PELO LUTO

1. J. Andrew Armour e Jeffrey L. Ardell, *Neurocardiology: Anatomical and Functional Principles* (Oxford University Press, 1994); HeartMath Research Center, HeartMath Institute, n. 03-011.

2. Rollin McCraty, *Science of the Heart: Exploring the Role of the Heart in Human Performance*, vol. 2 (HeartMath Institute, 2015).
3. Nikki Stamp, *Can You Die of a Broken Heart?: A Heart Surgeon's Insight Into What Makes Us Tick* (Murdoch Books, 2020).
4. McCraty, *op. cit.*
5. Armour and Ardell, *op. cit.*
6. R. McCraty *et al.*, "The Coherent Heart: Heart-Brain Interactions, Psychophysiological Coherence, and The Emergence of Systemwide Order", *Integral Review*, v. 5, n. 2, 2009, p. 10-15.
7. M. Mather e J. Thayer, "How Heart Rate Variability Affects Emotion Regulation Brain Networks", *Curr. Opin. Behav. Sci.*, v. 19, fev. 2018, p. 98-104.
8. B. M. Appelhans e L. J. Luecken, "Heart Rate Variability as an Index of Regulated Emotional Responding", *Review of General Psychology*, v. 10, n. 3, 2006, p. 229.
9. "Heart Rate Variability: How It Might Indicate Wellbeing", Harvard Health Publishing, Harvard Medical School, dez. 2021, disponível em: https://www.health.harvard.edu/blog/heart-rate-variability-new-way-track-well-2017112212789.
10. Stamp, *op. cit.*
11. A. R. Damasio, "The Somatic Marker Hypothesis and The Possible Functions Of The Prefrontal Cortex", *Philos. Trans. R. Soc. B Biol. Sci.*, v. 351, n. 1346, 1996, p. 1413-20.
12. Joseph LeDoux, *Anxious: Using the Brain to Understand and Treat Fear and Anxiety* (Penguin, 2015).
13. Ralph Adolphs e David J. Anderson, *The Neuroscience of Emotion: A new Synthesis* (Princeton University Press, 2018).
14. R. F. Baumeister *et al.*, "Self-regulation and Personality: How Interventions Increase Regulatory Success, and How Depletion

Moderates The Effects of Traits on Behaviour", *J. Pers.*, v. 74, n. 6, 2006, p. 1773-1801.
15. A. Bechara *et al.*, "Characterization of The Decision-Making Deficit of Patients With Ventromedial Prefrontal Cortex Lesions", *Brain*, v. 123, 2000, p. 2189-2202.
16. A. Gračanin *et al.*, "Is Crying a Self-Soothing Behavior?", *Front. Psychol.*, n. 5, maio 2014, p. 502.
17. Elisabeth Kübler-Ross, *On Death and Dying: What the Dying Have to Teach Doctors, Nurses, Clergy and Their Own Families* (Simon & Schuster, 2003) [Ed. bras.: *Sobre a morte e o morrer: O que os doentes terminais têm para ensinar a médicos, enfermeiras, religiosos e aos seus próprios parentes*. Trad. de Paulo Menezes. São Paulo: WMF Martins Fontes, 2017].

CAPÍTULO 6: MEDO NO LUTO

1. Bessel van der Kolk, *The Body Keeps the Score: Mind, Brain and Body in the Transformation of Trauma* (Penguin, 2015) [Ed. bras.: *O corpo guarda as marcas: Cérebro, mente e corpo na cura do trauma*. Trad. de Donaldson M. Garschagen. Rio de Janeiro: Sextante, 2020].
2. Deborah James, *How to Live When You Could Be Dead* (Vermilion, 2023).

CAPÍTULO 8: SOLIDÃO NO LUTO

1. Disponível em: https://www.thetimes.co.uk/article/richard-e-grant-first-i-lost-my-wife-then-i-lost-my-friends-x00897pb6.
2. A.Ø. Geirdal *et al.*, "The Significance of Demographic Variables on Psychosocial Health From The Early Stage and Nine

Months After The Covid-19 Pandemic Outbreak: A Cross-National Study", *International Journal of Environmental Research and Public Health*, v. 18, n. 8, 2021, p. 4345.
3. R. Mushtaq *et al.*, "Relationship between Loneliness, Psychiatric Disorders and Physical Health? A Review on the Psychological Aspects of Loneliness", *J. Clin. Diagn. Res.*, v. 8, n. 9, set. 2014, WE01–4.
4. R. Blades, "Protecting the Brain Against Bad News", *CMAJ*, v. 193, n. 12, 22 mar. 2021, E428-9.
5. Disponível em: https://www.axa.co.uk/newsroom/media-releases/2023/the-true-cost-of-running-on-empty-work-related-stress-costing-uk-economy-28bn-a-year/.
6. Disponível em: https://www.nssbehavioralhealth.com/nss-blog-the-state-of-mental-health-in-america-2023-adult-prevalence-and-access-to-care.
7. C. Baker e. Kirk-Wise, "Mental Health Statistics: Prevalence, Services, And Funding in England", UK House of Commons Library, 2023.
8. Robert Waldinger e Marc Schulz, *The Good Life: Lessons from the World's Longest Study On Happiness* (Rider, 2023) [Ed. bras.: *Uma boa vida: Como viver com mais significado e realização*. Trad. de Livia de Almeida. Rio de Janeiro: Sextante, 2023].
9. *Ibid*.
10. The Priory Group, "40% of Men Won't Talk About Their Mental Health", disponível em: https://www.priorygroup.com/blog/40-of-men-wont-talk-to-anyone-about-their-mental-health.
11. Disponível em: https://www.ons.gov.uk/peoplepopulationandcommunity/birthsdeathsandmarriages/deaths/bulletins/suicidesinthe unitedkingdom/2020registrations.

12. David McDaid e A-La Park, Care, Policy and Evaluation Centre, Department of Health Policy, London School of Economics and Political Science, publicação on-line, 2022, disponível em: https://www.lse.ac.uk/News/Latest-news-from-LSE/2022/c-Mar-22/Mental-health-problems-cost-UK-economy-at-least-118-billion-a-year-new-research.
13. T. Bonsaksen *et al.*, "Associations between social media use and loneliness in a cross-national population: do motives for social media use matter?", *Health Psychol. Behav. Med.*, v. 11, n. 1, 2023, 2158089.

CAPÍTULO 9: À DERIVA NO LUTO

1. Viktor Frankl, *Man's Search for Meaning* (Verlag für Jugend und Volk, 1946; Rider, 2004) [Ed. bras.: *Em busca de sentido*. Trad. de Carlos Cardoso Aveline e Walter O. Schlupp. 60. ed. São Paulo: Vozes, 2024].
2. Friedrich Nietzsche, *Twilight of the Idols* e *The Antichrist*, trad. R.J. Hollingdale (1889, 1895; Penguin, 1990) [Ed. bras.: *Crepúsculo dos ídolos*; *O anticristo*. Trad. de Paulo César de Souza. São Paulo: Companhia de Bolso, 2017; 2016].
3. Jean-Paul Sartre, *Being and Nothingness: An Essay in Phenomenological Ontology*, trad. de Sarah Richmond (1943; Routledge, 2018) [Ed. bras.: *O ser e o nada: Ensaio de ontologia fenomenológica*. Trad. de Paulo Perdigão. 24. ed. São Paulo: 2015].
4. C. Andrade and R. Radhakrishnan, "Prayer and Healing: A Medical And Scientific Perspective on Randomized Controlled Trials", *Indian Journal of Psychiatry*, v. 51, n. 4, out.-dez. 2009, p. 247-53.

Este livro foi impresso pela Lis grafica, em 2025, para a HarperCollins Brasil.
O papel do miolo é Pólen Natural 70g/m², e o da capa é cartão 250g/m².